CME TEXTBOOKS NATIONAL PROJECT 国家级继续医学教育项目教材

国家级继续医学教育项目教材
中华医学会基层卫生人才培训工程丛书

妇产科护理教程

总主编　吴欣娟　李　莉　赵艳伟
主　编　薄海欣　杨桂清　孙春霞
副主编　丁文骞　许丽君　许艳红　李　颖
　　　　王雪梅　杜红岩　李　蕊　张　静
编　委　（以姓氏笔画为序）
　　　　王雪梅　刘　迎　刘　艳　孙春霞
　　　　李　莉　李　颖　李　蕊　杨春菊
　　　　杨桂清　邹红燕　张　静　张东颖
　　　　张丽霞　张甜甜　赵艳伟　薄海欣

中華醫學電子音像出版社
CHINESE MEDICAL MULTIMEDIA PRESS
北　京

图书在版编目（CIP）数据

妇产科护理教程/薄海欣，杨桂清，孙春霞主编. 一北京：中华医学电子音像出版社，2019. 8

ISBN 978-7-83005-259-1

Ⅰ. ①妇…　Ⅱ. ①薄…②杨…③孙…　Ⅲ. ①妇产科学—护理学—教材　Ⅳ. ①R473. 71

中国版本图书馆CIP数据核字（2019）第140343号

妇产科护理教程

FUCHANKE HULI JIAOCHENG

主　　编：薄海欣　杨桂清　孙春霞
策划编辑：赵文羽
责任编辑：赵文羽　周寇扣
校　　对：龚利霞
责任印刷：李振坤
出版发行：中华医学电子音像出版社
通信地址：北京市西城区东河沿街69号中华医学会610室
邮　　编：100052
E-mail：cma-cmc@cma.org.cn
购书热线：010-51322675
经　　销：新华书店
印　　刷：廊坊市团结印刷有限公司
开　　本：787mm×1092mm　1/16
印　　张：15
字　　数：280千字
版　　次：2019年12月第1版　2019年12月第1次印刷
定　　价：66.00元

内容提要

本书由从事妇产科护理的多位专家编写，全书共7章，主要阐述了护理学基础、妇产科常见疾病护理、生殖系统炎症妇女的护理、性传播疾病妇女的护理、妇产科疼痛症状的护理、计划生育妇女的护理、妇产科护理伦理等内容，书末附有护理相关条例，以方便基层护士阅读。本书内容详实、系统，实用性强，对妇产科专业护士提高操作技能、护理质量和管理水平大有裨益，可供基层妇产科等相关护理人员以及基层医院管理人员参考。

前　言

随着妇产科学的快速发展，对妇产科专科护理技术也提出了更高的要求，为解决基层医院妇产科护士实践经验不足、临床经常遇到问题这一实际情况，本书编委会组织具有丰富教学和管理经验的妇产科护士长在秉承现代科学护理观、围绕妇产科病人的护理需求、确定结构体例和教学内容的前提下精心编写了本书。

本书突出“以人为本”和“整体护理”的理念，紧跟临床实际工作的发展，反映妇产科护理学的新知识、新技术，汲取国外护理学发展的先进之处，同时立足于基层实际，使本书符合基层妇产科护理专业的教程特色，全书共7章，主要介绍了妇产科常见疾病护理、生殖系统炎症妇女的护理、性传播疾病妇女的护理、妇产科疼痛症状护理等内容。本书突出实用性，按照妇产科护理的临床路径，加入了基层妇产科病人的一般常规护理内容，突出实用性，以常见病的护理措施为重点，将妇产科护理技能有机地融入护理的实际操作过程中，扎实了护理技能的培养；突出在临床工作中贯彻以患者为中心的整体护理，在妇产科护理中夯实基础护理，适合基层妇产科护理人员及护理专业人员阅读。

本书编者们在临床繁忙的工作之余，利用休息时间多方查阅资料、总结经验，最终完成了本书的编写，引用的资料大部分列入书末的参考文献，但仍有部分因引用源不确切，无法逐一列入文献，在此，对原作者深表感谢。受妇产科学专业迅速发展和编者水平所限，书中的不妥或错误之处敬请广大读者予以批评指正。

编　者

2019年3月

目 录

第 1 章

护理学基础

第一节 总 论

一、现代护理学的诞生、发展与南丁格尔的贡献

1. 现代护理学的诞生　护理学是医学领域中的一门综合性应用科学，它的产生和发展与社会发展和医学科学进步密切相关。它主要经历了自我护理（远古时代）、家庭护理（古代）、宗教护理（中世纪）、医院护理（中世纪末）、近代护理（19 世纪中叶）、现代护理（20 世纪）漫长的历史演变过程。现代护理学的诞生从 19 世纪中叶开始，南丁格尔首先开辟了科学的护理事业，被尊为现代护理的创始人。

2. 现代护理学的发展　20 世纪护理学进入了迅速发展时期。现代护理学主要经历了 3 个发展阶段。

(1)以疾病为中心(19 世纪 60 年代至 20 世纪 40 年代)：护理工作主要是协助医生诊断和治疗疾病，执行医嘱和护理常规，但忽略了人的整体性。

(2)以患者为中心(20 世纪 40 年代至 20 世纪 70 年代)：确立了人是一个整体的概念。1948 年，世界卫生组织提出新的健康观。“护理程序”的提出使护理有了科学的工作方法。1977 年，美国医学家恩格尔(Engel G. L.)提出“生物-心理-社会医学模式”，强化了人是一个整体的思想。但护理的研究内容仍局限于患者，工作场所限于医院内。

(3)以人的健康为中心：1977 年 WHO 提出“2000 年人人享有卫生保健”的目标，对护理学的发展起到了非常重要的作用。护理的任务扩展到了对所有人、生命周期的所有阶段的护理。护理工作场所不再局限于医院。

3. 南丁格尔的贡献　南丁格尔首创了科学的护理专业，护理学理论逐步形成和发展。在 1854－1856 年克里米亚战争中，使伤员的死亡率由 50.0％下降到 2.2％。1860 年，南丁格尔在英国创办了世界上第一所正式的护士学校——南丁格尔护士训练学校，为护理教育奠定了基础。最著名的著作是《护理札记》和《医院札记》。1912

年国际护士会确定将南丁格尔的诞辰日 5 月 12 日作为国际护士节，确定设立南丁格尔奖章，并于 1912 年在伦敦首次颁发南丁格尔奖。

二、中国护理学发展

1. 近代护理学发展　中国近代护理事业的发展是在鸦片战争前后，1835 年在广州开设了第一所西医院。1888 年，美国护士 E. Johnson（约翰逊）在福州一所医院里开办了我国第一所护士学校。中华护理学会成立于 1909 年。

2. 现代护理的发展

(1)1950 年第一届全国卫生工作会议将中等专业教育作为培养护士的唯一途径。1983 年，天津医学院首先开设护理本科专业。1992 年，北京医科大学开设了护理学硕士研究生教育，并逐渐在全国建立了数个硕士学位授权点。

(2)自 1950 年以来，临床护理工作一直以疾病为中心，护理技术操作常规多围绕完成医疗任务而制定，医护分工明确，护士为医生的助手，护理工作处于被动状态。随着我国的改革开放，逐渐引入整体护理。护理工作的内容和范围不断扩大。

(3)1982 年，国家卫生部医政司设立了护理处，负责统筹全国护理工作，制定有关政策法规。1993 年 3 月，国家卫生部颁发了我国第一个关于护士执业和注册的部长令和《中华人民共和国护士管理办法》，1995 年 6 月首次举行全国范围的护士执业考试，考试合格获执业证书方可申请注册，护理管理工作开始走向法制化轨道。

(4)1990 以后，随着高等护理教育培养的学生进入临床、教育和管理岗位，护理研究有了较快的发展。

三、护理学范畴

1. 护理学的任务　保护人民健康、防治重大疾病、控制人口增长、提高人口健康素质，解决卫生保健问题。护士需要帮助人群解决以下 4 个与健康相关的问题：促进健康、预防疾病、恢复健康、减轻痛苦。

2. 护理学的范畴

(1)理论范畴：①从研究单纯的生物人向研究整体的人、社会的人转化；②研究护理学在社会中的作用、地位和价值，研究社会对护理学发展的促进和制约因素；③护理界将这些理论用于临床护理实践，提高护理质量、改善护理服务；④护理交叉学科和分支学科相互渗透。

(2)临床实践范畴。

1)临床护理：临床护理服务的对象是患者，包括基础护理和专科护理。

2)社区护理:社区的护理实践属于全科性质,是针对整个社区人群实施连续及动态的健康服务。

3)护理管理:运用管理学的理论和方法,对护理工作的诸要素——人、物、财、时间、信息进行科学的计划、组织、指挥、协调和控制,以确保护理服务正确、及时、安全、有效。

4)护理研究:是推动护理学科发展,促进护理理论、知识、技能更新的有效措施。护理学的发展必须依靠护理科研。

5)护理教育:护理教育分为基本护理教育、毕业后护理教育和继续护理教育三大类。

3. 护理工作方式

(1)个案护理:由专人负责实施个体化护理。

(2)功能制护理:以工作为导向,按工作内容分配护理工作。

(3)小组制护理:以小组形式(3～5 位护士)对一组患者(10～20 位)进行整体护理。

(4)责任制护理:由责任护士和辅助护士按护理程序对患者进行全面、系统和连续的整体护理。

(5)综合护理:它融合了责任制护理及小组护理的优点,是一种通过最有效地利用人力资源,最恰当地选择并综合应用上述几种工作方式的工作方式。

四、护士素质

1. 含义　真正含义不是要用某些条条框框把一个护士的发展方向、行为准则、提供护理的方法加以限制,而是要养成他们既能顺利适应护理工作,又能充分体现个人价值和创造力的一种能力。

2. 基本内容　思想道德素质、科学文化素质、专业素质、体态素质和心理素质。

第二节　护理学概念

一、人

1. 人是一个统一的整体

(1)整体的概念:整体,是指按一定方式、目的有秩序排列的各个个体(要素)的有机集合体。人是生理、心理、社会、精神、文化的统一整体,他们之间相互作用,互为影响,其中任何一方的功能变化均可在一定程度上引起其他方面功能的变化;而人体各方面功能的正常运转,又能有力地促进人体整体功能的最大限度发挥,从而使人获得最佳的健康状态。

(2)人是一个开放系统:根据一般系统论原则,人作为自然系统中的一个次系统,是一个开放系统,他既能影响环境同时又受到环境的影响,人与其周围环境之间进行着物质、能量和信息的交换。其基本目标是保持机体内环境的稳定和平衡,以便适应外环境的变化。

(3)护理对象的范围:护理的服务对象包括个人、家庭、社区和社会4个层面。护理的最终目标不仅是维持和促进个体高水平的健康,更重要的应是面向家庭、面向社区,最终达到提高整个人类社会的健康水平。

2. 人的基本需要

(1)概念:需要又称需求,护理理论家Orlando(奥兰多)认为,需求是"人的一种要求,它一旦得以满足,可即刻消除或减轻其不安与痛苦,维持良好的自我感觉"。

人的基本需要指个体为了维持身心平衡并求得生存、成长与发展,在生理和心理上最低限度的需要。它包括生理的、社会的、情绪的、知识的及精神的需要。

(2)内容:①生理方面的需要;②社会方面的需要;③情感方面的需要;④认知方面的需要;⑤精神方面的需要。

(3)特性:①人类的基本需要大致相同,无论是古代人还是现代人,西方人还是东方人,其基本需要都是大致相同的;②每种需要的重要性可因人而异,受个人的期望、社会文化、基本的健康状况及个人身心发展程度等影响;③各种需要相互联系、相互作用。一般来说,生理性需要的满足可促进知识性需要或社会性需要的满足,而精神性需要的满足又可促进生理功能的良好状态。

(4)影响基本需要满足的因素:①生理因素;②情绪因素;③知识与智力因素;④社会因素;⑤环境因素;⑥个人因素;⑦文化因素。

3. 人的成长与发展

(1)概念

1)成长:是指个体在生理方面的量性增长。常用的人体可测量性生长指标有身高、体重及年龄等。

2)发展:是生命过程中一种有顺序的、可预测的功能和技巧的演变过程。发展是一个人在质方面的改变,很难用量化的方法来衡量,它包括情感、认知、心智、道德、能力等多方面的变化,是一个人学习的结果和成熟的标志。

3)成熟:狭义的成熟指人体生理上的改变过程,一般受个体遗传因素的影响。广义的成熟指一个人在能力上的增进或老化过程，是成长和发展的综合结果，它包括生理、心理、社会文化等多方面的改变。成熟是一种相对的概念，是相对某一生命阶段中是否完成相应的成长与发展任务的衡量指标。

(2)内容：①生理方面；②认知方面；③社会方面；④情感方面；⑤精神方面；⑥道德方面。

(3)基本原则：①成长与发展是按持续的、有顺序的、有规律的和可预测的方式进行的。如生理发展中的头尾顺序与近远顺序，心理的发展也按一定的顺序进行，如弗洛伊德与艾瑞克森的理论。②每个人都要经过相同的各个发展阶段。③每个人的发展都有其独特的个性，是按自己独特的方式和速度通过各发展阶段的。这是由个人特有的遗传基因及与环境的互动所决定的。④每个发展阶段各具有一定的特征，并都有一定的发展任务。⑤每个人基本的态度、气质、生活方式和行为等都会受到婴幼儿期发展的影响。⑥发展是通过逐步的成熟和不断的学习而获得的。因此，遗传和环境是个人发展的重要因素，儿童必须到达一定的成熟度才会学习。

(4)影响成长与发展的因素

1)遗传因素：遗传是影响人类成长与发展的重要因素之一。

2)环境因素：环境是另一个影响人类发展的重要因素。

它包括家庭和学校。家庭是人自出生后与其接触最多、关系最密切的一个环境。学校是提供正规教育及社会化的场所。人一生的前段时期大都是在学校度过的，而这段时间又是个体迅速成长的时期。

此外，宗教、文化、社会、学习及生活经验等因素也影响个体的成长与发展。

4. 人的自我概念

(1)概念：自我概念是指一个人对自己的看法，即个人对自己的认同感。自我概念不是与生俱来的，它是随着个体与环境的不断互动，综合环境中其他人对自己的看法与自身的自我觉察和自我认识而形成的。一般而言，自我概念是基于对自身的工作能力、解决问题的能力、认知功能、自身形象和外在吸引力、是否受人喜欢与尊重、经济状况等方面的感知和评价而产生的。

(2)组成：北美护理诊断协会(NANDA)认为，自我概念由 4 部分组成，即身体心像、角色表现、自我特征和自尊。

1)身体心像：指个体对自己身体的感觉和看法。

2)角色表现：是对于一个人在特定的社会体系中所处的位置的行为要求和行为期待。

3)自我特征：是个人对自身的个体性与独特性的认识。

4）自尊：指个人对自我的评价。

二、健康

1. 健康的概念　1948 年 WHO 将健康定义为“健康不仅是没有疾病和身体缺陷，还要有完整的生理、心理状态和良好的社会适应能力”。健康是动态的连续变化的过程。健康和疾病是生命连续体中的一对矛盾，没有明显的界线，是相对而言的，在一定条件下可以相互转换。没有绝对的健康，也没有绝对的疾病，健康是因人而异的。护理的功能是促进个体和群体向极佳健康状态发展，并贯穿于生命的整个过程。

2. 健康的模式

（1）健康-疾病连续体模式：人们不断地适应着内、外环境的变化，同时每个人的健康都是一个持续变化的状态，每个人的健康状况都处于这一线性体两端之间的某一位点上，并处于动态变化中。

（2）健康信念模式：该模式的发展为探讨健康信念对人们行为的影响提供了理论的框架。强调信念是人们采取有利于健康的行为基础。健康信念模式由 3 部分组成，即个人感知、修正因素、行为可能性。

（3）健康促进模式：该模式解释了除预防特定疾病的健康行为以外的其他健康行为，是对健康信念模式的补充。由 3 部分组成，即认知-知觉因素、修正因素和健康促进行为产生的可能性因素。

（4）整体健康模式：该模式主要是为了营造一个促进最佳健康的情境。该模式认为护理对象是自身的健康专家，在这种模式中护理人员应鼓励护理对象参与护理，只有这样才能自己控制自己的健康与疾病。

（5）其他新的健康模式：健康-疾病模式、个体-社区模式、健康恢复/失调模式。

3. 影响健康的因素

（1）环境因素：环境是人类赖以生存和发展的社会和物质条件的总和。它对人类健康影响极大，除一些遗传性疾病外，所有疾病或多或少与环境相关。

1）自然环境因素。

2）社会因素：①政治制度；②社会经济因素；③文化教育因素。

（2）机体的生物学因素

1）遗传因素：遗传是影响人类健康的一大因素。

2）心理因素。

（3）生活方式：美国科学家提出良好的生活习惯包括①不吸烟；②不酗酒；③节制饮食（控制热量、脂肪、盐与糖的摄入）；④适当锻炼；⑤定期体检；⑥遵守交通规则，使用安全带。我国科学家提出的良好生活习惯包括①心胸豁达、乐观；②劳逸结合、坚持锻炼；③生活规律，善用闲暇；④营养得当；⑤不吸烟、不酗酒；⑥家庭和谐、适应环境；⑦与人为善、自尊自重；⑧爱清洁、注意安全。

(4)获得保健设施的可能性：卫生保健设施因素包括医疗保健网络是否健全，医疗保障体系是否完善及群体是否容易获得及时有效的卫生保健和医护等方面的照顾。

三、环境

人的环境包括内环境和外环境。环境具有复杂性和可变性，现代护理学认为人与环境之间是相互影响的，护理不仅要帮助人们适应环境，同时还要创造适于人们生活和休养的环境，以促进、恢复和保持人们的健康。

1. 环境的概念　是人类进行生产和生活的活动场所，是人类生存和发展的基础。机体与环境之间不断进行着能量和物质的交换。

护理前辈对环境的定义：①南丁格尔认为，"环境是影响生命和有机体发展的所有的外界因素的总和，这些因素能够缓解或加快疾病和死亡的过程"。②美国护理学家韩德森认为，"环境是影响机体生命与发展的所有外在因素的总和"。③护理理论家罗伊认为，"环境是围绕和影响个人或集体行为与发展的所有外在因素的总和。"

2. 环境的分类　分为内环境和外环境。

(1)内环境：包括生理环境和心理环境。

(2)外环境：包括自然环境和社会环境

1)自然环境：指人类周围的环境，包括生态环境和生活环境。生活环境是与人类密切相关的环境，如空气、水、食品、交通、住房等；生态环境是指与人类生活较远的环境，如气候条件、生物条件等。

2)社会环境：包括的内容很多，如社会交往、人的生活习惯、社会背景、文化等。人们生活在社会中就会有人与人之间的交往，这种交往使人们在这个过程中产生温暖感、满足感、取得自信心等。

3. 环境与健康

(1)自然环境因素对健康的影响：①自然气候的影响；②地形、地质的影响；③环境污染(大气污染、水污染、土壤污染、吸烟的污染、辐射、室内空气污染)的影响。

(2)社会环境因素对健康的影响：对健康有影响的社会环境因素有社会经济、社会阶层、社会关系、文化因素、生活方式和卫生服务。

四、护理

1. 护理的概念　1980 年美国护士学会(ANA)将护理(nursing)定义为："护理是

诊断和处理人类对现存的和潜在的健康问题的反应”。在这门科学中护士运用护理程序和科学方法来实现“促进健康、预防疾病、恢复健康、减轻痛苦”这 4 项基本职责；帮助生活在各种不同环境中的人与环境之间保持平衡，满足人的基本需要。护理学的 4 个基本概念指的是人、环境、健康、护理。

2. 护理的内涵　尽管护理在近 100 年来发展迅猛，变化颇大，然而它所具有的一些基本内涵，即护理的核心却始终未变，包括以下内容。

(1)照顾：照顾是护理永恒的主题。纵观护理发展史，无论在什么年代，无论是以什么样的方式提供护理，照顾(患者或服务对象)永远是护理的核心。

(2)人道：护士是人道主义忠实的执行者。在护理工作中提倡人道，首先要求护理人员视每一位服务对象为具有人性特征的个体，为具有各种需求的人，从而尊重个体，注重人性。提倡人道，也要求护理人员对待服务对象一视同仁，不分高低贵贱，无论贫富与种族，积极救死扶伤，为人们的健康服务。

(3)帮助性关系：是护士用来与服务对象互动以促进健康的手段。我们知道，护士与患者的关系首先是一种帮助与被帮助、服务者与顾客(或消费者)之间的关系，这就要求护理人员以自己特有的专业知识、技能与技巧提供帮助与服务，满足其特定的需求，与服务对象建立起良好的帮助性关系。但护士在帮助患者的同时也从不同的患者那里深化了自己所学的知识，积累了工作经验，自身也受益匪浅，因此，这种帮助性关系其实也是双向的。

3. 整体护理　是护理学的基本框架之一，整体护理的概念是：以人为中心，以护理程序为基础，以现代护理观为指导，实施身心整体护理。整体护理包括以下几个部分：①护理工作不再是单纯地针对患者的生活和疾病的护理，而是延伸到照顾和满足所有群体的生活、心理、社会方面的需要；②护理服务的对象从患者扩展至健康人群；③护理服务贯穿于人生命的整个过程；④护理不仅仅服务于个体，同时面向家庭、社区，更加重视自然环境和社会环境对人类健康的影响。

人、环境、健康、护理是护理理论与实践的 4 个基本概念，是组成护理的组织纲要，是护理的宗旨性基本概念，其中人是 4 个概念的核心，也是护理实践的核心。护理对象存在于环境中并与环境相互影响；健康为机体处于内、外环境平衡，多层次需要得到满足的状态。护理的任务是作用于护理对象和环境，为护理对象创造良好的环境，帮助其适应环境，从而达到最佳的健康状态。

第三节　护理道德

护理道德的基本原则、规范和范畴是护理伦理学研究的重点对象与核心内容。其基本原则与规范是指导护理行为的准则。

一、护理道德的基本原则

护理道德的基本原则指护理人员在护理工作中处理人与人之间、个人与社会之间关系时所应遵循的根本指导原则。它统帅护理道德规范和范畴，是衡量护理人员道德水平的最高道德标准。

1981年全国第一届医学伦理学学术会议上确立了社会主义医学道德的基本原则："救死扶伤，防病治病，实行社会主义人道主义，全心全意为人民的健康服务"。护理是医学的一部分，医学道德的基本原则自然也适用于护理。

1989年，由Beauchamp和Childress在*Principles of Biomedical Ethics*一书中提出的"四原则"：自主原则（the principle of respect for autonomy）、公平原则（the principle of justice）、有益原则（the principle of beneficence）、不伤害原则（the principle of non-maleficence）已被国际上广泛认可，并应用于医学及护理伦理领域。

二、护理道德的基本规范

护理道德规范是护理人员在实践过程中应遵循的行为准则，是协调护理人员与患者、其他医务人员及社会之间关系的行为标准，也是评价护理人员职业道德的具体标准。国际护士协会在1953年7月国际护士大会上通过的《护士伦理学国际法》就是国际性的护理人员道德规范。我国国家卫生部于1981年10月8日颁发的《医院工作人员守则》及1988年12月15日颁发的《医务人员医德规范及实施办法》也提出了护理人员的道德规范。护理道德规范主要表现在以下几个方面。

1. 爱岗敬业、自尊自强　护理职业是一项平凡而又崇高的事业。护理人员只有热爱护理职业，不断深化对护理工作内涵的认识，才能更好地为社会人群服务。

护理工作在社会中承担着重要的角色，它关系到社会的发展、民族的繁衍和广大人民群众的身心健康，护理人员应该充分认识到自己的职业价值，并敬重自己的职业。

随着传统的以"疾病"为中心的生物医学模式转变为以"人"为中心的现代医学模式，护理学的内涵得到了进一步的提升，作用也越来越凸显出来，护理人员不仅是护理活动的执行者，还是健康教育者、健康协调者、健康咨询者及患者利益的维护者。护理人员应视患者为整体，从身体和心理上关心爱护患者。这就要求护理工作者不仅具备扎实的护理基本知识、理论和技能，而且需要学习护理伦理学、护理心理学、美学及社会学等相关学科的知识，同时，还应具备良好的沟通和表达能力，从而为患者提供优质护理服务。

2. 尊重患者、关心患者　尊重患者、爱护关心患者是护理人员最基本的道德要求,护理人员应把救死扶伤、防病治病、全心全意为患者服务作为自己的最高职责。

首先,要尊重患者,即尊重患者的生命价值,尊重患者的人格和权利。人的生命价值是由其生命质量决定的,护理人员在工作过程中必须努力提高患者的生命质量,无论从生理还是心理上,都应该采取最佳的措施,减轻患者的痛苦,使他们更有勇气面临困难、战胜疾病,从而更好地回归社会。患者的权利,包括平等的医护权利、知情同意的权利、要求保守秘密的权利等,护理人员应对患者一视同仁,不论贫富地位、远近亲疏,都应以诚相待;在医疗护理中,对于患者的隐私,护理人员应负有保守秘密的义务,绝不能随意泄露或当众议论。护理人员应充分尊重患者的以上权利,成为患者权利的忠实维护者,这也是建立良好护患关系的前提。

其次,要关心体贴患者。护理人员应适当地移情,设身处地地体谅患者患病的痛苦,看病的艰难和治疗带来的一系列身体和心理的伤害和打击,以最优的服务态度和技术为患者提供治疗和护理。南丁格尔曾说过:“护士必须有一颗同情的心”。护理人员只有真正地走进患者的心里,与患者产生共鸣,才能更好地为患者服务。

3. 认真负责、技术求精　以患者为中心,一切为了患者的利益是护理工作的出发点与归宿,护理工作直接关系到患者的安危,来不得半点疏忽。在道德要求上:护理人员必须以高度的责任心对待工作,谨慎细心,严格执行“三查七对”,严防各种差错事故;严格遵守护理的各项规章制度和操作流程;严密实施各项护理操作,做到及时准确。同时,还应培养敏锐的观察能力,及时发现病情变化并报告医生解决问题。护理人员还应有批判性的思维,辩证地执行医嘱,这也是对患者认真负责的一种表现。

精湛的护理技术也是对护理人员职业道德的基本要求,护理人员应在保证不增加患者痛苦的基础上,努力熟练掌握各项护理技术操作,不断积累经验,从而更快捷、高效地完成护理工作。随着现代医疗和护理的不断发展,许多医学诊断治疗新技术的应用,康复医学、社区护理和家庭病房的兴起,护理工作的内容和范围也在不断地扩大,护理人员在这种医疗大环境下更应该不断地学习,完善相关的知识结构,自我提高,从而适应社会的发展,满足患者的需要。

4. 热忱服务、乐于奉献　护理的本质就是照顾,在护理实践过程中满足患者的各种需要,热忱服务正是这一本质的具体体现。护理人员应全心全意为患者服务,在生活上悉心照料,在治疗上以精湛的技术为患者提供服务,在心理上给予患者最大的安慰。特别是对待老年患者、危重症患者、婴幼儿患者、精神患者,应给予更多的关心和照顾,要耐心解释,细心观察患者的病情变化和心理反应,及时发现问题,解决问题。

在提倡文明服务的今天,护理人员还应发扬乐于奉献的精神,把解决患者的痛苦放在首位，不怕脏、不怕累，不辞辛苦，不厌其烦，全心全意为人民的健康服务。

5. 举止端庄、言语文明　护士是白衣天使，是美的化身，这是社会给予护理人员的高度肯定。护理人员的言行举止是体现护理道德的主要途径，端庄的举止，文明的用语是拉近护患关系的重要桥梁。

端庄的举止要求护理人员在上班时衣帽整齐，精神饱满，态度和蔼，不勾肩搭背，不打闹，遇同事或熟悉的患者要主动礼节性示意或问候。护士站、坐、行要稳重、端庄、大方、优美。仪容上应自然大方，切忌浓妆艳抹，不宜涂染指甲，也不宜佩戴耳环、戒指或手镯等。

文明的用语有利于护患之间的交流沟通，并且可以对大脑皮质起保护作用，使患者机体减少潜能的消耗并增强防御能力，因此，护理人员应针对不同的患者、根据不同的场合和不同的情景，采用不同的语言，使患者感到亲切愉快。

6. 互尊互学、团结协作　随着现代医学的发展，护理工作与其他部门的联系也越来越紧密，如行政管理和后勤保障部门等，这就要求护理人员除了和患者及患者家属建立良好的护患关系外，还应与医务人员、管理人员、实验技术人员等建立良好的合作关系，在工作中应相互尊重，相互理解和支持，密切配合，协调一致。在护理人员之间，大家既是同事又是姐妹，更应该相互尊重，相互关心，营造一个和谐的、温馨的工作氛围，从而为护理质量的提高和护理人才的健康发展创造有利条件。

三、护理道德的范畴

范畴(category)是构成一门学科的基本概念。在哲学中，范畴是指在实践基础上，人们对客观事物和客观现象的本质属性及其关系的概括和反映。护理道德范畴就是对护理道德的本质属性及关系的概括和反映。护理道德原则及规范是护理道德范畴的基础，决定了范畴；同时，范畴又反映和体现了原则及规范。范畴是原则和规范的细化和个体化，原则和规范通过范畴发挥作用。如果说原则和规范是对护理人员道德的外在约束，那么范畴就是护理人员的内在自我约束与道德愿望。护理道德范畴的内容有以下几个方面。

1. 权利　患者的权利是指作为一个患者“角色”，应该得以行使的权利和应享受的利益。尊重患者的权利，是护理道德的重要基础之一。患者的权利主要如下。

(1)平等享有医疗护理的权利：《中华人民共和国民法通则》中规定：“公民享有生命健康权”。求生存健康的愿望是每个人的基本权益。一旦人的生命和健康受到了疾病的威胁，患者有权继续生存，有权获得医疗和护理救助，任何医务人员不得拒绝患者的求医要求。

另外,任何人享受医疗护理的权利是平等的。唐代孙思邈曾说过:“若有疾厄来求救者,不得问其贵贱贫富,长幼妍媸,怨亲善友,华夷愚智,普同一等,皆如至亲之想”。因此,医务人员对待患者应一视同仁,保证医疗权利人人平等。

(2)知情同意的权利:在医疗护理过程中,患者有获得关于自己疾病的病因、严重程度、治疗护理措施等情况的权利。对患者进行侵入性的或存在风险的操作前必须征得患者和患者家属的同意,并签字。患者也有提出医疗、护理意见并得到答复,以及要求解释医疗费用等监督医疗、护理过程的权利。

此外,患者还有要求医护人员为自己隐私和病情保密的权利,以及因病免除一定社会责任和义务的权利。

2. 义务　义务是指个人对社会、对他人应尽的责任。在伦理学上,义务与责任、职责、使命是同等意义的。

护理道德的义务范畴指的是护理人员在其职业活动中,对患者、对同行、对社会应尽的责任,它是依靠人们内心信念、习惯、意志自觉地履行的,没有明显的强制作用。同时,护理道德中的义务总是以或多或少的自我牺牲为前提的。

护理道德的义务要求主要有:第一,热爱护理工作,忠于护理事业;第二,防病治病,认真为患者进行医疗护理;第三,为患者进行医疗护理服务应以不讲有无代价、有无报偿为前提;第四,把对患者个人尽义务同对社会尽义务统一起来。

3. 良心　良心是指人们对是非、善恶、荣辱、美丑的内心深刻认识和感受,是对所负道德责任的内心感知和行为的自我评价和自我意识,它具有稳定性和自觉性的特点,并且良心是人们道德的“自我法庭”,人们在选择和评价自己的行为时受着良心的指导。

护理人员的良心是护理人员在履行对患者和对社会的义务过程中形成的道德责任的自觉认识和自我评价能力,它要求护理人员在任何情况下,都忠实于患者,在工作中一丝不苟,具有慎独的精神;良心还要求护理人员忠于护理事业,具有为事业献身的精神;同时,道德良心还要求护理人员忠实于社会,不收取患者的任何礼品,不受贿,自觉维护白衣天使的美好形象。

4. 情感　情感是人们内心世界的自然流露,是对客观事物和周围环境的一种感受反应和态度体验,它是心理学和伦理学的重要范畴。道德情感是指在一定的社会条件下,人们根据社会道德原则和规范,去感知、评价个人和他人行为时的态度。

护理道德情感的基本内容:第一是同情心。护理人员应有扶危济困的同情心,对患者的不幸和痛苦产生共鸣,真正理解患者,从而对他们的愿望和要求给予大力支持和热情帮助。第二是责任感,这是高层次的情感内容。护理人员应把护理工作看作是自己应该履行的崇高职责，并升华成一种道德情感，从而全身心地投入到护理工作中去。第三是理智感，指的是护理人员对患者的情感是建立在理智和科学的基础上。对患者的关心、照顾必须是在医学科学允许的范围内进行，对患者不合理的要求不迁就，不徇私情。

5. 审慎　审慎即周密而谨慎。护理道德中的审慎是指护理人员在医疗护理行为前的周密思考与行为过程中的谨慎、认真、细心的一种道德作风。审慎是护理人员对患者和对社会的义务感、责任感、同情心的总体表现。

护理审慎的要求：第一，护理诊断要审慎。护理人员在接触患者的过程中，应详细了解患者的病情，仔细全面地收集资料，通过周密的分析和思考对患者做出正确的诊断。第二，护理语言要审慎。护理人员的语言要求是小心、严密、准确，护理人员通过语言可以向患者传递健康知识，安慰鼓励患者，从而使患者树立战胜疾病的信心。护理人员不应对患者言语粗鲁，这是不负责任的表现。第三，护理技术操作要审慎。护理人员是通过一系列的护理技术操作向患者提供护理服务的，护理人员在操作上应该不断地积累经验，提高操作技术水平。随着医学的进步和发展，越来越多的高精端仪器应用于临床，护理人员应该不断地学习，刻苦钻研，秉着严谨、认真负责的态度，为患者提供高效的、高质量的护理服务。

6. 荣誉　荣誉是同义务密切联系的道德范畴，指人们履行了社会义务之后，受到道德上的表扬、奖励和赞许。

护理人员的荣誉指为患者身心健康贡献自己的智慧和力量并得到社会的公认和赞扬，个人也得到了良心上的满足和自我内心的欣慰。

护理道德荣誉观的基本要求是：第一，以患者为中心，为患者、为社会服务，是护理人员衡量荣誉的标准。护理人员应该把患者的利益和社会的利益放在第一位，对他人服务越多，贡献越大，从而获得的荣誉也就越大。第二，正确处理个人荣誉与集体荣誉的关系。护理人员应把个人荣誉归功于集体，看作是集体对自己的鼓励和鞭策。第三，在荣誉面前应该谦逊。

第四节　护理理论

一、系统论

1. 概念

(1)系统指由若干相互联系、相互作用的要素所组成的具有一定功能的有机整体。

系统的基本属性包括整体性、相关性、动态性、目的性、层次性。

(2)系统论是研究自然、社会、人类思维领域及其他各种系统、系统原理、系统联系和发展规律的学科。根据系统论的观点，护理的服务对象——人，是一个系统，由生理、心理、社会、精神、文化等部分组成，同时人又是自然环境和社会环境中的一部分。人的健康是内环境的稳定及内环境与外环境间的适应和平衡。

一般系统论是关于次系统与超系统的学说，指出一个系统是由许多相互关联、相互作用的要素组成的整体，每个要素都具有其独特的功能，系统本身具有整体功能，且几个系统可联合成更大系统，系统是按复杂程度的层次排列组织的。

2. 系统的基本属性

(1)整体性：主要表现为系统的整体功能大于系统各要素功能的总和。

(2)相关性：是指系统各要素之间是相互联系、相互制约的，其中任何一个要素发生了功能或作用的变化，都要引起其他各要素乃至于整体系统功能或作用的相应变化。

(3)动态性：是指系统随时间的变化而变化，系统的运动、发展与变化过程是动态性的具体反映。如系统为了生存与发展，需要不断调整自己的内部结构，并不断与环境进行互动。

(4)目的性：任何系统都有自身特定的目的。系统通过与环境相互作用及各要素间的相互协调，不断调整自己的内部结构以适应环境的需要。

(5)层次性：任何系统都是有层次的。对于某一系统而言，它既是由一些次系统(要素)组成，同时，它自身又是更大系统的超系统(要素)。系统的层次性存在着支配与服从的关系。高层次支配着低层次，起着主导作用。低层次从属于高层次，它往往是系统的基础结构。

3. 系统论在护理中的应用

(1)促进整体护理思想的形成：根据一般系统论的观点，当机体的某一器官或组织发生病变，表现出疾病征象时，不仅需要提供疾病护理，而且还应提供包含生理、心理、社会等要素的整体性照顾。因此，一般系统论促进整体护理思想的形成。

(2)作为护理理论或模式发展的框架：许多护理理论家应用一般系统论的观点，作为发展护理理论或模式的基本框架，如罗伊的适应模式、纽曼的系统模式等。

二、成长与发展理论

1. 弗洛伊德的性心理学说　弗洛伊德学说包含 3 大理论要点。①弗洛伊德的意识层次理论：弗洛伊德认为意识是有层次的，分为意识、前意识和潜意识。②弗洛伊德的人格结构理论:本我是人格最主要的部分,自我是大脑中作用于本我与外部世界的一种特殊结构,其功能是在本我的冲动和超我的控制发生对抗时进行平衡。超我为维持社会准则的一种特殊结构,属良心和道德范畴。③弗洛伊德的人格发展理论:他将性心理发展分为5个阶段。口欲期(1岁以前),此期原欲集中在口部。肛门期(1～3岁),此期原欲集中在肛门区。性蕾期(3～6岁),原欲集中在生殖器。潜伏期(6岁至青春期),此期孩子把性和攻击的冲动埋在潜意识中,而将精力集中在智力和身体活动上。生殖期(青春期)开始后原欲又重新回到生殖器。

2. 艾瑞克森的心理社会发展学说　艾瑞克森认为人格的各部分分别是在发展的各阶段形成的,个体应通过所有这些阶段发展成一个完整的整体。艾瑞克森将人格发展分为8期,每一时期各有一主要的心理社会危机要面对,危机处理是否恰当将导致正性或负性的社会心理发展结果。解决得越好就越接近正性,也就越能发展成健康的人格。运用艾瑞克森学说,护理人员可通过评估患者所表现出的正性或负性危机解决指标,分析在其相应的发展阶段上的心理社会危机解决情况,给予相应的护理。

3. 皮亚杰的认知发展学说　皮亚杰认为儿童思维的发展并不是由教师或父母传授给儿童的,而是通过儿童主动与环境相互作用,主动寻求刺激、主动发现的过程。认知发展过程分为4个阶段:①感觉运动期(0～2岁),思维的特点是婴幼儿通过其身体的动作与感觉来认识周围的世界;②运思期(2～7岁),此期儿童的思维发展到了使用符号的水平,但思维尚缺乏系统性和逻辑性,以自我为中心,观察事物时只能集中于问题的一个方面而不能持久和分类;③具体运思期(7～11岁),此期儿童摆脱了以自我为中心,能同时考虑问题的2个方面或更多方面,想法较具体,开始具有逻辑思维能力;④形式运思期(12岁以后),此期青年人思维迅速发展,进入纯粹抽象和假设的领域。皮亚杰的认知发展阶段学说被护理工作者广泛用在对儿童的教育及与儿童的沟通上。如在儿童教育方面提倡启发式教学,为儿童设定具体问题让其自己去解决,避免灌输式教学。又如在与儿童沟通时应注意避免使用抽象难懂的词句,从而达到有效的沟通。

三、人的基本需要层次论

1. 内容　马斯洛将人的基本需要按其重要性和发生的先后次序排列成5个层次,并用“金字塔”形状来加以描述,形成人的基本需要层次理论。①生理需要:是人类求生存的基本需要;②安全需要:生理需要一旦得到满足,安全的需要便愈发强烈;③爱与归属的需要:是第三层次的需要,它包括给予和得到两个方面;④自尊的需要:处于需要的第四层次;⑤自我实现的需要:指个人的潜能得到充分发挥,实现自己在工作及生活上的愿望，并能从中得到满足。它是最高层次的基本需要，是当所有较低层次的需要均获得满足后，方可达到的境界。

2. 一般规律 ①这些需要是人类普遍存在的；②一般情况下，生理需要是最重要的，只有它得到满足之后，人才得以生存，然后才考虑其他的需要；③有些需要需立即和持续予以满足（如空气），而有些需要可以暂缓（如食物、睡眠），但它们最终是需要得到满足的；④通常是在一个层次的需要被满足之后，更高一层次的需要才出现，并逐渐明显；⑤各层次需要间可相互影响；⑥随着需要层次的向上移动，各种需要的意义是因人而异的；⑦层次越高的需要，满足的方式越有差异。

3. 需要层次论在护理中的应用 它可帮助护士：①识别服务对象未满足的需要，这些未满足的需要就是需要护士提供帮助和解决的护理问题；②能更好地领悟和理解患者的言行；③预测患者尚未表达的需要，或对可能出现的问题采取预防性措施；④需要层次论可作为护士评估患者资料的理论框架；⑤按照基本需要的层次，识别护理问题的轻、重、缓、急，以便在制订护理计划时妥善地排列先后次序。

四、压力理论

1. 压力与压力源

(1)压力：又称应激、紧张。对压力的定义倾向于以下的表达。

1)压力是环境中的刺激所引起的人体的一种非特异性反应。这是“压力学之父”塞利(Selye)的观点。他所提出的非特异性反应是指一种无选择地影响全身各系统或大部分系统的反应。

2)压力是人与环境交互作用出现的一种结果。这是压力学理论家拉扎勒斯(Lazarus)的观点。认为压力是来自环境或内部的压力源的需求超过个人、社会等的适应资源时所产生的结果。

(2)压力源：凡是能够对身体施加影响而促发机体产生压力的因素均称为压力源。生活中常见的压力源有以下几类。①生理性压力源，如饥饿、疲劳、疼痛、生病等；②心理性压力源，如焦虑、恐惧、生气、挫折、不祥的预感等；③社会性压力源，如孤独、人际关系紧张、学习成绩不理想、工作表现欠佳等；④物理性压力源，如温度过冷过热、光线过暗过亮、噪声过大等；⑤化学性压力源如空气、水污染，药物不良反应等；⑥文化性压力源，如人从一个熟悉的文化环境到另一个陌生的文化环境而出现的紧张、焦虑等不适应反应。

2. 塞利的压力理论 代表作《压力》(又译《应激》)。压力是人体应对环境刺激而产生的非特异性反应。由于人体都有一种努力保持体内的平衡状态的倾向，当有任何破坏平衡状态的情况发生时，他总会设法调整机体去适应改变，以避免平衡状态的破坏，因此，人体面对压力源产生的非特异性反应就是身体对作用于他的压力源所进行的调整。

3. 压力理论在护理中的应用　①明确压力与疾病的关系。压力理论清楚地揭示了压力与疾病的关系：压力可能成为众多疾病的原因或诱因，而疾病又会对机体构成新的压力源。②帮助护士识别患者压力，进而缓解和解除压力。③帮助护士认识自身压力，并减轻工作中的压力。

五、角色理论

1. 概念　为处于一定社会地位的个体或群体，在实现与这种地位相联系的权利与义务中，所表现出的符合社会期望的模式化的行为。所以，角色是人们在现实生活中的社会位置及相应的权利、义务和行为规范。

2. 护士角色　护士角色是指护士应具有的与职业相适应的社会行为模式。一般护理人员均扮演如下多重角色。

(1)护理者：护士独特的功能就是在人们不能自行满足其基本需要时，提供各种护理照顾，以满足生理、心理、社会、文化、精神等方面的需要。

(2)计划者：护士运用专业知识和技能，收集护理对象的生理、心理、环境、社会状况的资料，评估护理对象的健康状况，提出护理问题，制订切实可行的护理计划，并负责护理计划的实施、评价。

(3)管理者：护士需对日常的护理工作进行合理的组织、协调与控制。

(4)教育者：护士都应依据护理对象的不同特点进行健康教育，向其传授日常生活的保健知识、疾病的预防和康复知识，以改善护理对象的健康态度和健康行为，从而获得良好的生活质量。

(5)协调者：护士需联系并协调与之有关人员及机构的相互关系，以使诊断、治疗、救助和有关的卫生保健工作得以互相配合、协调。

(6)咨询者：护士应运用治疗性的沟通技巧来解答护理对象的问题、提供有关信息，给予情绪支持和健康指导。

(7)维护者：护士有责任帮助患者理解从其他健康服务者那里获得的信息，并维护患者的利益不受侵犯或损害。

(8)研究者和改革者：护士应积极参与护理研究工作，通过科学研究来验证、扩展护理理论和护理实践，改革护理服务方式，发展护理新技术。

3. 患者角色

(1)患者角色:就是社会对一个人患病时的权利、义务和行为所做的规范。美国著名的社会学家帕森斯(Parsons)将患者角色概括为4个方面。①患者可酌情免除正常的社会角色所应承担的责任,患者可以免除或部分免除其日常的角色行为和所承担的社会责任;②患者对其陷入疾病状态是没有责任的,他们有权利获得帮助;③患者有治好病的义务,有恢复健康的责任;④患者应主动寻求专门技术的帮助。

(2)患者角色的适应:常见的问题按其行为改变可分为以下几类。①角色行为缺如,指患者没有进入患者角色,不承认自己是患者,不能很好地配合医疗和护理;②角色行为冲突,指患者在适应患者角色过程中,与其患病前的各种角色发生心理冲突而引起行为的不协调;③角色行为强化,指患者安于患者角色,对自我能力表示怀疑,产生退缩和依赖心理;④角色行为消退,指患者适应患者角色后,由于某种原因,又重新承担起本应免除的社会角色的责任而放弃患者角色。

4. 角色理论在护理中的应用

(1)患者角色适应不良的护理

1)常规指导:在患者初次入院时护士应进行自我介绍,向患者介绍病区环境、医院管理制度,介绍有关的医务人员和同室病友,消除患者的陌生感和恐惧感,增强充当患者角色的信心。

2)随时指导:患者在住院期间面临各种检查和治疗,往往表现出焦虑、恐惧和不安。护士应正确掌握有关信息,及时进行指导,引导患者树立正确的角色意识,履行角色权利和义务。

3)情感性指导:一些长期住院、伤残或患重病的患者,容易对治疗失去信心、感到痛苦甚至有轻生的念头,有些患者在疾病的恢复期出现患者角色强化,对此护士应经常与患者沟通,了解患者的情感和情绪的变化,并及时给予帮助,使其达到心理平衡状态。

(2)护士角色的冲突与协调

1)通过角色学习,提高角色扮演能力,使护士能较好地实现各种不同角色的期望。

2)协调护士角色与其他角色的关系,取得家人、朋友等角色伙伴的理解、支持和帮助。

3)协调角色伙伴的期望,使他们的期望符合护士的实际情况。

第五节　护理科研

一、护理科研

护理科研是用科学的方法反复地探索、回答和解决护理领域的问题，直接或间接地指导护理实践的过程，是提高人的生命质量和价值的一种护理实践活动。护理科研除了同其他科学研究一样，具有探索性和创新性等一般特点外，还具有实用性、复杂性、多学科性的特点。

1. 实用性　护理行业的服务性特点及以患者为中心护理模式的发展，决定着护理研究的最终目的是能够提高护理服务质量，促进患者健康；研究起点始于患者，最终成果又用于患者，而人不仅具有生物学属性，更具有众多的社会属性，因此护理研究不能用单纯的生物医学规律、模式去推理分析，还必须用心理学、社会学的规律去说明，一切要从患者的实际出发，而又实际运用于患者。

2. 复杂性　护理科研的研究对象是人，而人是生物学属性和社会属性的统一体。护理科研除了需要有护理学的知识以外，还必须运用心理学、社会学等许多人文领域的学科知识进行综合分析研究。同时，人体在躯体、心理上的差异较大，所处的环境、条件也不同，致使我们在一个患者或一种疾病上总结的经验不能应用于每一个患者或每一种疾病上。这就要求研究工作必须对这些差异进行严谨的分析，采用科学的方法总结概括。再者，护理科研很少能在实验室进行，研究直接涉及患者，必须遵守伦理原则，所以很多科研干预都无法实施，而以调查分析、总结经验为主。

3. 多学科性　随着医学模式及整体护理模式的发展，社会对医疗、护理要求的不断提升，学科发展的相互渗透，无论是在理论上还是在实践上，护理的概念、内容、要求都发生着很大变化。护理科研日益丰富与深入，与医学、人文相关学科的交叉研究日益增多。

二、护理科研伦理

护理科研伦理是科研工作者的行动指南，是保证护理科研沿着健康方向发展的重要条件。护理科研应遵循的伦理原则如下。

1. 科研动机端正　1996 年国际护士节主题为："通过护理科研促进健康"，护理科研是为了提高护理服务水平，改善护理服务质量，归根结底，其目的就是维护和促进人民群众的身心健康。如果护理科研不是为了上述目的，而是为了个人或小集体的名和利，就违背了护理科研的伦理原则，是决不允许的。

2. 实事求是　尊重科学、实事求是是护理科研最基本的准则。任何护理科研项目，它的每一个步骤、每一个数据都应该尊重事实，只有这样才能保证科研的意义，才能达到探索护理科学真谛的目的。“失之毫厘，谬以千里”，科研来不得半点虚假，历史的教训告诉我们，对科研数据、材料的任何有意无意地歪曲、篡改、捏造都是弄虚作假的行为，严重违背了护理科研伦理，最终导致的就是使人民的生命健康受到威胁。坚持实事求是，还应该诚实守信，尊重同行的科研成果，坚决杜绝剽窃行为，对参考别人成果或文献时，应该表明出处。

3. 团结协作　科学包括护理科学都是人类共同的事业和财富，任何一个重大的科研工程、项目及其突破都是集体努力的结果。护理科研的复杂性、艰巨性、多学科性决定了光靠个人努力，科研工作很难顺利开展。科研工作者只有坚持团队合作、相互支持、相互帮助，才能不断提高护理科研水平。

三、人体研究护理伦理的相关原则

人体研究，通常是指直接以人的活体作为受试对象，用科学的实验方法，有控制地对受试对象进行观察和研究，以判断假说真理性的实践活动。其中受试者既可能是患者，也可能是健康人。医学的进步与人体研究密不可分，为了促进人类健康，必须进行人体研究。但是，人体研究要符合科学的规律与伦理要求，才能避免给人类带来风险与损害。近几十年来，人体研究中保护受试者的权益越来越受到重视，当人成为研究对象时，其研究方案必须经过伦理委员会的仔细审查，以确保研究对象的权益能够得到最大的保护、避免伤害。目前，严重违反护理伦理的研究已不多见，但是如果研究者缺乏护理研究的伦理知识，就容易出现研究设计违背护理伦理的情形。《纽伦堡法典》(*the Nuremberg Code*)是第二次世界大战后提出的第一个人体试验的国际性伦理法则。1964 年世界医学会提出的《赫尔辛基宣言》是关于人体试验的第 2 个国际文件，比《纽伦堡法典》更加全面、具体和完善。1993 年，国际医学科学组织委员会(CIOMS)制定了《人体生物医学研究国际道德指南》(*International Ethical Guidelines for Biomedical Research Involving Subjects*)，2002 年 8 月曾进行修订，该准则遵守《赫尔辛基宣言》，同时，对涉及人类为受试者生物医学研究做了更为明确的规定。

四、人体研究护理伦理的考虑重点

1. 知情同意原则　案例：护士/患者在病房的对话。

护士：我们正在研究这种护理方法对您这种手术后康复的影响，您愿意参加吗？

患者:好啊,收费吗?

护士:不收费,您同意了就请在《知情同意书》上签字。

从护理伦理的角度看,这个案例存在的伦理问题主要是:护士没有向患者详细说明可能发生的各种不良反应及患者参加研究的利益和风险,没有向患者说明其享有的权利:拒绝和随时退出该研究,没有向患者承诺科研资料的保密性。

护理研究的知情同意是指研究对象有权知道关于研究的信息,并且充分理解这些信息,而且可以自由选择是否参与或退出研究。从完整意义上来说,知情同意权包括了解权、被告知权、拒绝权和同意权,是患者充分行使自主权的前提和基础。《赫尔辛基宣言》指出,参加研究的对象必须是自愿的,了解研究项目的情况。《人体生物医学研究国际道德指南》也指出,对于所有的人体生物医学研究,研究者必须获得受试者自愿做出的知情同意……免除知情同意被认为是不寻常的和例外的,在任何情况下都必须经伦理审查委员会批准。为了让研究对象在充分了解的情况下做出选择,研究者应该给予详细说明,包括研究的目的、方法、经费来源、任何可能的利益冲突、研究者所属机构、研究的预期收益以及潜在的风险和可能伴随的不便。在确信研究对象已了解研究情况后,研究者才能获取研究对象的知情同意书。

2. 隐私保密原则　隐私保密,具体来说就是研究对象享有隐私权、匿名权、保密权。研究者必须采取有效措施保护受试者研究数据的机密。《人体生物医学研究国际道德指南》指出,研究对象应被告知研究者须保守机密以及机密泄露的可能后果,其权利受到法律和其他规定的限制。

3. 避免伤害原则　在人体研究中,应该优先考虑研究对象的健康,其次才考虑科学和社会收益。研究对象有免于受伤害权。保护研究对象免于受到伤害是研究者的主要责任。每个涉及人体对象的研究项目的潜在风险都必须经过评估,凡是可能会对研究对象造成伤害的措施,都应避免。

第六节　现代医学护理学的伦理难题

随着现代生物医学科技的高度发展,医学界涌现出很多新诊疗手段和技术,一方面,这些新技术使得医学服务人类的能力大大提高,人们可以更有效地诊断、治疗和预防疾病,甚至能够操纵遗传基因;另一方面,这些高新技术的使用在造福人类的同时,也带来了许多生与死的伦理学难题,使人们面临前所未有的困难的选择和矛盾的心态。人们不禁思考:生命是神圣不可侵犯的吗?生命的尊严在哪里?生命的价值是什么?生命的质量如何衡量?新技术的使用是否有个限度?在生与死的重要关头,高新技术该如何取舍?

现代生物技术干预人的生命活动的适度性问题引起各国政府和学者越来越多的关注和广泛的讨论,并逐渐成为全球性的伦理问题。这些伦理问题难以单纯地用传统的社会伦理或医学专业伦理去解释和回答。例如,辅助生殖技术带来的婚姻和家庭伦理问题,安乐死的伦理争论,器官移植涉及的伦理道德问题等。伦理问题是应该做什么(实质伦理学)和该怎么做(程序伦理学)的问题,科学技术是解决能干什么,而伦理学则是解决该干什么。所以,科学技术要以伦理学为前提和指导,否则,违反伦理学,就有侵犯人权的倾向。

一、生命伦理学

生命伦理学也称为生物医学伦理学,是研究、探讨生命科学技术和医疗卫生保健中的伦理问题的学问。它最早被称为生物伦理学,兴起于20世纪70年代,由美国人波特在其《生物伦理学:通往未来的桥梁》一书中首先使用"生物伦理学"来探讨有关人口和环境的伦理问题,并把生物伦理学定义为用生物科学来改善生命的质量,从而更好地生存的科学,尽管他把应用科学和伦理学混为一谈。

生命伦理学是建立在现代生命科学发展的基础上的,它解决的是围绕如何对待生命、完善生命、发展生命,以及如何控制生命的质量和提高生命的质量而展开的一系列的伦理问题。生命伦理学不仅研究疾病的预防、治疗与恢复健康的问题,而且还研究发展生命、完善生命和提高生存质量的问题;不仅研究在疾病诊疗过程中,人与人、人与社会、人与自然的关系问题,还研究生命过程中产生的各种关系的道德原则问题;不仅研究权利义务和个人伦理问题,还研究功利、价值、公益与社会伦理问题。

生命伦理学的兴起,与传统医学道德观念发生了巨大的冲突。这种冲突首先表现在对生死观念的问题上,传统的医学道德观(生命神圣论)认为人的生命是神圣不可侵犯的,只有无条件地保护生命才是道德的,而生命伦理学则认为当代生物医学技术对生命的保护是有条件的,我们可以有条件地保护生命,亦可以有条件地接受死亡。其次,表现在道德观的变化上。传统的观念认为,医学伦理学的价值目标体现在生命的生物学价值;而生命伦理学追求的则是以人的自我价值和社会价值为前提的生物学价值和医学价值,要求把生命的尊严和神圣性与生命的价值和质量结合起来。最后,传统医学道德认为,医生与患者之间只有义务的关系,医务人员的高尚道德仅仅表现在对患者的尽职尽责上,只是对患者负责;生命伦理学不仅要求对患者本身负责,还同时要求对社会和人类负责。生命伦理学为医学伦理难题的解决提供了一个新的参照体系。

二、生殖技术中的伦理难题

辅助生殖技术(assisted reproductive techniques，ART)是指运用现代科学和医学技术及手段对配子(卵子和精子)、受精卵或胚胎进行人工操作，以达到受孕目的的技术，可以代替自然人类生殖过程中的某一步骤或全部步骤的生殖技术手段。包括人工授精、体外受精、无性生殖等。ART 的应用给无数不孕不育的家庭带来希望和幸福，但同时也带来了许多复杂和惹人争议的社会伦理问题。

1. 人工授精的伦理问题　人工授精是指用人工手段将精子注入母体子宫使其受孕的技术。主要解决丈夫不育而妻子可以受孕而引起的生理、心理、家庭和社会等一系列问题。目前这一技术已广泛运用于临床，世界上人工授精出生的孩子已达几十万人。所带来的伦理问题首先是人工授精制造出新的家庭婚姻关系矛盾，将以生育为结局的婚姻切断，将神圣的生育过程变成了生物学实验过程，从而破坏了婚姻关系。其次，人工授精冲淡了传统的血缘关系的纽带，采用社会供体者的精液发育而来的孩子存在提供一半遗传物质的生物学父亲和有抚养关系的社会父亲，在客观上造成了家庭血缘关系的复杂化。传统的亲子观念受到严峻的挑战。再次，由于孩子是人工授精所生，作为一个社会个体，有权利得知自己的身世，由此而产生了如下问题，父母是否该告诉孩子？在何时以何种方式告诉孩子人工授精的实情？父母在告诉孩子前后应如何做好孩子的心理辅导？

2. 试管婴儿的伦理问题　首先，这与自然法则相悖。从人类进化的角度看，人类群体内存在部分不能生育的个体是其生育能力经受自然选择的必然结果。既然如此，用人工技术手段使其生育后代，是否与自然法则不相吻合？通过人工的方式干预自然生殖是否与传统生殖相悖？

其次，它打乱了传统血缘关系、家庭伦理观念。第一代试管婴儿试验是从有生殖器官功能障碍的母体内取卵，与其丈夫的精子在体外受精，然后移植回原母体子宫内发育成熟，这其中没有夫妻之外的人参与，因此，应当说是没有什么伦理道德问题的。但在其后来的发展过程中却产生了很多伦理道德问题。如夫妻双方在男方无法获取精子的情况下，运用其他男子精子与母体卵子实现体外受精，使其受孕，使得试管婴儿同时存在遗传学和法律上的两位父亲。如果一名提供者向若干受体母亲提供精子的现象发生时，由这些母亲生育的子女之间均为“同父异母”关系。他们之间完全有可能因互不知情而发生相互婚配，而由此产生的遗传上和伦理关系上的混乱是令我们难以想象的。同理，如若“借用子宫”也使得婴儿存在两位母亲，一位是遗传学上的母亲，一位是具有生养关系的母亲。这些都打乱了传统的血缘关系和家庭伦理关系。

三、器官移植中的伦理问题

器官移植是摘除一个身体的器官并把它置于同一个体(自体移植)或同种另一个体(同种异体移植)或不同种个体(异种移植)的相同部位(常位)或不同部位(异位)。器官移植是生物医学工程领域中具有划时代意义的技术,对于挽救终末期器官功能衰竭患者的生命具有重要意义。然而,器官移植产生的伦理道德争论和问题,直接影响了器官移植技术的应用和发展,特别是在我国器官移植工作中,来自伦理道德观念障碍造成供体缺乏显得尤为突出。第一个探讨器官移植伦理学问题的人是美国的肯宁汉(B. T. CunningHan),他在1944年所著《器官移植的道德》一书中,针对当时对器官移植的种种怀疑甚至责难,对器官移植的道德合理性做了肯定的论述。①活体器官移植的伦理问题:对活体器官移植,特别是以未成年人或利用再生育孩子作为供体的利弊评价有争论。②尸体器官移植的伦理问题:尸体器官移植面临着传统观念的束缚;当死者生前没有捐献遗体器官的意愿而又无反对表示时,能否将其作为供体;当涉及不同死亡标准时,如何确定和选择摘取器官的时机。③可供移植器官分配的伦理问题:在器官供不应求的情况下,器官如何分配?器官能否商业化?能否进行异种器官移植?④卫生资源配置的伦理问题:如何处理昂贵的器官移植与防治常见病两者之间的矛盾,才能体现卫生资源宏观分配的公正合理性。

第七节　护理法规

一、医疗卫生法规

1. 概念　医疗卫生法是我国法律体系的重要组成部分,是由国家制定或认可的,并由国家强制力保证实施的医疗卫生方面行为规范的总和。

2. 基本原则　医疗卫生法有5大基本原则,即①卫生保护原则:健康是一项基本人权,人人享有获得卫生保护的权利。②预防为主原则:促进健康,防止疾病的发生和流行。③公平原则:合理分配卫生资源,使任何人在法律上都享有平等使用卫生资源的权利。④保障社会健康原则:协调个人利益与社会健康利益的关系,个人在行使自己权利的同时,不得做出任何有损社会健康利益的行为。⑤患者自主原则:患者有自己决定和处理卫生法所赋予的患者权利,如知情权、医治权、同意权、选择权、隐私权、申述权、赔偿请求权等。

二、护理立法

1. 意义　促进护理管理法制化，提高护理质量；促进护理教育及护理学科的发展；维护护士的权益；保证护理人员具有良好的护理道德；有利于维护服务对象的正当权利。

2. 概况

(1)世界各国护理立法的概况：英国于1919年颁布了世界上第一部护理法。1953年世界卫生组织发表了第一份关于护理立法的研究报告。1968年国际护士协会成立了护理立法委员会，制定了世界护理法上划时代的纲领性文件《系统制定护理法规的参考性指导大纲》。各国的护理法主要内容包括总纲、护理教育、护士注册、护理服务等四大部分。

(2)我国护理立法概况：1979年，国家卫生部颁发了《卫生技术人员职称及晋升条例(试行)》《关于护理工作的意见》；1981年，国家卫生部颁发了《关于在"卫生技术人员职称及晋升条例(试行)"中增设主管护师职称等几个问题的通知》；1982年，国家卫生部颁发了《医院工作制度》《医院工作职责》，明确规定了护理工作制度和医院各类护理人员的职责；1993年，国家卫生部颁发了《中华人民共和国护士管理办法》；1997年颁发了《关于进一步加强护理工作的通知》《继续护理学教育实行办法》。

三、护理工作中的法律问题

1. 法律范围

(1)护理质量标准：规定了护理人员的职责范围和行为标准，包括3个方面，即护理法规，专业团体的规范要求，工作机构的有关要求、政策和制度。

(2)执业考试和执业注册制度：护士执业考试合格即获得护士执业的基本资格，须再经由卫生行政机关进行护士执业注册后，才能成为具有法律意义上的护士，履行护士的义务，具有护士的权利。

2. 法律责任

(1)医嘱是护理人员对患者实施治疗措施的重要依据，具有法律效应。

(2)临床护理记录是病历的组成部分，具有重要的法律意义。漏记、错记或不认真记录等可导致误诊、误治而引起医疗事故争议。

(3)麻醉药品(吗啡、哌替啶类药物)应由专人负责保管，对临床上使用的各种药品、医疗用品、办公用品等应有严格的管理制度，定时清点，护理人员不得利用职务之便将其占为已有。如占为已有，情节严重者可被起诉犯盗窃公共财产罪。

(4)护生尚未获得护士执业资格,只能在执业护士的严密督导下,才能为患者实施护理。如护生在执业护士的督导下发生差错或事故,除本人要负责外,带教护士要负法律责任。

3. 潜在的法律问题

(1)侵权行为:是指对国家、集体和个人的人身权利的行为侵犯,如护士不重视患者的主诉或尊严,引起患者的不满,则属于侵权行为(侵犯患者的生命权和隐私权)。

(2)犯罪:是指一切触犯国家刑法的行为,会依法受到惩处。犯罪可根据行为人主观意向的不同而分为故意犯罪和过失犯罪。

(3)疏忽大意与渎职罪:疏忽大意是行为人因一时粗心或遗忘而造成客观上的过失行为。常由于护理人员在工作中不专心细致所致,可导致两种结果,一种是损害了患者生活利益和健康恢复的进程;另一种是因失职导致患者残废或死亡。第一种结果构成了侵犯行为,第二种结果构成了渎职罪。

(4)收礼与受贿:护士不得借工作之便谋取额外报酬,但患者在康复出院时,出于对护士的感激而自愿赠送少量纪念性礼品,原则上不属于贿赂范畴。

4. 导致过失的原因

(1)违反有关的规章制度即不严格执行查对制度、执行医嘱不严格、违反交接班制度、违反值班制度。

(2)违反操作规程包括违反注射、输液操作的相关规程;违反护理规范和常规进行操作导致不良后果;超越权限,在无医嘱的情况下,擅自处理患者。

四、医疗事故与处理

1. 医疗事故

(1)概念:医疗事故是指医疗机构及其医务人员在医疗活动中,违反医疗卫生管理法律、行政法规、部门规章和诊疗护理规范、常规等,过失造成患者人身损害的事故。国务院与国家卫生部于2002年制定了《医疗事故处理条例》,并于2002年9月1日起施行。

(2)要构成医疗事故,需具备以下4个条件:主体是医疗机构及其医务人员、行为具有违法性、过失造成了患者人身损害、过失行为与后果之间存在因果关系。

(3)医疗事故的分级:根据对患者人身损害程度,将医疗事故分为4个等级。一级医疗事故,造成患者死亡、重度残疾的;二级医疗事故,造成患者中度残疾、器官组织损伤导致严重功能障碍的;三级医疗事故,造成患者轻度残疾、器官组织损伤导致一般功能障碍的;四级医疗事故,造成患者明显人身损害的其他后果的。

(4)不属于医疗事故的情形:包括在紧急情况下,为抢救患者生命而采取紧急医疗措施造成不良后果的;在医疗活动中由于患者病情异常或患者体质特殊而发生医疗意外的;在现有医学科学技术条件下,发生无法预料或不能防范的不良后果的;无过错输血感染致不良后果的;因患者及家属方面的原因延误诊疗致不良后果的;因不可抗力致不良后果的。

(5)医疗事故的法律责任:包括行政责任、刑事责任、民事责任。

(6)导致医疗事故的因素:有人为因素、医疗设备因素、医疗药品、环境因素、时间因素。

2. 医疗事故的预防和处理

(1)医疗事故技术鉴定:是由负责组织医疗事故技术鉴定工作的医学会组织专家鉴定组,依据医疗卫生管理法律、行政法规、部门规章和诊疗护理规范、常规,运用医学科学原理和专业知识,对医疗事故进行鉴别和判定。

(2)医疗事故技术鉴定的意义:分清是非、明确责任,客观公正地对医疗事故做出定性;为医疗事故的处理提供依据;有助于推动医院规章制度的建设,提高管理水平。

(3)医疗事故鉴定组的工作原则:以客观事实为依据的原则、工作独立进行的原则、实行合议制的原则。

(4)医疗事故处理程序:包括医疗事故报告,《医疗事故处理条例》规定,发生重大医疗事故的医疗机构应在 12h 内报告所在行政部门;收集、保管好医疗事故相关原始资料,封存现场实物,因抢救患者未能及时书写病历的,应在抢救结束后 6h 内据实补记,并注明;由医疗事故鉴定组对医疗事故进行调查,遇有不能确定患者死因或对死因有异议时,应当在患者死亡后 48h 内进行尸检;对医疗事故的责任人进行查处,对受害者及其家属进行经济补偿;进行医疗事故的善后工作。

(5)医疗事故的防范措施:加强医务人员的职业道德教育,提高业务技术水平,完善环节质量监控,及时、准确、详细地书写护理文件,保持医疗设备良好状态,对具有风险性的诊疗措施,应严格与患者签约制度,严格执行医疗事故上报制度,及时总结经验教训,加大医疗事故管理力度。

第2章

妇产科常见疾病护理

第一节　女性生殖器

一、女性外生殖器

1. 范围　又称外阴，是女性生殖器官的外露部分，包括耻骨联合至会阴及两股内侧之间的组织。

2. 组成　由阴阜、大阴唇、小阴唇、阴蒂、阴道前庭组成。大阴唇含有丰富的血管、淋巴管和神经，外阴局部受伤易形成血肿。小阴唇是位于大阴唇内侧的一对薄皱襞。表面湿润无毛、神经末梢丰富，极敏感。小阴唇前端包绕阴蒂，后端与大阴唇后端会合，形成阴唇系带。位于两侧小阴唇顶端，有勃起功能的器官是阴蒂。前庭大腺(巴氏腺)位于大阴唇后部，阴道口两侧。

二、女性内生殖器

1. 内生殖器及其功能

(1)阴道：为性交器官，也是月经血及胎儿娩出的通道。阴道环绕子宫颈部分形成阴道穹隆，按其位置分为前、后、左、右四部分。阴道穹后部最深，其顶端为直肠子宫陷凹底部，为腹腔最低点，当盆腔内脏器官出血或积液时，可经阴道穹后部穿刺或引流，对疾病的诊断与治疗有意义。阴道壁由黏膜、肌层和纤维构成。有较大的伸展性；阴道壁富有静脉丛，损伤后易出血或形成血肿。

(2)子宫：为位于盆腔中央呈倒置梨形的空腔肌性器官，大多呈前倾前屈位，前与膀胱，后与直肠为邻；腔内覆以黏膜，称为子宫内膜。正常成人子宫长7～8cm，宽4～5cm，厚2～3cm，重50g，容量为5ml，是可以发生周期性变化、产生月经的部位。子宫上部较宽称子宫体，其上端隆起部分称子宫底。子宫体与子宫颈之间的狭窄部位为子宫峡部，在非孕时长1cm。维持子宫正常位置的韧带有4条，即圆韧带、阔韧带、主韧带、子宫底韧带。圆韧带，维持子宫前倾位置；阔韧带，维持子宫在盆腔正中位置；主韧带，固定子宫颈；子宫骶韧带，将子宫向后上方牵引，维持子宫前倾位置。性交后，子宫为精子到达输卵管的通道；受孕后，子宫为胎儿生长发育的场所；分娩时子宫收缩将胎儿娩出。

(3)输卵管：是精子与卵子相遇发生受精的部位；有输送孕卵的作用。为一对细长弯曲的管道，长 8～14cm，内连于子宫角，外侧游离。输卵管由内向外分为间质部、峡部、壶腹部、伞部。

(4)卵巢：为灰白色，扁椭圆形，位于子宫两侧，输卵管的后下方，附着于阔韧带后叶，是一对产生卵子和分泌性激素的性腺器官，大小为 4cm×3cm×1cm，重 5～6g，绝经后萎缩变小，变硬。

2. 内生殖器邻近器官　有尿道、膀胱、输尿管、直肠、阑尾，它们相互毗邻，相互影响。

三、骨盆

1. 骨盆的组成及分界　骨盆由左、右两块髋骨和一块尾骨及一块骶骨组成，以耻骨联合上缘、骶髂耻缘、骶岬上缘连线为界。包括耻骨联合、骶髂关节、骶尾关节。连接骨盆各部之间的韧带中有两对重要的韧带，一对是骶、尾骨与坐骨结节之间的骶结节韧带，另一对是骶、尾骨与坐骨棘之间的骶棘韧带。以耻骨联合上缘、髂耻缘及骶岬上缘的连线为界，将骨盆分成上、下两部分：上部为假骨盆(大骨盆)，下部为真骨盆(小骨盆)。真骨盆是胎儿娩出的通道，称骨产道。

2. 骨盆的平面及经线

(1)入口平面：为真、假骨盆的交界面，有 4 条径线，即入口前后径(11cm)、入口横径(13cm)、入口斜径(左、右各一，左斜径、右斜径，12.75cm)。

(2)中骨盆平面：前为耻骨联合下缘，两侧为坐骨棘、后在约第 4、第 5 骶椎间。有 2 条径线，即前后径(11.5cm)、横径(10cm)。

(3)出口平面：由 2 个不在同一平面的三角形组成。有 4 条径线，即前后径(11.5cm)、横径(9cm)、前矢状径(6cm)、后矢状径(8.5cm)。

四、女性一生各阶段的生理特点

1. 新生儿期　指出生后 4 周内的新生儿。

2. 儿童期　从出生 4 周至 12 岁左右为幼年期。8 岁以前主要是身体生长发育，8 岁以后乳房和内生殖器开始发育。

3. 青春期　从月经初潮至生殖器官发育成熟的时期称青春期。月经初潮是青春期的标志。其生理、心理特点为:①体格显著生长;②生殖器官发育;③内、外生殖器变为成人型,卵巢内有不同发育阶段的卵泡,性激素分泌增加,但整个生殖系统的功能尚未完善。女性第二性征出现。由于卵巢功能尚不健全,故初潮后月经周期不规律。

4. 性成熟期　又称生育期,自 18 岁开始,持续 30 年左右,表现为周期性排卵和行经,具有生殖功能。

5. 围绝经期　一般开始于 40 岁,历时 10～20 年,是女性自性成熟期进入老年期的一个过渡时期。表现为卵巢功能逐渐减退失去周期性排卵的能力,月经开始不规则,直至绝经,生殖器官开始萎缩。

6. 老年期(绝经后期)　一般在 60 岁以后,卵巢功能进一步衰退、老化。卵巢缩小、变硬、表面光滑,生殖器官萎缩。

五、卵巢的周期性变化与内分泌功能

1. 卵巢的周期性变化　表现为卵泡的发育、排卵、黄体形成和黄体萎缩。女性自青春期开始,在腺垂体卵泡刺激素(促卵泡素,FSH)作用下,原始卵泡开始发育,每一个月经周期中,一般只有 1 个卵泡发育成熟。成熟的卵泡破裂,卵细胞排入腹腔称为排卵,排卵一般发生在月经来潮前 14d 左右。排卵后残存卵泡出血发育成黄体,分泌孕激素和雌激素。黄体发育达高峰在排卵后 7～8d。若卵子未受精,黄体在排卵后 9～10d 开始退化而形成白体(黄体平均寿命为 14d)。

2. 卵巢的功能　具有排卵和分泌性激素的功能。

3. 卵巢分泌的激素生理功能　卵巢在黄体生成素(LH)及 FSH 作用下分泌雌激素、孕激素及少量雄激素。

(1)雌激素:促使子宫发育,基层增厚,提高子宫平滑肌对缩宫素的敏感性,使子宫内膜发生增生期变化;使子宫颈黏液分泌增多、变稀薄,促进输卵管发育,增强输卵管蠕动,利于孕卵输送。使阴道上皮细胞增生、角化,糖原增多,阴道酸度增强。促进乳腺腺管增生,使乳头、乳晕着色。促使体内水钠潴留和骨中钙盐沉着。通过对下丘脑的正、负反馈调节,控制垂体促性腺激素的分泌。

(2)孕激素:抑制子宫肌肉的自发性收缩,降低子宫对缩宫素的敏感性;使子宫内膜由增生期转变为分泌期;抑制输卵管蠕动。减少黏液分泌,调节受精卵运行;使阴道上皮细胞角化现象消失,脱落加快;促进乳腺腺泡发育;通过对下丘脑的负反馈作用,抑制垂体促性腺激素的分泌;升高体温的作用,排卵后使基础体温升高 0.3～0.5℃;促进水与钠的排泄。

(3)雄激素:可促进蛋白质合成、骨骼发育及腋毛的生长。

六、子宫内膜的周期性变化和月经的周期性调节

1. 子宫内膜的周期性变化

(1)增生期:月经周期的第 5～14 天,子宫内膜的增生与修复在月经期已开始。

(2)分泌期:月经周期的第 15～28 天,占月经周期的后一半。

(3)月经前期:月经周期的第 25～28 天。

(4)月经期:月经周期的第 1～4 天,体内雌激素、孕激素水平降低。

2. 月经的周期性调节　主要通过下丘脑垂体和卵巢作用,称为下丘脑-垂体-卵巢轴。卵巢激素对下丘脑和垂体有反馈作用。

3. 月经的临床表现　随卵巢的周期性变化而出现的子宫内膜周期性脱落伴出血,称月经。每个月 1 次,第 1 次月经称初潮,年龄一般在 11～18 岁,多数在 13～15 岁。两次月经第 1 天间隔天数为月经周期,一般为 28～30d。月经持续流血天数称为月经期,一般为 3～7d。1 次月经的出血平均量约为 50ml,超过 80ml 即为病理状态。月经血特征为暗红色、碱性、黏稠、不凝。月经期一般无特殊症状,不影响生活和工作。

第二节　妊娠期妇女的护理

一、妊娠生理

1. 受精与着床　受精发生在排卵后 12h 内受精的卵子称为受精卵和孕卵。在受精后 6～7d,晚期囊胚透明带消失后,开始着床,晚期囊胚侵入子宫内膜的过程,称为受精卵植入或着床。

2. 胎儿附属物形成与功能

(1)胎盘的形成:由羊膜、叶状绒毛膜和底蜕膜构成,是母体与胎儿间进行物质交换的重要器官。胎盘小叶共有 18～20 个。胎盘是胎儿和母体进行物质交换的重要器官,具有气体交换、供给营养、排泄废物、防御功能、合成功能、免疫功能等功能,其中合成功能主要合成激素和酶,蛋白质激素主要是绒毛膜促性腺激素(hCG)和胎盘生乳素(HPL)(产后迅速下降);甾体激素有雌激素和孕激素;缩宫素酶由合体细胞分泌,直接进入母体循环中。

(2)胎膜:由绒毛膜和羊绒组成,发育过程中退化成平滑绒毛膜,妊娠晚期与羊膜紧贴,但可完全分开。

(3)脐带:由胚胎发育过程中的体带发展而来的,胎儿通过脐带血循环与母体进行营养和代谢物质交换。脐带内的血管是2条脐动脉、1条脐静脉。

(4)羊水:充满在羊膜腔内的液体称为羊水,足月时约1000ml。含有大量上皮细胞及胎儿一些代谢物,羊水的存在使胎儿在宫腔内有一定的活动度,防止胎儿与羊膜粘连;减少母体对胎动的不适感;保护胎儿不受外来损伤;通过羊水检查可监测胎儿成熟度,性别及某些遗传性疾病;分娩时传导子宫收缩压力;破膜后可润滑产道,羊水中含有大量激素和酶等。

3. 胎儿发育及生理特点　描述胎儿发育特征以4周为一个孕龄单位。在受精6周是胎体的主要器官发育形成时期,称为胚胎。从第9周起称为胎儿,是各器官进一步发育成熟的时期,妊娠各周胎儿发育特点如下:①8周末,已初具人形,内脏器官基本形成,B超可见胎心波动;②12周末,胎儿外生殖器已发育;③16周末,孕妇可自觉胎动;④20周末,临床可听到胎心音,出生后有心跳、呼吸、排尿及吞咽动作;⑤28周末,出生后能啼哭及吞咽,但生活力弱;⑥36周末,胎儿身长约45cm,体重约2500g,指甲已达指端,出生后能啼哭及吸吮,成活机会大;⑦40周末,胎儿发育成熟,能很好地成活。

胎儿的生理特点:①循环系统。来自胎盘的血液经胎儿的腹前壁进入体内,一支直接入肝,一支与肝门静脉汇入肝,还有一支静脉导管直接进入下腔静脉。②血液系统。红细胞生成在妊娠早期主要来自卵黄囊,妊娠足月,至少90%的红细胞由骨髓产生。胎儿血红蛋白从结构和生理功能上可分为3种,即原始血红蛋白、胎儿血红蛋白和成人血红蛋白。妊娠2个月后,胎儿循环即出现白细胞,形成防止细菌感染的防线。③呼吸系统是由母儿血液在胎盘进行气体交换完成的。④消化系统。妊娠11周时小肠有蠕动,妊娠16周时胃肠功能已建立。⑤泌尿系统。胎儿肾在第11～14周有排泄功能。妊娠后期为羊水重要来源之一。⑥内分泌系统。甲状腺是胎儿发育的第一个内分泌腺,早在受精后第4周即能合成甲状腺激素。

二、妊娠期母体的变化

1. 生理变化

(1)生殖系统变化:包括子宫、输卵管、卵巢及外阴、阴道变化,其中子宫变化最为明显。妊娠后,子宫明显增大、变软。妊娠12周后,增大子宫超出盆腔;妊娠晚期子宫略向右旋,这与盆腔左侧为乙状结肠占据有关。妊娠后子宫体积变大,重量增加。子宫峡部于妊娠后形成子宫下段,临产后成为产道的一部分。子宫颈肥大,呈紫蓝色。子宫颈黏液增多,形成黏稠的黏液塞,防止细菌侵入子宫腔。阴道黏膜着色、增厚、皱襞增多，结缔组织松软，伸展性增加，阴道分泌物增多。外阴充血，大、小阴唇着色，结缔组织松软，伸展性增加。卵巢略增大，停止排卵。输卵管伸长。

(2)乳腺：乳腺管和乳腺泡增生，乳房增大。乳头和乳晕色素沉着，乳晕处有皮脂腺突起，称蒙氏结节。妊娠末期挤压乳房时，可有数滴稀薄黄色液体溢出称初乳。

(3)血液循环系统：妊娠期血容量增加，32～34 周达到高峰。白细胞数增加，红细胞沉降率也增快，血浆增加多于红细胞，血液相对稀释，因此呈现生理性贫血，血液处于高凝状态。妊娠后，心率增快。心尖区及肺动脉瓣可闻及柔和的吹风样收缩期杂音，产后消失。妊娠 32～34 周、分娩期(尤其是第二产程)、产褥期最初 3d，心脏负荷最重。出现下肢及外阴静脉曲张和痔，仰卧位低血压综合征。

(4)泌尿系统：妊娠期肾血流量及肾小球滤过率比妊娠前增加，可有少量糖从尿中排出，输尿管在孕激素作用下，轻度扩张，蠕动减慢，尿流缓慢，且由于子宫右旋，右侧输尿管受压，加之输尿管有尿液反流现象，孕妇易患急性肾盂肾炎，以右侧多见。

(5)体重：妊娠 13 周后平均每周增加 350g，至足月时平均增加 12.5kg。

2. 心理变化　妊娠期，孕妇会随着妊娠的进展发生不同的心理变化。不同的女性对妊娠态度取决于：成长的环境，所处的社会和文化背景，个人经历，朋友和亲属的态度。孕妇常见的心理反应有惊讶和震惊、矛盾心理、接受、情绪波动、内省。

三、妊娠诊断

临床将妊娠全过程共分为 3 个时期。早期妊娠：妊娠 12 周末以前；中期妊娠：妊娠 13～27 周末；晚期妊娠：妊娠 28 周及其以后。

1. 早期妊娠诊断　停经是最早、最重要的症状。约 50% 的妇女在停经 6 周左右有困倦、择食、恶心等早孕反应。妊娠早期增大子宫压迫膀胱引起尿频，妊娠 12 周后消失。乳房增大，乳头、乳晕着色。阴道和子宫颈充血呈紫蓝色。双合诊查子宫体与子宫颈似乎不相连，称黑加征。妊娠 12 周时可在耻骨联合上方触及子宫。采用免疫学方法测定血或尿中 hCG 的存在和含量，若为阳性可协助诊断。妊娠 7 周左右可见胎心波动，用超声多普勒可听到胎心音，可确诊早期妊娠。

2. 中、晚期妊娠诊断　手测子宫底高度或尺测耻上子宫高度，可以判断子宫大小与妊娠周数是否相符。

妊娠 12 周子宫底高度为耻骨联合上 2～3 横指；妊娠 16 周为脐耻之间；妊娠 28 周为脐上 3 横指；妊娠 40 周为脐与剑突之间或略高。

四、胎产式、胎先露、胎方位

1. 胎产式　胎儿纵轴与母体纵轴位置间的关系。两者平行称为纵产式，两者垂直称为横产式，两者交叉称为斜产式。

2. 胎先露　最先进入骨盆入口的胎儿部分称胎先露。

3. 胎方位　胎儿先露部的指示点与母体骨盆间的位置关系称为胎方位，简称胎位。枕先露以枕骨为指示点。

五、产前检查

产前检查从确诊早孕开始。妊娠 28 周前每 4 周检查 1 次；妊娠 28 周后，每 2 周检查 1 次；妊娠 36 周后每周检查 1 次；凡属高危妊娠，应酌情增加检查次数。

1. 病史　①推算预产期：是从末次月经第 1 天算起，月数减 3(或加 9)，日数加 7(农历日数加 15)，即为预产期；②了解本次妊娠情况；③月经史和孕产史；④既往史及性史；⑤家族史。

2. 身体评估

(1)全身体格检查：①观察发育和营养情况；②测量体重；③测量血压；④有关化验检查。

(2)产科检查

1)腹部检查。①视诊：观察腹部外形及大小，腹部皮肤情况。②触诊：孕妇排尿后平卧于检查床上，腹部袒露，双腿屈曲，检查者站在孕妇右侧。运用四步触诊法，了解胎先露、胎方位、胎儿大小等情况。③听诊：胎心音在靠近胎背上方的孕妇腹壁上听得最清楚。

2)骨盆外测量：可间接判断骨盆大小及形态，判断分娩难易。髂棘间径、髂嵴间径、骶耻外径、坐骨结节间径(9cm)、耻骨弓角度(90°)。

3)骨盆内测量：骶耻内径、坐骨棘间径(10cm)。

3. 心理社会评估　①妊娠早期，评估孕妇对妊娠的态度是积极的还是消极的，有哪些影响因素，对妊娠态度的接受程度；②妊娠中、晚期，评估孕妇对妊娠有无不良情绪反应，评估孕妇家庭经济情况、居住环境及孕妇在家庭中的角色等。

4. 高危因素评估　重点评估孕妇是否存在下列高危因素：①年龄＜18 岁或≥35 岁；②遗传疾病史；③既往有无流产、异位妊娠、死产等；④有无妊娠合并症和并发症。

六、妊娠期常见症状与护理

1. 临床表现　①恶心、呕吐；②尿频、尿急；③白带增多；④水肿；⑤下肢外阴静脉曲张：明显凹陷性水肿或经休息后不消退，应警惕妊娠高血压综合征；⑥便秘；⑦下肢痉挛；⑧仰卧位低血压综合征：低血压等。

2. 护理问题　体液过多、便秘、知识缺乏、自我形象紊乱。

3. 护理措施

(1)一般护理:告知孕妇产前检查的意义和重要性。

(2)心理护理:了解孕妇心理适应程度,鼓励孕妇抒发内心感受和想法,针对其需要解决问题。

(3)症状护理:根据不同的症状给予相应的护理措施。如孕妇恶心、呕吐,指导其在此期间避免空腹,饮食清淡、少食多餐等。水肿者可取左侧卧位,抬高下肢,避免长时间站立。

第三节　分娩期妇女的护理

一、分娩的定义

妊娠满 28 周及以后,胎儿及其附属物,从临产发动至从母体全部娩出的过程。

1. 足月产　妊娠满 37 周至不满 42 周间分娩。

2. 早产　妊娠满 28 周至不满 37 周间分娩。

3. 过期产　妊娠满 42 周以上分娩。

二、影响分娩的因素

1. 产力　①子宫收缩力:是分娩的主要力量(宫缩),临产后正常宫缩有节律性、对称性和极性、缩复作用的特点;②腹肌和膈肌收缩力(腹压):是第二产程分娩时的重要辅助力;③肛提肌收缩力:可协助胎先露完成内旋转、胎头仰身和胎儿、胎盘娩出。

2. 产道　①骨产道:骨盆各平面及其径线、骨盆轴与骨盆倾斜度;②软产道是由子宫下段、子宫颈、阴道及盆底软组织组成的一个弯曲的管道;子宫下段形成生理性缩复环;子宫颈管消失,子宫口扩张;骨盆底、阴道及会阴扩张、变薄。

3. 胎儿　①胎儿大小:胎头是胎体最大部分,也是胎儿通过产道最困难的部分;胎头颅骨由顶骨、额骨、颞骨各 2 块及枕骨 1 块构成。胎头径线包括枕下前囟径(9.5cm)、枕额径(11.3cm)、枕颏径(12.5cm)、双顶径(9.3cm)。②胎位:决定胎儿能否正常分娩的重要因素之一。③胎儿畸形:胎儿某一部分发育异常,如脑积水、联体儿等。

4. 精神心理状态　分娩对产妇而言,是一种持久而强烈的应激源。产妇的情绪变化,会使机体产生一系列变化,如心跳加快、呼吸急促等。在分娩过程中,助产人员应采取针对措施,消除产妇焦虑和恐惧状态,顺利进行分娩。

三、正常分娩妇女的护理

1. 枕先露的分娩机制　指胎儿先露部为适应骨盆各平面不同形态，被动地进行一系列适应性转动，以其最小径线通过产道的过程。临床上以枕左前最常见：衔接→下降→俯屈→内旋转→仰伸→复位及外旋转→胎儿娩出。初产妇多在预产期前1～2周胎头衔接，经产妇多在分娩开始后衔接。俯屈可变胎头衔接时较大的径线枕额径为最小径线枕下前囟径以适应产道，有利于胎头继续下降。

2. 临产诊断　临产开始的标志，有规律且逐渐增强的宫缩，伴进行性子宫颈管消失，子宫口扩张和胎先露下降。

3. 先兆临产　①子宫底下降；②不规律宫缩；③见红。

4. 产程分期　子宫口扩张曲线将第一产程又分为潜伏期和活跃期。潜伏期是指从临产出现规律宫缩至子宫颈扩张3cm，约需8h，最大时限为16h，超过16h称为潜伏期延长。活跃期是指从子宫颈扩张3cm至宫口开全10cm，约需4h，最大时限为8h，超过8h称为活跃期延长。进入活跃期后子宫口不再扩张达2h以上称活跃停滞。

5. 产程护理　产程，是指从规律性子宫收缩开始至胎儿、胎盘娩出到产后2h为止。临床上分为4个产程。

(1)第一产程：子宫口扩张期。从出现规律宫缩开始，到子宫颈口开全的过程。初产妇需11～12h，经产妇需6～8h。

(2)第二产程：胎儿娩出期。从子宫口开全至胎儿娩出。初产妇需1～2h，经产妇只需要数分钟，正常不超过1h。

(3)第三产程：胎盘娩出期。从胎儿娩出到胎盘娩出。需5～15min，如阴道出血不多，可以等30min，一般不超过30min。

(4)第四产程：产后观察期。分娩结束后2h。这一时期主要对产妇及新生儿进行观察护理。观察产妇的子宫收缩、阴道出血、会阴伤口、全身情况及新生儿的一般情况。观察新生儿与母亲皮肤接触等护理。

第四节　正常分娩妇女各产程的临床表现及护理

一、第一产程的临床表现

(一)规律宫缩

产程开始，有规律的子宫收缩，持续时间为30～50s，强度由弱到强，间隔时间为

5～6min。当子宫口近开全时，宫缩持续时间可长达 1min 或更长，间歇期仅 1～2min。

(二)宫口扩张期

通过肛诊或阴道检查，可以确定子宫口扩张程度。子宫口扩张期可分为潜伏期和活跃期。

1. 潜伏期　规律子宫收缩到子宫口扩张 3cm，初产妇约为 8h，经产妇为 4h。超过 16h 为潜伏期延长。此过程子宫颈变薄、变软，子宫颈扩张速度缓慢，胎头下降不明显。

2. 活跃期　子宫口扩张 3cm 至宫口开全。初产妇约需 4h，最大时限 8h；若超过 8h，称为活跃期延长。进入活跃期后，子宫口不再扩张达 2h 以上，为活跃期停滞。

(1)加速期：此期子宫口扩张加速，子宫口扩张到 4cm，约需 90min。

(2)最大加速期：为子宫口扩张最快时期，子宫口扩张 4～9cm，约需 2h。

(3)减速期：子宫口扩张 9～10cm，约需 30min。

(三)胎头下降

活跃期时胎头下降程度明显。胎头下降程度是决定能否经阴道分娩的重要观察项目。为能准确判断胎头下降程度，应定时做肛门或阴道检查，以明确胎头颅骨最低点的位置，并能协助判断胎位。

(四)胎膜破裂

胎先露部下降入盆后，将羊水阻断为前、后两部，在胎先露部前面形成的前羊水囊称胎胞，羊水量约 100ml，它有助于扩张子宫口。随着宫缩增强，子宫羊膜腔内压力增高，胎膜自然破裂。破膜多发生在子宫口近开全或开全时。

二、第一产程的观察与处理

(一)监测生命体征

产妇入室时应测量体重、脉搏、体温、血压等，正常的产妇在产程中应每 2h 测量血压 1 次，血压异常时应视情况缩短测量时间。每 4h 测量体温 1 次。

(二)观察子宫收缩

产程中每 1～2h 观察子宫收缩情况并记录，最简单的方法是：助产人员将手放在产妇腹部(子宫底部)，了解宫缩强度、持续时间及间隔时间。至少观察 3 次宫缩以上。

(三)观察宫口扩张

临产以后，子宫收缩的不断增强、频繁，胎儿先露部不断下降扩张子宫口，初产妇子宫颈会逐渐扩张变薄，子宫口扩张。入院时做 1 次阴道检查，在潜伏期时可每 4h 做 1 次阴道检查。活跃期后可每 2h 做 1 次阴道检查来确定子宫口扩张、胎头下降情况。

(四)监测胎心音

胎心率的变化反映胎儿在子宫腔内的情况,正常的胎心率为每分钟120～160次,基础胎心率可在2次子宫收缩之间检查1min而判定。胎心率变异性的检查需要在子宫收缩期间及宫缩后30s持续检查判定。可以通过胎心外监护来描记宫缩和胎心的变化。

在正常情况下,入院时,立即做入室试验,胎心外监护。在第一产程每小时检查胎心1次。在第二产程每15分钟检查胎心1次。自然破膜或人工破膜之后,立即检查胎心。如果胎心率异常或母亲和胎儿有异常情况,应持续监测胎心率变化。

(五)精神安慰及放松法

助产士全程陪护产程,使产妇具有安全感。鼓励丈夫参与分娩,给予产妇生理上、心理上、情感上的支持。指导产妇应用自我帮助方法,宫缩间歇时尽可能放松休息,保持情绪松弛和平静。多设想一些可以让自己感到愉快的事情,转移对宫缩的注意力。宫缩间歇时多活动,宫缩时采取自己感觉舒适的体位,利用呼吸放松技巧。利用低声呻吟或叹气进行宣泄、暗示和想象。

(六)促进舒适

1. 下床走动及改变体位　产妇入院后,除非有不能下床的禁忌证,如胎膜早破并且胎先露高浮、血压高、应用镇静药、产程休息等,都应鼓励其在助产人员和丈夫的陪伴下下床走动。

2. 保持床单清洁　更换床单,随时帮待产妇擦汗,以促进舒适;保持会阴部的清洁与干燥,增进舒适,预防感染。

3. 补充液体及能量　待产过程长,呼吸运动及大量排汗,产妇会感到口干舌燥,补充水分或其他含高热量的饮料对保持体力很重要,鼓励产妇多进食高热量的流质或半流质饮食。

4. 定期排空膀胱　膀胱充盈会增加子宫收缩时的不适感,可影响胎头下降,导致产程延长,造成尿潴留。护理人员应每1～2小时提醒待产妇排尿1次,排空膀胱。

5. 按摩　利用触觉的刺激帮助产妇放松及减轻疼痛和不适。按摩减轻疼痛可以在子宫体的下段做轻柔的按摩,也可以在产妇面部或下肢按摩。按摩法对轻、中度的疼痛较有效,对于强度很大的疼痛则效果不明显。可用揉捏法来减轻产妇颈部、肩膀及背部的不舒适。

(七)呼吸控制

正确使用呼吸技巧,可以帮助产妇放松,提高产妇对疼痛的阈值,增加其适应子宫收缩的能力,使子宫收缩更有效。

三、第二产程的临床表现

子宫口开全后，胎膜多已破裂。未破膜者，常影响胎头下降，应行人工破膜。破膜后，宫缩常暂时停止，产妇略感舒适，随后重现宫缩且较前增强。

(一)子宫收缩逐渐增强

此时宫缩强度及频率都达高峰，每次宫缩持续达60s左右，间歇仅1～2min，阵痛逐渐加剧；疼痛时间延长，间歇期缩短。

(二)产妇感到肛门坠胀及排便感

当胎头下降达盆底时，压迫盆底组织，产妇出现排便感并不自主地向下屏气，此时会阴体变薄，肛门松弛。

(三)胎儿下降及娩出

随着宫缩促使胎头下降，胎头暴露于阴道口。在宫缩时胎头露于阴道口，宫缩间歇时胎头缩回阴道内，此时称为胎头拨露。随着产程进展，露出阴道口的胎头越来越大，当胎头双顶径越过骨盆出口时，胎头不再缩回，此称为胎头着冠。此后，会阴极度扩张伸展变薄，胎头进行仰伸，随之胎头复位和外旋转，前肩和后肩相继娩出，胎体很快娩出并伴后羊水排出。压迫骨盆底组织时，产妇有排便感，不自主地向下屏气。

四、第二产程的护理

(一)做好接产准备

待产室和产房最好是同一房间，每个房间只放1张产床，这样做有利于家属进入产房陪产，可保护产妇隐私；保证产妇之间互不干扰。

初产妇子宫颈口开全(10cm)，经产妇子宫颈口开5～6cm时做好分娩的准备。做好会阴部的清洁与消毒，为产妇清洁和消毒会阴，清洁要遵循由外向内，消毒时由内向外、由上向下的原则。

(二)铺产台

助产者穿上刷手衣，戴好口罩、帽子。刷手、戴无菌手套及穿无菌手术衣接产，按无菌操作技术进行接产。打开辐射暖台，提前预热。铺产台，准备好新生儿复苏器械和药品。

(三)产妇和胎儿监护

在第二产程，助产人员要严密监测产妇状况，严密监测宫缩及胎头下降情况。指导产妇用力的技巧，在子宫强烈收缩时使用腹压，鼓励产妇根据自己的感觉控制用力的长短。产妇憋气时间过长，可能造成母体血氧不足，以及胎盘血流减少、胎儿血液酸碱度增高、氧分压减低、二氧化碳分压升高、胎心率异常的发生率增加。每 15 分钟应听胎心 1 次,胎心异常时,应缩短听诊间隔时间,也可应用电子胎心监护仪进行持续的监测。

(四)生活护理

第二产程初期,指导帮助产妇采取舒适的体位,如侧卧位、蹲位、跪位,助产士应在产妇身边陪伴,提醒和鼓励产妇在两次宫缩间尽量放松休息以保存体力,护理人员与陪伴的家属应给予产妇全面的支持和指导。为产妇擦汗,喂少量温度适宜的饮料,协助产妇及时排空膀胱,随时告知其产程进展情况。及时赞扬鼓励产妇,增强其信心。新生儿出生后进行母婴皮肤接触,鼓励父母搂抱和抚摸新生儿,注意新生儿保暖,新生儿出现觅食反射时,帮助母亲尽早让新生儿吸吮乳房,促进乳汁分泌。

五、第三产程护理

第三产程为胎儿娩出至胎盘娩出,又称胎盘娩出期,一般需要 5～15min。若超过 30min 胎盘仍未娩出,即诊断为“胎盘滞留”。

(一)胎盘娩出及检查

1. 胎盘剥离　胎儿娩出后,常规给予产妇肌内注射或静脉注射缩宫素 10～20U 帮助子宫收缩。子宫下段隆起子宫底上升,有少许阴道出血,脐带下移,表示胎盘已经自子宫壁剥离。用手在耻骨联合上轻压子宫体下段,嘱产妇稍向下用力,助产人员轻轻牵拉脐带,胎盘娩出。

2. 胎盘检查　胎盘分为胎儿面和母体面,多数情况下,胎盘以胎儿面方式娩出,胎盘娩出后将胎盘平放在操作台上进行检查,要仔细检查胎盘、胎膜是否完整。注意母体面胎盘小叶有无缺损,胎盘边缘有无断裂的血管,注意有无副胎盘,如发现有残留胎盘或胎膜,应给予处理。测量胎盘大小、脐带长度。

(二)会阴检查及会阴裂伤缝合

第三产程后,仔细检查产道有无裂伤,及时缝合。会阴裂伤分度。会阴Ⅰ度裂伤:仅有会阴皮肤、阴道黏膜的撕裂,裂伤未达肌层。会阴Ⅱ度裂伤:裂伤达会阴体肌层,肛提肌及筋膜可有不同程度的裂伤,有时沿阴道后壁两侧沟向上延伸,致使阴道下段后壁呈舌状游离(又称舌状裂伤),更严重时可达阴道穹后部,但未损伤肛门括约肌。会阴Ⅲ度裂伤:会阴部皮肤、黏膜、盆底肌肉及部分或全部肛门括约肌裂伤,甚至包括直肠前壁。

(三)密切观察

要密切观察子宫收缩、血压、脉搏、阴道出血、膀胱充盈程度等。密切观察新生儿的一般情况,每 15 分钟检查 1 次,做好记录。

六、第四产程的护理

胎儿娩出后的 2h 称为第四产程。这一时期母婴容易有异常情况出现。

(一)对产妇的观察

在第四产程,对产妇护理方面包括:每 15 分钟观察 1 次子宫底高度、子宫收缩情况,阴道出血,膀胱充盈程度等。每小时测量血压、脉搏 1 次,并及时记录。注意观察膀胱充盈情况,督促和协助排尿。注意产妇主诉。协助产妇取舒适体位休息。帮助产妇更换会阴垫,干净的衣服,撤换湿床单,保暖。产妇感到口渴和饥饿,应提供清淡易消化、饮料和食物,帮助产妇恢复体力。

(二)对新生儿的观察

每 15 分钟观察 1 次脐带、呼吸、活动、皮肤颜色及反应。帮助早吸吮,并观察新生儿吸吮情况。做好记录。

第五节　分娩镇痛

分娩疼痛是客观事实,分娩疼痛有生理因素及心理因素。分娩镇痛可提高分娩期母婴安全、缩短产程,减少手术产率,减少产后出血,降低胎儿缺氧及新生儿窒息的发生,支持产妇心理健康。产痛的发生是一个复杂的生理和心理过程,产妇对疼痛的感受有很大的差异。产痛的原因主要是由于子宫收缩时肌纤维拉长或撕裂,血管受压致缺血缺氧,刺激神经末梢上传到大脑痛觉中枢引起疼痛。其次,胎儿通过产道时对产道的压迫造成损伤,牵拉产生疼痛,多数产妇和胎儿能够耐受产痛。如果产妇过度的紧张、焦虑和惊恐,体内致痛物质分泌增加可加重疼痛。紧张-焦虑-疼痛恶性循环,可以互相转化。产科的镇痛不是无痛,而是医务人员采取各种方法减轻产痛,达到产妇觉得可以忍受的程度。

一、减轻产痛应具备的要求

镇痛的方法应该对母亲、胎儿、新生儿无影响;不影响子宫收缩;对产程无负面影响;减痛的方法要起效快,作用可靠;方法简便,产妇要清醒参与配合。

二、镇痛方法

即药物镇痛法和非药物镇痛法。

1. 非药物镇痛法　世界卫生组织在1996年1月出版的正常分娩监护使用手册中提出鼓励和提倡使用非药物镇痛措施，因为，非药物镇痛方法对母婴没有不良影响。

(1)环境的改变：分娩环境影响产妇的心理状态，如果产妇处于一种紧张喧闹的环境可造成精神紧张，心情烦躁。现代化的产房要求是单人房间，有利于丈夫陪伴分娩、保护产妇隐私、保证休息，保证母婴安全。

房间墙壁粉刷成温馨的颜色，可以悬挂图片、照片等装饰物，使产妇进入房间后感觉温馨得像家一样。产房内设置产床、辐射台、电视、音响、分娩球、分娩椅等设施以保证产妇待产和分娩。

(2)开展健康宣教与产妇交流：开展多种形式的健康指导与咨询，增进孕妇与助产士之间的理解和信任，解决她们心中的疑虑，提供心理支持使孕妇有充分的心理准备进入产程。

(3)精神支持：产程中，医务人员开展导乐陪伴分娩，进行心理疏导，及时通报产程进展情况，运用鼓励性语言等做到心理支持。

(4)开展家属陪伴分娩：鼓励丈夫参与分娩非常重要，丈夫可以给妻子提供最好的心理支持，在陪产的过程中，给妻子爱抚和安慰，减少了产妇的孤独感，帮助产妇按摩、擦汗、提醒呼吸的节律等。

(5)鼓励孕妇采取自由体位：为减轻产妇待产过程中的不适，加速产程进展，产妇在待产过程中应多下床走动，根据自己的情况采取站立、走动、摇摆和旋转骨盆、蹲、跪、坐等姿势。尽量保持上身直立的姿势，这样胎头会与子宫颈贴得紧密，宫缩时有效地扩张子宫颈，促进产程进展。孕妇走动时，其骨盆的轻微摆动有利于胎头在骨盆中转动，孕妇卧床时尽量采取侧卧位，有利于胎头的旋转。

(6)呼吸调节：在待产过程中运用呼吸技巧，可以提高产妇对疼痛的阈值，增加其适应子宫收缩的能力，达到放松的效果。

(7)冷、热敷：冷敷、热敷用来促进临产妇的舒适松弛以减轻疼痛，可以用冷毛巾为其敷前额、面部，用热水袋热敷腰部，但要注意不要伤害皮肤，也可淋浴或泡在浴缸中利用水温和水的浮力减轻疼痛。

(8)其他方法：按摩、聊天、看电视、听音乐、针灸等，对减轻产痛均有帮助。

2. 药物镇痛　临产时应用药物镇痛，以最小有效剂量为原则。常用的方法有会阴局部麻醉、阴部神经阻滞、宫颈旁局部麻醉、蛛网膜下腔阻滞、骶管阻滞和腰段硬膜外麻醉。应用蛛网膜下腔阻滞、骶管阻滞、硬膜外麻醉时，应做好上肢静脉输液、供氧及急救物品，以应对意外的抽搐、呼吸抑制及血压降低。

第六节　正常产褥期妇女的护理

从胎盘娩出至产妇全身各器官(除乳腺外)恢复至妊娠前状态,一般为 6 周,这一时期是产褥期。在产褥期,产妇生殖系统发生较大的生理变化,心理和角色也发生了变化,需要一个适应的过程。

一、产褥期妇女的身心变化

(一)生殖系统

1. 子宫复旧　胎盘娩出后,子宫逐渐恢复到妊娠前的大小和功能的过程称为子宫复旧。分娩结束时,子宫约重 1000g,产后 6 周后恢复到 50～60g;子宫高度在脐平以下,以后每天下降 1～2cm,10d 后在腹部触及不到子宫。

2. 子宫内膜修复　胎盘剥离后,表层组织因为坏死而剥落,剥落部位的边缘及内膜底层便开始细胞的增生,胎盘剥离部位的修复需要 42d 形成新的子宫内膜。

3. 子宫颈　产后子宫颈松软,外口如袖管状,紫红色,水肿,厚约 1cm。之后子宫口张力逐渐恢复,产后 1 周子宫内口关闭,子宫颈管形成。产后 4 周子宫颈完全恢复正常。分娩后子宫颈两侧不可避免地有轻度裂伤,故子宫颈外口呈横裂状,无法恢复到原来的椭圆形。

4. 排卵和月经的重现　排卵和月经的复潮多发生于产后 6～8 周,纯母乳喂养婴儿的妇女,排卵和月经的重现时间可延后。

5. 阴道　由于受激素的影响及分娩过程中强力的伸展,阴道皱褶便消失不见。产后阴道逐渐地恢复其形状和弹性,皱褶再度出现,完全恢复致孕前的紧张度需要 6 周时间。分娩过程中处女膜破碎撕裂,产后妇女的处女膜呈现不规则的形状,此称为处女膜痕。

6. 会阴　会阴产后有轻度水肿,2～3d 消失。因产时会阴切开、裂伤、伤口水肿或痔疮而引起疼痛,1 周后会阴不适才会渐渐消失。

7. 乳房　乳房的主要变化为分泌乳汁。婴儿出生后与母亲进行皮肤接触,吸吮乳房时,感觉冲动从乳头传到大脑。垂体反应性地分泌泌乳素。下丘脑经神经垂体分泌催产素。泌乳素、催产素经血液循环到达乳房,泌乳素使泌乳细胞分泌乳汁。哺乳 30min 后,催乳素在血液中达到高峰,它使乳房为下次哺乳而产奶。催产素使腺泡周围的肌细胞收缩,使存在腺泡内的乳汁流到乳头处。

8. 调适

(1)生理调适

1)生殖系统:①子宫体肌纤维的缩复。子宫复旧不是肌细胞数目的减少,而是肌细胞的缩小。随着子宫肌纤维的不断缩复使子宫体逐渐缩小。产后第1天子宫底平脐,以后每日下降1～2cm。产后1周,在耻骨联合上可扪到子宫底约妊娠12周大小,重约500g。产后10d,子宫降至骨盆腔内,腹部检查测不到子宫底,产后6周恢复到正常未孕期大小。②子宫内膜的再生:分娩后2～3d,基底层蜕膜表面坏死,随恶露排出。子宫内膜残存的基底层再生新的功能层,约产后3周,除胎盘附着面外,子宫腔内膜基本完成修复,胎盘附着处的子宫内膜修复需6周。若在此期间胎盘附着面因复旧不良出现血栓脱落,可引起晚期产后出血。③子宫颈:胎盘娩出后,子宫颈松软、壁薄皱起,子宫颈外口周边如袖口状。产后2～3d,子宫口仍能通过二指。产后1周,子宫颈外形及子宫颈内口完全恢复至非孕状态。产后4周时子宫颈完全恢复正常状态。

2)血液循环系统:产后2～3周,血容量恢复至未孕状态。产后最初72h内,血容量增加,心脏负担加重,产褥早期血液仍处于高凝状态。

3)消化系统:活动量减少,肠蠕动减慢,易发生便秘。

4)泌尿系统:分娩中,膀胱受压使黏膜水肿、充血及肌张力下降,会阴疼痛。如不习惯床上排尿,易发生尿潴留。

5)不哺乳的产妇,一般在产后6～10周月经复潮,产后10周左右恢复排卵。哺乳产妇一般在产后4～6个月恢复排卵。产后较晚恢复月经者,首次月经来潮前多有排卵,故哺乳产妇未见月经来潮却有受孕的可能。

(2)心理调适:产褥期妇女的心理调适主要表现在2个方面,即确定家长与孩子的关系和承担母亲角色的责任。一般要经历3个时期,即依赖期、依赖-独立期、独立期。

(二)血液循环系统

子宫胎盘循环结束后,大量血液从子宫进入产妇的体循环,加之妊娠期潴留在组织中的液体亦进入母体循环中。产后72h内,产妇血容量增加15%～25%,此时心脏负担明显加重,患有心脏病的产妇应注意预防心力衰竭的发生。一般产后2～6周血容量恢复到孕前水平。产褥早期血液仍处于高凝状态,可减少产后出血,容易形成血栓。

(三)泌尿系统

孕期潴留在体内的大量液体,在产褥早期主要通过肾排出。产后第1周,一般为多尿期。由于分娩过程中膀胱受压,黏膜充血、水肿对膀胱充盈感下降,不习惯卧床排尿及外阴疼痛使产妇出现一过性尿潴留。

（四）消化系统

产后 1～2 周消化功能逐渐恢复正常。产褥早期胃肠肌张力仍较低，产妇食欲欠佳，喜进汤食。加之产妇活动少，肠蠕动减弱，容易发生便秘。

（五）产褥期的心理调适

妊娠和分娩对妇女是一种压力，产妇的生理、心理的改变及新生儿的出生对产妇是一种新的变化，需要调整及适应。

美国心理学家鲁宾于 1977 年针对产后妇女的行为和态度将产妇的心理调适分为 3 期，即依赖期、依赖-独立期和独立期。

1. 依赖期　产后 1～3d 是产妇的依赖期。产妇疲劳，对睡眠需求很强烈，兴奋、喜欢谈论妊娠及分娩的感受，需要医务人员、家人帮助，照顾新生儿及自身的生活护理。在依赖期，丈夫及家人的关心，医务人员的帮助指导极为重要。耐心倾听她们的感受，满足其心理需求。

2. 依赖-独立期　产后 3～14d 是产妇的依赖-独立期。表现出较为独立的行为，热衷于学习和护理新生儿，主动参与婴儿护理，能独立进行母乳喂养，对自身的产后康复十分关注。

3. 独立期　产后 2 周至 1 个月是产妇的独立期。这时新家庭形式已经建立，产妇开始适应哺育孩子、照顾家务及维持夫妻关系的各种角色。

二、护理措施

1. 产后 24h 内护理　对自然分娩的产妇实施Ⅰ级护理，卧床休息，24h 后Ⅱ级护理，鼓励下床活动，促进血液循环、恶露排出、子宫复旧。

2. 生命体征监测　产后产妇血压一般无明显改变，妊娠合并高血压的产妇要严密观察血压的变化。大多数产妇体温在正常范围，如产程长、过度疲劳，产妇会有疲劳热，产后 24h 之内体温略升高，但不超过 38℃。不需要任何处理，休息后则可恢复正常。产后 3d 左右，乳房肿胀，体温会有升高但不超过 38℃，按摩乳房、将乳汁吸出、乳腺管通畅后体温恢复正常。

3. 严密观察子宫收缩及阴道出血情况　产后 4h 内每小时按摩子宫、观察阴道出血。24h 内是产后出血多发期，要严密观察及护理。

4. 产后恶露　胎盘娩出后，子宫蜕膜脱落，含有血液及坏死蜕膜等组织经阴道排出称为恶露。根据其颜色及内容物的不同分为血性恶露、浆液性恶露、白色恶露。

（1）血性恶露：其颜色呈鲜红，出现在产后最初 3～4d，内容包含蜕膜碎片、上皮细胞、红细胞、白细胞及偶有的胎粪、胎脂和胎毛。血性恶露的时间过长，表示子宫复旧不良。

(2)浆液性恶露:其颜色淡红,出现在产后3～10d,内容包含蜕膜碎片、红细胞、白细胞、细菌、子宫颈黏液。以后逐渐变为白色恶露。

(3)白色恶露:其颜色呈淡乳黄色,出现在产后10d后,持续3～4周干净,成分包括白细胞、细菌、一些蜕膜细胞、上皮细胞、脂肪、子宫颈黏液和胆固醇。

正常恶露有血腥味,无臭味,总量可达500ml。约3/4的恶露在产后1周内排出,但个体差异很大。日间恶露量较多,夜间较少。若有胎盘、胎膜残留或感染,可使恶露持续时间延长并有臭味,需进一步检查其原因。

5. 会阴护理　保持外阴清洁,每天会阴清洗2次,及时更换会阴垫。外阴肿胀者,用50%硫酸镁、95%乙醇湿热敷。侧切伤口3d后拆线,Ⅰ、Ⅱ度裂伤2d后拆线。

6. 保持排尿通畅　产后多饮水,督促产妇排尿,产后6h不能自排小便者,可热敷下腹部、温水冲洗外阴、按摩膀胱,扶产妇去厕所,肌内注射新斯的明帮助排尿,必要时行导尿术。

7. 饮食　应进高蛋白、高维生素、易消化的食品,少食多餐,多食蔬菜、水果防止便秘;食物要清淡。

8. 乳房护理及母乳喂养　产后预防乳房肿胀和乳头皲裂,生后立即母婴皮肤接触,婴儿早吸吮,早开奶,按需哺乳,可预防乳房肿胀。帮助母亲掌握正确哺乳体位、新生儿掌握正确含接姿势可预防乳头皲裂。

9. 做好健康指导及母乳喂养知识及技巧的宣教　产褥期卫生、新生儿护理知识及操作、母乳喂养的知识及技巧。

第七节　正常新生儿的护理

胎龄≥37周至<42周,出生体重在2500～3999g的新生儿,称足月新生儿。从出生至满28d,是新生儿逐渐适应子宫外生活的过渡阶段,称为新生儿期。

一、正常新生儿的生理特点

1. 呼吸系统　新生儿出生后,脐循环停止,血中二氧化碳升高刺激呼吸中枢,同时新生儿受到冷、声、光的刺激,产生呼吸运动。新生儿代谢快,需要氧气量多,因此呼吸较快,每分钟40次左右。新生儿呼吸中枢发育不健全,容易发生呼吸暂停,要注意观察。

2. 循环系统　新生儿出生后,动脉导管关闭,肺循环开始。心率每分钟120～

160 次。

3. 消化系统　新生儿胃容量小，肠道容量相对较大，蠕动较快以适应较大量流质食物。出生时吞咽功能虽近完善，但因食管无蠕动，胃贲门括约肌不发达，故哺乳后容易发生溢乳。新生儿消化蛋白质的能力较好，母乳喂养是哺育新生儿的最佳选择。

新生儿出生后第 1 日排出的墨绿色黏稠大便称为胎粪（meconium）。胎粪含黏液、胆汁、肠道分泌物、上皮细胞、胎儿吞咽的胎毛及胎脂等，但不含细菌。哺乳后，粪便渐变为黄色，呈糊状。

4. 泌尿系统　新生儿出生时的肾发育尚不成熟，滤过能力差，排钠的能力也较低。记录第 1 次排尿的时间（正常在出生后 12～24h），描述尿量、颜色。新生儿排尿的次数是判断纯母乳喂养的婴儿是否吃饱的标准，每天有 6 次小便证实新生儿得到了充足的乳汁。

5. 免疫系统　新生儿对多种传染病有特异性免疫，从而在出生后 6 个月内对麻疹、风疹、白喉等有免疫力，但本身的主动免疫力尚未发育完善。所以在日常护理工作中应做好消毒隔离，以预防感染。出生后，母乳喂养、初乳能增强婴儿的免疫力。

二、新生儿的特殊生理现象

新生儿在出生后会出现几种特殊的生理现象，但这些是暂时的生理现象。随着年龄的增长，这些现象都会逐渐地消失，不需要治疗。

1. 生理性黄疸　大部分新生儿在生后 2～3d 皮肤及黏膜出现黄染，全身情况良好，无其他不适，黄疸在 12 周消退。

(1)新生儿胆红素代谢的特点：新生儿生理性黄疸的发生与新生儿胆红素代谢的特点有关。胆红素产生相对过多，胆红素与白蛋白连接运送的能力不足，肝细胞摄取间接胆红素的能力差，肝系统发育不成熟，肠肝循环增加。

(2)生理性黄疸的临床表现：生理性黄疸大多在生后 2～3d 出现，第 4～5 日最明显，多在生后 10～14d 消退，早产儿黄疸程度较重，消退也较迟，可延迟至第 3～4 周消退。黄疸先见于面、颈部，然后可遍及躯干及四肢，一般稍呈黄色，巩膜可有轻度黄染，但手心、足底不黄。除黄疸外，小儿全身健康状况良好，不伴有其他临床症状，无贫血，肝功能正常，不发生核黄疸，大小便颜色正常，血中间接胆红素升高。

(3)实验室检查：正常新生儿脐血胆红素最高约 513μmol/L，在生后 4d 左右达高峰，一般不超过 171～205μmol/L，早产儿不超过 255μmol/L，以后逐渐恢复。

(4)生理性黄疸的护理：每天哺乳次数较少的新生儿黄疸较重并消退慢。我们应该鼓励母亲加强早期喂养，增加哺乳次数。及早建立肠道正常菌群，促进胎粪尽早排出，增加大小便次数，帮助胆红素的排出，减少肠壁再吸收胆红素，减少肠肝循环。加强婴儿皮肤的护理，着重是脐部和臀部的护理，防止感染。保持室内适宜的温度与湿度，每日开窗进行有效通风，保持空气新鲜。

2. 生理性体重下降　新生儿在出生 1 周内往往有体重减轻的现象，这是正常的生理现象，是因为新生儿出生后吸吮能力比较弱，进食量少，再加上胎粪、尿液的排出，汗液的分泌，以及由呼吸和皮肤排出一些水分，造成新生儿暂时性的体重下降。一般生后 3～4d 体重的减轻可累计达出生时体重的 6%～9%，不能超过 10%，出生后 4～5d 体重开始回升，7～10d 恢复到出生时体重。如果下降太多、回升过慢应寻找原因并给予处理。体重下降程度及恢复速度，与新生儿开始喂奶时间及进入量有关。做到早开奶，按需哺乳。母婴同室的温度应在 22～24℃，过热可造成新生儿液体丢失过多。如果生后 10d 新生儿仍未恢复到出生时体重，则要寻找原因，是否因为哺乳量不够充足、牛奶冲调浓度不符合标准或有无疾病等。

正常情况下，前半年每月平均增长 600～900g，后半年每月平均增长 300～500g。4～5 个月时体重增至出生时的 2 倍，1 周岁时增至 3 倍。

3. 新生儿假月经　有些女性新生儿生后 1 周内，可出现大阴唇轻度肿胀，阴道流出少量黏液及血性分泌物，称为假月经，又称为“新生儿月经”。假月经是由于母亲体内雌激素在孕期经胎盘进入胎儿体内，于生后突然中断而导致，是新生儿早期的生理现象之一，一般 2～3d 即消失，不必做任何处理。

第八节　新生儿保健

一、新生儿保暖

1. 分娩时新生儿的保暖　分娩室的室温应该在 26～28℃。新生儿出生后放在辐射台上保暖。出生后将新生儿放在温暖、干净、干燥的布单上，用干毛巾擦干新生儿的全身和头发。拿掉身下湿布单。鼓励产妇和新生儿尽可能皮肤密切接触，将裸体新生儿放在妈妈胸腹部进行皮肤接触，给新生儿盖上柔软干净的被子。如果产妇有并发症，不能进行皮肤接触，给新生儿穿好衣服，用干净、温暖的被子包裹新生儿，放在婴儿床上，盖上毯子，如果室温低或新生儿小，将新生儿放在辐射台上。

2. 母婴同室新生儿的保暖　保持室温，母婴同室温度在 22～24℃为宜。母婴注意保暖，如果室温偏低，加盖被子或进行母婴皮肤密切接触。给产妇讲解新生儿保暖的重要性。医院为新生儿准备好清洁舒适的衣服、被子、毯子。皮肤接触后立即给新生儿穿上衣服，包裹被子，戴上帽子给新生儿保暖。实行 24h 母婴同室，没有合并症的情况母婴不能分离。每 4 小时检查 1 次新生儿，并评价保暖情况，如果新生儿冷、体温不能保持在正常范围内（36.5～37.5℃），加盖毯子或让新生儿和产妇睡在一起，拥抱新生儿，30min 后再评价。应在出生 24h 后给新生儿洗澡。沐浴室温度在 26℃ 以上。沐浴的水温 39～41℃ 为宜。洗澡后立即擦干新生儿，继续保暖。不要给新生儿包裹太紧，使其手足能自由活动。

二、新生儿喂养

（一）母乳喂养

1. 母乳喂养的重要性

（1）母乳喂养对婴儿的重要性：母乳能够提供 6 个月孩子的同时期生长发育的营养，易于消化、吸收，促进孩子的生长发育。

（2）初乳是孩子的第 1 次免疫，能减少孩子感染性疾病，特别是危及生命的呼吸系统及肠道系统疾病。母乳里有抗体，母亲体内已有的 IgG 及乳汁中特异的 sIgA、铁蛋白溶菌酶、白细胞及吞噬细胞、淋巴细胞等。

（3）母乳促进孩子胃肠道的发育，提高对母乳营养素的消化、吸收、利用，如生长因子、胃动素、胃泌素、乳糖、双歧因子（促进乳酸杆菌、双歧杆菌等益生菌在肠道的生存）。又如消化酶，乳糖酶、脂肪酶。

（4）母乳促进孩子神经系统发育。母乳含有必需营养素：热能营养素、无机盐、维生素、胆固醇、必需脂肪酸（如牛磺酸、DHA）。喂养过程中的良性神经系统刺激，如温度、气味、接触、语言、眼神；能促进婴儿嗅觉、味觉、温度觉、听觉、视觉、触觉的发育。末梢感觉神经传递良性刺激，促进中枢神经系统发育，形成反射弧。促进孩子对外环境的认识及适应。

（5）母乳可减少成年后代谢性疾病：母乳喂养儿生后 1～2 年生长正常，减少成年后肥胖、高血压、高血脂、糖尿病、冠状动脉粥样硬化性心脏病的概率。

2. 母乳喂养的方法　母亲要学会如何抱孩子，掌握哺乳体位的 4 个要点，是母乳喂养成功的重要技巧。①孩子的头及身体应呈一直线；②孩子的脸对着乳房，其鼻子对着乳头；③母亲抱着孩子贴近她自己；④若是新生儿，母亲不只是托其的头及肩部，还应托着其的臀部。帮助新生儿掌握正确的含接姿势，是新生儿吸吮到乳汁，防止乳房肿胀、乳头皲裂的关键。母亲用 C 字形的方法托起乳房，用乳头刺激孩子的口周围，使孩子建立觅食反射，当孩子的口张到足够大时，将乳头及大部分乳晕含在新生儿口中。

3. 正确含接姿势的要点　①口张得很大;②下唇向外翻;③舌呈勺状环绕乳晕;④面颊鼓起呈圆形;⑤婴儿口腔上方有更多的乳晕;⑥慢而深地吸吮,有时突然暂停;⑦能看或听到吞咽。

为了保证母亲乳汁充足,护理人员要帮助母婴进行皮肤接触,早吸吮,早开奶,实行母婴同室,鼓励母亲按需哺乳,不给新生儿其他的辅食及饮料,保证纯母乳喂养。

(二)人工喂养

母亲或新生儿因各种原因不能母乳喂养时,则需要选择母乳代用品喂养婴儿,称为人工喂养。

奶量的确定:世界卫生组织推荐正常新生儿出生当日给予 80ml/kg,以后每日增加 10～20ml/kg,每日分为 8 次哺喂,3h 哺喂 1 次。

不同体重新生儿人工喂养的奶量存在着个体差异,因此要监测小儿每日入量;根据小儿具体情况逐渐增加至上述推荐的喂乳量。每次喂乳后需要认真做好奶具的清洁、消毒工作。

三、新生儿皮肤护理

(一)新生儿沐浴

新生儿沐浴的目的是:清洁皮肤,避免感染,促进舒适。新生儿皮肤比较娇嫩,稍有轻微外力即易引起损伤与感染。而真皮内血管丰富,毛细血管网稠密,皮肤感染后又容易扩散,因此应重视新生儿的皮肤护理。沐浴可以保持皮肤清洁,促进血液循环,活动新生儿肢体,使其感到舒适;同时可观察全身皮肤,及时发现异常情况。

1. 沐浴的准备　工作人员着装整洁、洗手,做好解释工作。

(1)物品准备:准备大小毛巾各 1 条、新生儿襁褓、婴儿专用皂(或婴儿沐浴液)、清洁衣裤、尿布、脐带布、无菌敷料、婴儿爽身粉、液状石蜡、5%鞣酸软膏、消毒植物油、抗生素滴眼液、棉球、棉签、海绵垫、软塑料布、婴儿磅秤、沐浴装置(盆浴者备消毒澡盆)。

(2)环境准备:温暖、舒适。调节室温到 24～28℃,低温天气时关闭门窗。

2. 沐浴操作步骤及要点　①备齐用物,核对新生儿,向母亲解释沐浴的目的,调节水温至 38～40℃,可以用手腕试水温。水温不可过高或过低,防止烫伤或着凉。②开包被,护士系上围裙,洗手、戴口罩,将新生儿置于沐浴台上,解开包被,检查婴儿手圈,核对床号、姓名,去掉尿布,测量体重,同时注意观察婴儿哭声、活力、皮肤颜色、脐带情况等。③第 1 次沐浴的新生儿,用消毒棉签蘸消毒植物油擦去皮肤上的胎脂,注意擦颈部、四肢皱褶、腋下、腹股沟、女婴阴唇间隙等处。胎脂结痂者,不要强行擦洗掉,可涂消毒植物油后次日再洗。④清洗面部,面部不宜涂婴儿香皂。⑤洗头、洗身:

用浴水湿润头发及全身，用手将婴儿专用皂(或婴儿沐浴液)搓出泡沫，再抹在新生儿身上，依次洗头部、颈部、上肢、腋下、躯干、腹股沟、臀部及下肢，用浴水冲净。冲洗头部时，须用手掩住新生儿耳孔，防止浴水进入耳内，注意洗净皮肤皱褶处，尤其是男婴的阴囊。⑥用大毛巾擦干新生儿全身，在颈部、腋下和腹股沟等处扑婴儿爽身粉，臀部涂上 5%鞣酸软膏，在护理中注意观察耳、眼、鼻有无异常，如有分泌物，可用棉签轻轻拭去，同时预防红臀的发生。⑦穿衣，兜好尿布，检查手圈字迹是否清晰，核对并别上胸卡，将新生儿抱送到母亲面前，告诉其婴儿情况。如寒冷时，可放在远红外线辐射台上穿衣整理。⑧整理用物。

2. 新生儿臀部护理

(1)正常新生儿臀部护理：①选用柔软、吸水性良好、大小适中的尿布，每次喂奶前、排便后及时更换，保持臀部皮肤清洁、干燥。②大便后用温水洗净臀部或用婴儿护肤湿巾从前向后擦拭干净，并涂护臀膏。③保持臀部干燥，尿布必须兜住整个臀部和外阴，经常查看尿布有无污湿，做到及时发现及时更换。④尿布包兜不可过紧、过松，不宜垫橡胶单或塑料布。

(2)新生儿轻度红臀的护理：重要的是采取预防措施，保持臀部清洁、干燥。不可用肥皂清洁臀部，并轻兜尿布。在温暖的季节或室温条件允许时，可仅垫尿布于臀下，使臀部暴露于空气中。患儿臀部暴露在阳光下，每日 2～3 次，每次 10～20min，注意保暖。发生红臀后可以用红外线灯照射，有加速渗出物吸收和抗炎抑菌的作用。

3. 新生儿脐带护理

(1)出生时的脐带护理：①用 2%～3%碘伏消毒脐带根部及周围皮肤，消毒范围为以脐轮为中心呈放射状向外周消毒，直径 5cm。以脐轮为中心向上消毒脐带，长度约为 5cm。②再用 75%乙醇脱碘 2 遍，脱碘的范围不超过碘伏消毒的范围，注意要将碘脱干净，以免损伤新生儿皮肤。③在距脐根部 1cm 处用止血钳夹住，并在止血钳上方剪断脐带，将脐带夹套在或夹在距脐带根部 0.5cm 处。④用 2%～3%碘伏消毒脐带断端，注意药液不可触及新生儿皮肤以免灼伤。⑤以无菌纱布包好，用弹性绷带或脐带纱布包扎固定。

(2)沐浴后的脐部护理：①新生儿沐浴前，拿掉脐纱，脐部可以用清水洗。每天沐浴后，用消毒干棉签蘸干脐窝里的水及分泌物，再以棉签蘸 75%乙醇溶液消毒脐带残端、脐轮和脐窝。②保持脐带干燥，不要用脐带纱布包扎脐带。尿布的上端勿遮挡脐部，避免尿、粪污染脐部。③可用干净的衣物，轻轻盖住脐部。

(3)脐带脱落后的护理：脐带脱落后应继续用 75%乙醇消毒脐部，直到不再有分泌物。

(4)注意事项:①观察脐部有无异常分泌物,有无出血、渗血、红肿等异常情况。保持脐带纱布干燥,如有潮湿应及时更换敷料。②勤换尿布,尿布的折叠勿盖住脐部,防止尿液污染脐部,尿布潮湿或污染时,应随时给予更换。每日进行脐部护理1次。③脐带脱落前,勿试图将其剥脱。④操作中动作轻柔,注意保暖。

四、新生儿免疫接种

1. 乙型肝炎疫苗接种

(1)接种目的:通过人工自动免疫,使新生儿体内产生抗体,预防乙型肝炎(简称乙肝)病毒感染。

(2)物品准备:治疗盘1个,内有75%乙醇,1.5%碘伏,棉签,1ml注射器,药物,乙肝疫苗接种卡片。

(3)操作步骤:①将新生儿推至治疗室,严格"三查七对"。②用1ml注射器抽取10μg乙肝疫苗。③暴露新生儿右上臂外侧三角肌,常规消毒皮肤后进行肌内注射。④整理用物,填写乙肝接种卡片。

(4)注意事项:①生后24h内注射乙肝疫苗。②无论产妇是否感染乙肝病毒,新生儿均注射乙肝疫苗10μg。

2. 卡介苗接种

(1)接种目的:通过人工自动免疫产生抗体,预防结核杆菌感染。

(2)物品准备:治疗盘1个,内有75%乙醇,棉签,1ml注射器,卡介苗药及溶液,小铝盒,卡介苗接种卡片。

(3)操作步骤:①将新生儿推至治疗室,严格"三查七对"。②将卡介苗溶液充分混合,用1ml注射器抽取0.1ml药液。③暴露新生儿左臂三角肌下缘,用75%乙醇消毒皮肤,待干后皮内注射0.1ml药液。④将接种后的用物如注射器、安瓿、棉签放入小铝盒中,写上时间,送供应室高压消毒后再弃之。⑤填写卡介苗接种卡。

(4)注意事项:①卡介苗是活菌苗,应保存在冰箱内(2~8℃),使用前核对卡介苗品名、剂量、批号和有效期,接种前须先振荡菌苗使之均匀,吸入注射器内也应随时摇匀,如发现有不可摇散的颗粒、药瓶有破漏、瓶签不清楚及菌苗过期等情况都应废弃。接种时注意记录批号。②安瓿打开后应在1h内用完,不可在阳光下接种,否则影响效果。③严格掌握操作规程,接种用具均须经高压消毒,注射时要用消毒的干针筒及针头,做到一人一针一筒,用毕后先消毒后清洁处理。④卡介苗为低毒性活结核杆菌,多余菌苗应先用75%乙醇灭活后再送高压灭菌,不可乱丢。⑤不可与其他预防接种同时进行,应尽可能间隔1个月,不可在同一胳膊接种。

五、婴儿抚触

婴儿抚触是经过科学指导、有技巧的对婴儿的抚摸和按触，通过抚触者的双手对被抚触者的皮肤各部位进行有次序的、有手法技巧的抚触。

(一)婴儿抚触的作用

1. 婴儿抚触是肌肤的接触，促进母婴情感交流，纯母乳喂养率提高。

2. 婴儿抚触不仅能促进宝宝的健康成长，更能增加家人与宝宝的亲情交流。

3. 促进新生儿神经系统的发育，增加小儿应激能力和情商，促进睡眠。

4. 能加快婴儿免疫系统的完善，提高免疫力。促进婴儿生长发育。

5. 抚触可以促进食物吸收、激素分泌(胃泌素、胰岛素)，使奶量摄入增加，从而促进体重增长。

6. 接受抚触的婴儿体重增长是没有接受抚触婴儿的 1.47 倍，并且抚触后的婴儿觉醒-睡眠节律更好，反应也更灵敏。

7. 抚触应用于产科使剖宫产率下降；硬膜外麻醉的应用降低；缩宫素应用减少；产钳应用减少。

(二)抚触要点

1. 出生 24h 后的新生儿可开始皮肤抚触。一般建议在沐浴后，2 次哺乳间进行。每次抚触时间一般为 10～15min，每天 2 次为佳。婴儿抚触时应注意室内温度最好在 28℃以上，全裸时，应在可调温的操作台上进行，台面温度为 36～37℃。

2. 可播放一些柔和的轻音乐，使婴儿保持愉快的心情。

(三)注意事项

1. 根据小儿状态决定抚触时间，一般时间为 10～15min，饥饿时或进食后 1h 内不宜进行婴儿抚触。每天 1～2 次为佳，建议最好在沐浴后进行。

2. 抚触者应洗净双手再把润肤露倒在手中，揉搓双手温暖后，再进行抚触。

3. 婴儿抚触进行到任何阶段，如出现以下反应：哭闹、肌张力提高，神经质活动、兴奋性增加，肤色出现变化等，应暂缓触，如持续 1min 以上应完全停止抚触。

4. 抚触全身使小儿皮肤微红，抚触者和小儿需进行语言和情感交流。

5. 住院期间，护士教会母亲抚触，便于母亲回家后继续进行。

6. 注意婴儿个体差异，如健康情况、行为反应、发育阶段等。

(四)操作步骤

顺序由头部→胸部→腹部→上肢→下肢→背部→臀部，要求动作要到位，抚触要适当用力，太轻柔的安抚会使婴儿发痒，引起其反感和不适。整套动作要连贯熟练。

每个部位的动作重复4～6次。

1. 头面部

(1)两拇指指腹从眉间向两侧推。

(2)两拇指从下颌部中央向两侧以上滑行,让上下唇形成微笑状。

(3)一手托头,用另一手的指腹从前额发际抚向脑后,停在耳后乳突部;换手,同法抚触另半部。

2. 胸部　两手分别从胸部的外下方(两侧肋下缘)向对侧上方交叉推进,至两侧肩部,在胸部画一个大的交叉,避开婴儿的乳腺。

3. 腹部　示、中指依次从婴儿的右下腹至上腹向左下腹移动,呈顺时针方向画半圆,避开婴儿的脐部和膀胱。

4. 四肢

(1)两手交替抓住婴儿的一侧上肢从上臂至手腕轻轻滑行。

(2)然后在滑行的过程中从近段向远端分段挤捏。

(3)对侧及双下肢做法相同。

5. 背部　用脊椎为中分线,双手与脊椎成直角,往相反方向重复移动双手,从背部上端开始移向臀部,最后由头顶沿脊椎抚摸至骶部。

第九节　胎儿宫内窘迫及新生儿窒息的护理

胎儿在子宫内因缺氧和酸中毒危及胎儿健康与生命,称为胎儿窘迫。胎儿窘迫分为急性胎儿宫内窘迫和慢性胎儿宫内窘迫两种。慢性胎儿宫内窘迫多发生在妊娠后期,急性胎儿宫内窘迫多发生在分娩期,临产后往往表现为急性胎儿宫内窘迫。

一、胎儿宫内窘迫

(一)病因

1. 母体因素　孕妇患有妊娠高血压综合征、重度贫血、心脏病、前置胎盘、胎盘早剥造成出血、急产、子宫收缩过强等。

2. 胎儿因素　胎儿畸形、先天性心血管疾病。

3. 胎儿附属物因素　脐带长度异常、缠绕胎体、打结,胎盘功能异常等。

(二)临床表现

主要表现为胎动异常、胎心率改变及羊水胎粪污染。

(三)辅助检查

胎儿心电监测、超声波检查。

(四)治疗要点

嘱产妇左侧卧位,减少子宫对下腔静脉的压迫。吸氧,提高母亲与胎儿间氧气分压差,密切观察、监测胎心变化,子宫口开全,胎先露在坐骨棘下 3cm 可阴道助产。如不具备阴道分娩的条件,应立即剖宫产结束分娩。做好新生儿复苏的准备。

(五)护理

1. 护理问题 ①气体交换受损(胎儿)与胎盘子宫的血流改变、血流中断(脐带受压)或血流速度减慢(子宫-胎盘功能不良)有关;②焦虑与胎儿宫内窘迫状态有关;③预期性悲哀与胎儿可能死亡有关。

2. 护理措施 ①严密监测胎儿情况,包括胎心(一般每 15 分钟听 1 次胎心)、胎动监测,必要时可行胎盘功能检查。给产妇间断吸氧,夫助产妇取左侧卧位。②协助医师结束分娩,并做好新生儿窒息的抢救准备。③指导孕妇接受产前检查,高危者应增加产前检查次数,酌情提前住院,教孕妇学会自我监护,从妊娠晚期开始自我胎动计数,及早发现胎儿窘迫,及时处理。

二、新生儿窒息护理

新生儿窒息是指胎儿娩出后,有心跳无呼吸或呼吸不规律的缺氧状态。胎儿时期所有供给胎儿的氧气都是通过胎盘从母体的血液传送到胎儿的体内。胎儿肺在子宫腔内处于扩张状态,但是其肺泡内充满了液体,而不是空气。由于灌注肺的小动脉处于明显的收缩状态,只有很少的血液流经肺,胎肺并不为胎儿供应氧气或排出二氧化碳。大部分血液通过阻力较低的旁路由动脉导管、肺动脉进入主动脉。

脐带被结扎后,脐动脉和脐静脉血流中断,从而提高了体循环血压。出生后随着呼吸,氧气进入肺泡中,动脉导管开始收缩,血液流入肺内,并在肺内摄取氧气,引起肺小动脉舒张,肺血流量急剧增加,吸收肺泡内的氧气,富含氧的血液进入新生儿全身组织,婴儿皮肤变得红润。

(一)病因与发病机制

90%以上的新生儿窒息发生在宫内和产时,产后因素较少。影响母体与胎儿间血液循环、气体交换的因素,均会引起胎儿缺氧,造成胎儿宫内窘迫。血氧浓度降低的任何因素都可引起新生儿窒息发生。

1. 出生过程中新生儿不能强有力地呼吸将肺内液体排出肺泡或空气受阻不能进入肺内(新生儿气道中有黏液、羊水或体位造成气道不通畅)。

2. 过度失血或心脏收缩力差或因缺氧而致心动过缓导致体循环低血压。

3. 肺动脉持续收缩导致氧气不能输送到身体各组织(肺缺氧导致肺小动脉的持

续收缩,造成肺动脉高压,妨碍全身动脉血的氧合)。

(二)临床表现

新生儿窒息初期,为保证身体重要器官,如心脏和脑组织的供血、供氧,肠道、肾、肌肉和皮肤内小动脉血管首先收缩,血流减少,致新生儿呈现皮肤苍白、肌张力低等。但是如果窒息持续存在,器官继续缺血、缺氧,新生儿机体进入失代偿状态,导致新生儿皮肤苍白或发绀;心动过缓;呼吸抑制,无呼吸或喘息;肌张力低下;血压下降,全身器官损伤,甚至死亡。

根据新生儿皮肤颜色、呼吸、心率、肌张力及对刺激的反应诊断窒息的严重程度,目前用 Apgar 评分法判定新生儿窒息的程度。生后 1min 0～3 分者为重度窒息;4～7 分为轻度窒息;8～10 分为正常新生儿。新生儿出生 5min 后评分仍低于 8 分,应给予充分重视。

1. 原发性呼吸暂停　新生儿缺氧的最初表现是呼吸加快,如果缺氧延续,不予纠正,则转为呼吸停止、心率减慢,继而出现原发性呼吸暂停。在此阶段,如能及时给氧,并给予触觉刺激诱发呼吸,大多数新生儿能出现自主呼吸。

2. 继发性呼吸暂停　如果缺氧持续未予纠正,则新生儿可出现喘息样呼吸(无效呼吸),心率继续减慢,血压开始下降,呼吸运动越来越弱,最终出现一次深度喘息而进入继发性呼吸暂停。在临床上遇到新生儿窒息时,在初步处理阶段给予触觉刺激后仍未能诱发自主呼吸时,说明新生儿已处于继发性呼吸暂停,应立即开始正压人工呼吸进行复苏。任何延误都可能导致建立自主呼吸的时间延长,从而增加脑损伤和减少复苏成功的机会。

3. 新生儿复苏　窒息新生儿经过复苏大多数能够恢复自主呼吸,皮肤转为红润,少数严重患儿病情进展,可出现休克表现,皮肤颜色发灰或苍白,体温低,四肢冷,呼吸浅或不规则,哭声弱或出现呻吟。有吸入者可吸气凹陷,胸廓隆起,听诊偶可闻及湿啰音,心前区可出现收缩期杂音,四肢松弛,有震颤样和其他惊厥性动作。

4. 治疗要点　以预防为主,一旦发生及时抢救,动作迅速、准确、轻柔,避免发生损伤。如果发生窒息要及时按①清理呼吸道;②建立呼吸,增加通气;③维持正常循环;④药物治疗;⑤评价等步骤进行复苏。

5. 护理问题

(1)新生儿:气体交换受损,有受伤的危险。

(2)母亲:功能障碍性悲伤、恐惧。

6. 护理措施　①清理呼吸道:急救必须及时,断脐后将其仰卧放在温暖的复苏台上,用吸耳球或吸痰管吸出口、鼻腔和咽部的黏液及羊水。②建立自主呼吸:清理呼吸道后如仍无呼吸，可轻拍或轻弹足底，或针刺人中、十宣穴，以刺激其建立呼吸。重度窒息者，协助医师做气管插管、人工呼吸。③改善循环：如经给氧后心率仍＜60/min，遵医嘱给予 1∶10 000 肾上腺素气管内给药，静脉或脐静脉注射，推药后立即加做胸外心脏按摩。④预防感染：遵医嘱给予抗生素。

三、新生儿窒息复苏

(一)初步复苏

1. 摆正体位，清理呼吸道。接生者可以在胎头娩出时，用手将口鼻中的大部分黏液挤出。胎儿出生后应尽快吸净口、鼻腔黏液，以免呼吸时吸入肺内。胎儿娩出后，仰卧在辐射台上，可在肩下垫卷好的小毛巾使肩抬高 2～3cm，使新生儿颈部轻度仰伸呈“鼻吸气状”，使呼吸道通畅。

2. 迅速擦干全身，重新摆正体位。用毛巾迅速擦干新生儿身上的羊水、血迹，并将湿巾撤掉。重新摆正体位，头部轻度仰伸(鼻吸气位)。

3. 触觉刺激：吸黏液和擦干羊水本身就是对新生儿的一种轻微的刺激，多数能诱发自主呼吸。若新生儿对上述刺激无反应，还可以轻柔地摩擦新生儿背部或躯体两侧、轻弹或轻拍足底。新生儿大声啼哭，表示呼吸道已通畅。新生儿初步复苏，应在 30s 内完成。

(二)正压通气

1. 新生儿在给予初步处理后，仍然呼吸暂停或喘息样呼吸，心率＜100/min 要进行正压通气。自动充气式气囊正压人工呼吸是新生儿复苏中重要、有效的措施。其优点是能立即实施，大多数窒息的新生儿经过正压通气即可好转。

(1)自动充气式气囊：自动充气式气囊由面罩、气囊、储氧器、减压阀组成。新生儿复苏气囊的容量应为 200～750ml，必须能输送 90%～100%的氧气。

(2)面罩：应备有适用于足月儿及早产儿的不同型号的面罩。使用时可根据新生儿体重及孕周选择。使用面罩时，面罩的边缘应覆盖住新生儿口、鼻和部分下颌。

(3)储氧器：有密闭式和开放式两种，均可使用。

2. 复苏气囊的使用。

(1)面罩的安置：操作者位于新生儿的头侧或一侧，这样可以方便操作和直视新生儿胸腹部。新生儿头部轻度仰伸，即“鼻吸气位”使气道通畅。

(2)面罩放置：操作者右手持复苏器，面罩放置时按下颌、口、鼻的顺序放置，解剖型面罩要把尖端放在鼻根上，左手拇、中指呈“C”字形环绕在面罩边缘帮助密封，其余手指注意不要压迫颈部使气道受阻。操作者将面罩紧贴患儿面部形成密闭的空间，但不可过分用力压紧面罩，致使新生儿体位改变和眼部损伤。

(3)加压给氧：面罩放置正确后，即可挤压气囊加压给氧。加压给氧时，要注意观察患儿胸廓有无起伏，若挤压气囊，胸廓随之起伏，说明面罩密闭良好，此时两肺可闻及呼吸音。如果胸廓抬高呈深呼吸状或听到减压阀开启的声音，则说明充气过量，应减少用力，以防发生气胸。如观察到上腹部隆起，是气体进入胃内所致。

(4)速率与压力：气囊正压通气的速率为 40～60/min，施加的压力则需要根据出生体重、肺的顺应性和肺是否扩张 3 个因素决定。由于正常呼吸的吸气主动有力而短促，约占整个呼吸时间的 1/3，而呼气是被动无力而费时较长，约占整个呼吸时间的 2/3，故挤压气囊的时间短，放松气囊的时间长，操作者实施气囊正压通气时可大声计数“一(挤压)……二……三(放松)”，在念到“一”时挤压气囊，在念到“二……三”时放松气囊。

(5)评估：气囊面罩正压通气实施 30s 后，必须对新生儿状况进行评估。评估内容包括呼吸、心率、皮肤颜色，若心率＞100/min，皮肤红润且有自主呼吸，可停止加压给氧，并给予触觉刺激使其大声啼哭。若仍没有自主呼吸或心率＜100/min，则需继续正压人工呼吸。

(三)胸外心脏按压

新生儿窒息严重时，心肌缺氧，心肌收缩力下降，导致心排血量减少，继而使组织的供血、供氧量不足而造成身体重要器官如心、脑、肾、肠等损害。此时实施胸外按压的目的是使心脏被动将血液挤入肺动脉和主动脉，达到促进循环、改善氧合、恢复器官功能的目的。胸外按压必须与人工呼吸有效地配合。

1. 胸外按压的指征　经过 30s 有效的正压通气后，新生儿心率低于 60/min 时，应在实施正压通气的同时实施胸外心脏按压。

2. 胸外按压的方法

(1)胸外按压时体位：胸外按压时新生儿仍需保持头部轻度仰伸“鼻吸位”。操作者可位于新生儿一侧，站在能接触到新生儿胸部并能正确摆放手的位置，不干扰另一位复苏者的正压通气即可。

(2)按压部位：新生儿心脏位于胸骨下 1/3 与脊柱之间的胸腔内，所以按压部位在胸骨下 1/3 处，即两乳头连线下方，避开剑突。

(3)按压深度：按压时垂直向下用力，快速使胸骨下陷，深度为前后胸直径的 1/3。

(4)按压手法：有拇指法和双指法 2 种。

1)拇指法：操作者用双手环绕新生儿胸廓，双手拇指端并排或重叠放置胸骨下 1/3 处，其余手指托住新生儿背部，而且拇指第一指关节应弯曲直立，使着力点垂直胸骨。拇指法的优点是操作者不易疲劳，又能较好地控制按压的深度。缺点是新生儿太大或复苏者手较小时较难实施。

2）双指法：操作者用一只手的中指和示指或中指和环指，手指并拢，指端垂直向下按压胸骨下 1/3 处，另一只手放在新生儿背部作支撑。双指法的优点是如同时需脐静脉给药时，能有更大的空间留给其他的操作者，但操作者注意剪短指甲，避免操作时造成新生儿皮肤损伤。

（5）按压频率：按压与放松应有节奏地交替进行，下压的时间短于放松的时间。按压必须和通气配合进行，每按压 3 次，正压通气 1 次。4 个动作为 1 个周期，耗时 2s，故 1min 要做 30 个周期，共有 120 个动作，其中 90 次胸外按压，30 次正压通气。胸外按压与正压通气的比例为 3∶1。正压通气与胸外按压的操作者应默契配合，胸外按压者大声计数以取得两者的协调，边按压计数边操作："1、2、3，吸"。当说到"1、2、3"时行 3 次心脏按压，说到"吸"时心脏按压停止，通气者挤压复苏器做正压通气 1 次，如此循环有序进行。所有这些操作都应在新生儿模型上反复练习熟练后再应用于临床。

（6）胸外按压注意事项：掌握好按压的力度和深度是胸外按压的要点，要有足够的压力使胸骨下陷达前后胸直径 1/3 的深度，然后放松，有效的按压应能触摸到动脉的搏动。放松时用力的手指抬起，但不离开胸壁皮肤，否则每次按压都需要重新定位，不仅耗时，而且按压的深度、速率和节律不易控制。

（7）评价：有效的胸外按压和通气实施 30s 后，应对新生儿情况进行评价。当心率已达 60/min 以上时，胸外按压可以停止，继续正压通气。若心率仍＜60/min，心脏按压和正压通气应继续实施，同时给予肾上腺素。

（四）复苏过程中的用药

1. 用药指征　经过 30s 正压人工呼吸和心脏按压后，新生儿心率仍然＜60/min 时，应使用肾上腺素。

2. 给药剂量　经新生儿脐静脉给药剂量是 1∶10 000 肾上腺素溶液 0.1～0.3ml/kg。经新生儿气管导管给药剂量是 1∶10 000 肾上腺素溶液 0.3～0.9ml/kg。给药速度要快。

（五）扩充血容量

当新生儿患有胎盘剥离、前置胎盘或脐带出血病史时，新生儿可能会出现低血容量性休克。新生儿皮肤苍白，毛细血管充盈延迟及脉搏微弱。心率可能持续性低水平，有效的正压人工呼吸、胸外按压和肾上腺素通常不会改善循环状况，这时应给予扩溶治疗。

1. 常用药物　生理盐水、乳酸林格液、Rh 阴性 O 型红细胞。

2. 生理盐水　首次剂量为10ml/kg。注射后新生儿好转不明显，可重复给药。

第十节　妊娠期并发症的护理

一、流产

凡妊娠不足28周、胎儿体重不足1000g而终止者，称为流产。妊娠12周前终止者称为早期流产，妊娠12周至不足28周终止者称为晚期流产。流产又分为自然流产和人工流产。自然流产占妊娠总数的10%～15%，其中早期流产占80%以上。

(一)病因

1. 胚胎因素　染色体异常为主要原因，尤其早期流产，其染色体异常的胚胎占50%～60%。染色体异常包括数目异常和结构异常，数目异常多见。除遗传因素外，感染、药物等因素也可引起染色体异常。

2. 母体因素

(1)全身性疾病：严重感染、高热可引起子宫收缩而流产；细菌毒素或病毒如巨细胞病毒、单纯疱疹病毒经胎盘进入胎儿血液循环，导致胎儿死亡而流产；严重贫血或心力衰竭可引发胎儿缺氧而流产；慢性肾炎或高血压可导致胎盘梗死而流产。

(2)生殖器官异常：子宫畸形(子宫发育不良、双子宫、子宫纵隔等)、子宫肌瘤，可影响胚胎着床发育而导致流产。子宫颈重度裂伤、子宫颈内口松弛可引发胎膜早破而发生晚期流产。

(3)内分泌异常：黄体功能不足、甲状腺功能减退、严重糖尿病血糖未能控制等可导致流产。

(4)免疫因素：孕妇对胎儿免疫耐受降低可导致流产，如母胎血型抗原不合(Rh或ABO血型系统等)、抗精子抗体存在、母体抗磷脂抗体过多、封闭抗体不足等。

(5)强烈应激与不良习惯：严重的躯体(腹部手术、直接撞击、性交过频、劳累过度)或心理(过度紧张、焦虑、恐惧、忧伤等)不良刺激及孕妇过量吸烟、酗酒、饮咖啡、滥用药物等，均有导致流产的报道。

3. 胎盘异常　滋养细胞发育不良或功能不全是胚胎早期死亡的重要原因之一。

4. 环境因素　过多接触化学物质(如镉、铅、汞、苯、DDT及尼古丁、乙醇等)、物理因素(如放射性物质、噪声、振动及高温等)及生物因素(致病微生物所致的宫内感染)等可引起流产。

(二)病理

妊娠8周前的早期流产胚胎多先死亡，继而底蜕膜出血并与胚胎绒毛分离，刺激子宫收缩而排出。妊娠物多能完全排出，此时胎盘绒毛发育尚不成熟，与子宫蜕膜联系不牢固，胚胎绒毛易与底蜕膜分离，故出血不多。早期流产时胚胎发育异常，一类是全胚发育异常，即生长结构障碍，包括无胚胎、结节状胚、圆柱状胚和发育阻滞胚；另一类是特殊发育缺陷，以神经管畸形、肢体发育缺陷等最常见。妊娠 8～12 周，胎盘虽未完全形成，但胎盘绒毛发育旺盛，与底蜕膜联系较牢固，妊娠产物往往不易完整地从子宫壁剥离而排出，部分组织残留于宫腔内影响子宫收缩，出血较多。妊娠 12 周后，胎盘完全形成，流产过程与足月分娩相似，流产时先有腹痛，然后排出胎儿及胎盘。胎儿在子宫腔内死亡过久，被血块包围可形成血样胎块引起出血不止，也可因血样胎块的血红蛋白被吸收形成肉样胎块或纤维化与子宫壁粘连。偶见胎儿因被挤压形成纸样胎儿或发生钙化形成石胎。

(三)临床表现

主要为停经后阴道出血和腹痛。

1. 早期流产　开始时绒毛与蜕膜剥离，血窦开放，出现阴道出血，剥离的胚胎和血液刺激子宫收缩，排出胚胎或胎儿，产生阵发性下腹部疼痛。胚胎或胎儿及其附属物完全排出后，子宫收缩，血窦闭合，出血停止。

2. 晚期流产　与足月产相似，流产时先有腹痛(阵发性子宫收缩)，胎儿娩出后胎盘娩出，出血不多。

(四)临床类型

1. 先兆流产　妊娠 28 周前，出现少量阴道出血，暗红色或血性白带，无妊娠物排出，无腹痛或伴有阵发性下腹痛或腰背痛。妇科检查：子宫颈口未开，胎膜未破，子宫大小与停经月份相符，妊娠试验阳性。症状消失后可继续妊娠。若阴道出血量增多或下腹痛加剧，可发展为难免流产。

2. 难免流产　流产已不可避免，多由先兆流产发展而来。表现为阴道出血量增多，阵发性腹痛加剧，可发生胎膜破裂，出现阴道流水。妇科检查：子宫颈口已扩张，有时可见胚胎组织或胎囊堵塞于子宫颈口，子宫大小与停经月份相符或略小。妊娠试验多为阴性。

3. 不全流产　难免流产继续发展，部分妊娠物排出子宫腔，且部分残留于子宫腔内或嵌顿于子宫颈口处，或胎儿排出后胎盘滞留子宫腔或嵌顿于子宫颈口，影响子宫收缩，导致大量出血，甚至引起出血性休克。妇科检查：子宫颈口已扩张，有大量血液自子宫颈口内流出，有时可发现胎盘组织堵塞于子宫颈口或部分妊娠物已排出于阴道内。通常子宫小于停经月份。

4. 完全流产　妊娠物已全部排出，阴道出血逐渐停止，腹痛逐渐消失。妇科检查:子宫颈口已关闭,子宫接近正常大小。

此外,流产有3种特殊情况。

1. 稽留流产　又称过期流产,指胚胎或胎儿已死亡,但仍滞留于子宫腔内未能自然排出。典型表现为早孕反应消失,有先兆流产症状或无任何症状,子宫不再增大反而缩小。若已到妊娠中期,孕妇腹部不见增大,胎动消失。妇科检查:子宫颈口未开,子宫较停经月份小,质地不软,不能闻及胎心。

2. 习惯性流产　指连续发生3次或以上的自然流产者。近年常用复发性流产(连续2次及以上的自然流产)取代习惯性流产。每次流产多发生于同一妊娠月份,其临床经过与一般流产相同。早期流产的常见原因为黄体功能不足、甲状腺功能减退、胚胎染色体异常等。晚期流产的常见原因为子宫畸形或发育不良、子宫颈内口松弛、子宫肌瘤等。

3. 流产合并感染　流产过程中,若阴道出血时间过长、有组织残留于宫腔内或非法堕胎等,有可能引起子宫腔内感染,常为厌氧菌及需氧菌混合感染,严重时感染可扩展到盆腔、腹腔乃至全身,并发盆腔炎、腹膜炎、败血症及感染性休克。

(五)诊断检查

1. 病史　询问有无停经史、反复流产史、早孕反应、阴道出血,有无阴道排液及排液的色、量、气味;有无妊娠物排出;有无腹痛及腹痛的部位、性质和程度等;有无全身性疾病、生殖器官疾病、内分泌功能失调及有无接触有害物质等以了解流产的原因。

2. 体格检查　测量体温、脉搏、呼吸、血压及有无贫血和感染征象。妇科检查注意子宫颈口是否已扩张,羊膜囊是否膨出,有无妊娠产物堵塞于子宫颈口内,子宫大小与停经月份是否相符,有无压痛等。检查双侧附件有无肿块、增厚及压痛。

3. 辅助检查

(1)B超:疑为先兆流产者,根据有无胎囊及其形态、胎动、胎心等,以确定胚胎或胎儿是否存活。不全流产及稽留流产均可借助B超协助确诊。

(2)绒毛膜促性腺激素(hCG)测定:多采用放射免疫方法进行血β-hCG定量测定,正常妊娠6～8周时,其值每日应以66%的速度增长,若48h增长速度＜66%,提示妊娠预后不良。

(六)治疗原则

1. 先兆流产　卧床休息,减少刺激,必要时给予对胎儿危害小的镇静药;禁止性生活;黄体功能不足者,肌内注射黄体酮10～20mg,每日或隔日1次,也可口服维生素E保胎治疗;甲状腺功能减退者可口服小剂量甲状腺片;及时进行B超检查,了解胚胎发育情况;重视心理护理,稳定情绪,增强保胎信心。

2. 难免流产 一旦确诊，应尽早使胚胎及胎盘组织完全排出，以防止出血和感染。早期流产应及时行刮宫术，对妊娠物应仔细检查，并送病理检查。晚期流产时，子宫较大，出血较多，可用缩宫素10～20U加于5%葡萄糖注射液500ml中静脉滴注，促进子宫收缩。当胎儿及胎盘排出后检查是否完全，必要时刮宫以清除子宫腔内残留的妊娠物。应给予抗生素预防感染。

3. 不全流产 一经确诊，应及早行刮宫术或钳刮术以清除子宫腔内残留组织。

4. 完全流产 流产症状消失，B超检查证实子宫腔内无残留物，如若无感染征象，不需要特殊处理。

5. 稽留流产 处理较困难。应及时促使胎儿和胎盘排出。由于胎儿死亡，稽留时间过长，胎盘可释放凝血活酶进入血液循环，母体可发生凝血功能障碍，导致弥散性血管内凝血(disseminated intravascular coagulation，DIC)，引起严重出血。所以，处理前应做凝血功能检查，并做好输血、输液准备。

6. 习惯性流产 染色体异常的夫妇应于妊娠前进行遗传咨询，确定是否可以妊娠。女方通过妇科检查、子宫输卵管造影及宫腔镜检查明确子宫有无畸形与病变，有无子宫颈口松弛等。男、女双方均应进行详细的必要检查，查出原因，对因治疗。有学者对不明原因的复发流产患者行主动免疫治疗，将丈夫的淋巴细胞在女方前臂内侧或臀部做多点皮内注射，妊娠前注射2～4次，妊娠早期加强免疫1～3次，妊娠成功率达86%以上。

7. 流产合并感染 治疗原则为控制感染的同时尽快清除子宫内残留物。若合并感染性休克，应积极进行抗休克治疗，病情稳定后再行彻底刮宫。若感染严重或盆腔脓肿形成，应行手术引流，必要时切除子宫。

(七)护理问题

1. 有感染的危险。

2. 焦虑。

3. 潜在并发症。

(八)护理措施

1. 先兆流产的护理 ①心理护理，说明病情，减轻紧张情绪；②卧床休息，补充营养，遵医嘱给予对胎儿无害的药物如镇静药、孕激素等。

2. 终止妊娠 妊娠不能继续者应积极配合，及时终止妊娠，做好病情观察，开放静脉，准备好输血、输液用物，及时抢救休克。

3. 预防感染 监测体温、血常规，观察阴道分泌物的颜色、性状和量，发现有感染征象应及时报告，遵医嘱给予抗生素治疗；注意无菌操作；指导患者保持会阴部清洁。

4. 其他　协助患者顺利度过悲伤期，加强卫生宣教，避免再次流产。

二、异位妊娠

受精卵在子宫体腔以外着床，称异位妊娠，习惯称宫外孕。依其发生部位不同，又分为输卵管妊娠、卵巢妊娠、腹腔妊娠、宫颈妊娠等，其中以输卵管妊娠最为常见。

(一)病因

1. 输卵管炎症　是最主要原因，包括输卵管黏膜炎和输卵管周围炎。

2. 输卵管发育不良或功能异常　输卵管过长、肌层发育差、黏膜纤毛缺乏等发育不良，均可成为输卵管妊娠的原因。输卵管蠕动、纤毛活动及上皮细胞的分泌功能异常，也可影响受精卵的正常运行。

3. 其他　精神因素可引起输卵管痉挛和蠕动异常，干扰受精卵的运送，引起异位妊娠。

另外，内分泌失调、神经精神功能紊乱、受精卵游走、输卵管手术及子宫内膜异位症等都可增加受精卵着床于输卵管的可能性；放置宫内节育器与异位妊娠发生也有相关性。

(二)病理

1. 输卵管妊娠的特点　输卵管管腔狭小，管壁薄且缺乏黏膜下组织，其肌层远不如子宫肌壁厚与坚韧，妊娠时不能形成完好的蜕膜，不利于胚胎的发育，常发生以下结局。

(1)输卵管妊娠流产：多见于壶腹部妊娠，囊胚与输卵管管壁分离，妊娠物进入输卵管腔，经伞端排入腹腔。

(2)输卵管妊娠破裂：多见于峡部妊娠，滋养细胞侵蚀管壁，最终导致输卵管破裂，大量出血，可造成休克。

(3)继发腹腔妊娠。

2. 子宫变化　子宫体稍增大、变软，子宫内膜发生蜕膜样变。

(三)临床表现

1. 停经。

2. 腹痛，为患者就诊的主要原因，输卵管未破裂前表现为一侧下腹隐痛或酸胀感；若输卵管妊娠破裂或流产，患者突感下腹撕裂样疼痛，随后遍及全腹，放射至肩部，可有肛门坠胀感。

3. 阴道出血，停经 6～8 周后不规则阴道出血，量不多，常为点滴状，淋漓不净。

4. 晕厥及休克，腹腔内畸形出血，导致血容量减少和剧烈腹痛，可出现晕厥甚至休克。

5. 腹部包块，当输卵管妊娠流产或破裂后所形成的血肿时间过久，可因血液凝固，逐渐机化变硬并与周围器官(子宫、输卵管、卵巢、肠管等)发生粘连而形成包块。

(四)辅助检查

1. 腹部检查，下腹压痛、反跳痛、肌紧张，出血量多，叩诊有移动性浊音。

2. 盆腔检查，子宫颈抬举痛明显。

3. 诊断检查，后穹隆穿刺是较可靠的诊断方法，阴道后穹穿刺抽出不凝血。

4. 妊娠试验。

5. 超声诊断。

6. 腹腔镜检查。

7. 诊刮，仅适用于阴道出血量较多的患者，目的在于排除宫内妊娠流产。

(五)治疗要点

以手术治疗为主，其次是药物治疗。

(六)护理问题

1. 恐惧。

2. 潜在并发症：出血性休克。

(七)护理措施

1. 健康教育、积极预防　预防盆腔感染，一旦发生盆腔炎，立即彻底治疗。

2. 休克的抢救　评估记录生命体征、出入量、出血量；吸氧、开放静脉，保持通畅；配血、输血、输液、止血，维持血容量。

3. 预防感染　遵医嘱应用抗生素，保证足够的营养，增强抵抗力，多食用含铁及蛋白质丰富的食物。

4. 手术护理　同妇科腹部手术护理。

5. 出院指导　应告诉患者输卵管妊娠有一定的再发率(10%)及不孕率(50%～60%)，因此再次妊娠应及时就医。

三、妊娠高血压综合征

妊娠20周以后出现高血压、水肿、蛋白尿三大症候群，严重时出现抽搐、昏迷、心力衰竭、肾衰竭，甚至发生母婴死亡。

(一)病因与病理

其病因尚未明确。基本病变为全身小动脉痉挛，周围血管阻力增加，血压升高。①肾动脉痉挛：肾血流减少，组织缺氧，血管通透性增加，尿蛋白出现，肾小球滤过率降低，水钠潴留，水肿。②脑血管痉挛：脑组织缺血、缺氧，患者出现相应的症状，如头痛、呕吐，甚至发生某些神经中枢缺氧导致的抽搐、昏迷、死亡。③胎盘供血不足：胎儿宫内发育迟缓(IUGR)，胎盘出血，胎盘早剥。

(二)临床表现与分类

1. 轻度妊娠高血压综合征　血压≥140/90mmHg，但<150/100mmHg，或较基础血压升高30/15mmHg，可伴轻度蛋白尿和水肿。

2. 中度妊娠高血压综合征　血压超过轻度妊娠高血压综合征范围，血压≥150/100mmHg，但<160/110mmHg；蛋白尿(+)，定量超过0.5g/24h；或伴有水肿；无头晕等自觉症状。

3. 重度妊娠高血压综合征　血压≥160/110mmHg或尿蛋白(++)～(+++)，24h尿蛋白量≥5g；可伴有不同程度的水肿，并有头痛等自觉症状。此阶段可分为先兆子痫和子痫。根据子痫发生的时间不同，分为产前子痫(妊娠晚期或临产前)、产时子痫(分娩过程中)和产后子痫(产后24h内)。

(三)辅助检查

1. 尿常规检查　根据蛋白定量确定病情严重程度；根据显微镜检查出现管型判断肾功能受损情况。

2. 血液检查　①测定血红蛋白、血细胞比容、血浆黏度、全血黏度以了解血液浓缩程度；重症患者应测定血小板计数、凝血时间，必要时测定凝血酶原时间、纤维蛋白原和鱼精蛋白副凝试验(3P试验)等，以了解有无凝血功能异常。②测定血电解质及CO_2结合力，以及时了解有无电解质紊乱及酸中毒。

3. 肝功能、肾功能测定　如进行谷丙转氨酶、血尿素氮、肌酐及尿酸等测定。

4. 眼底检查　重度妊娠高血压综合征时眼底小动脉痉挛，动、静脉比例可由正常的2∶3变为1∶2，甚至1∶4，或出现视网膜水肿、渗出、出血，甚至视网膜脱离，一时性失明。

5. 其他检查　如心电图、超声心动图、胎盘功能、胎儿成熟度检查等，视病情而定。

(四)治疗要点

1. 轻度妊娠高血压综合征　加强产前检查，控制病情发展。以休息、饮食调节为主，必要时给予镇静药物。

2. 中、重度妊娠高血压综合征　需要住院治疗，按解痉、降压、镇静、合理扩容及利尿的原则，并适时终止妊娠，以防止子痫及并发症的发生。

3. 子痫　以控制抽搐、防止受伤、减少刺激、严密监护、终止妊娠为处理原则。

4. 常用治疗药物

(1)解痉药物：以硫酸镁为首选药物。硫酸镁有预防和控制子痫发作的作用，适用于先兆子痫和子痫患者。

(2)镇静药物：使用于应用硫酸镁有禁忌或疗效不明显时，但分娩时应慎用，以免药物通过胎盘导致对胎儿的抑制作用。主要用药有地西泮和冬眠合剂。

(3)降压药物：仅适用于血压过高，特别是舒张压高的患者，舒张压≥110mmHg或平均动脉压≥140mmHg者，可应用降压药。常用药物有肼屈嗪、卡托普利等。

(4)扩容药物：扩容应在解痉的基础上进行，扩容治疗时，应严密观察脉搏、呼吸、血压及尿量，防止肺水肿和心力衰竭的发生。常用的扩容药有人血白蛋白、全血、平衡液和右旋糖酐-40。

(5)利尿药物：仅用于全身性水肿、急性心力衰竭、肺水肿、脑水肿、血容量过高且伴有潜在水肿者。用药过程中应严密监测患者的水和电解质平衡情况及药物的不良反应。常用药物有呋塞米、甘露醇。

(五)护理问题

1. 体液过多。

2. 有受伤的危险。

3. 有窒息的危险。

4. 有外伤的危险。

5. 知识缺乏。

6. 潜在并发症：肾衰竭、胎盘早期剥离。

(六)护理措施

1. 轻、中度妊娠高血压综合征

(1)卧床休息：以左侧卧位为宜，必要时也可换为右侧卧位，要避免平卧位。侧卧位可以增加子宫胎盘的血循环量，对降低血压、促进排尿有良好的作用。卧床期间指导患者床上活动四肢，以促进四肢的血液循环，防止肌肉萎缩和血栓性静脉炎。

(2)病情观察：每天监测尿蛋白、血压、水肿情况，异常时及时与医师联系，注意患者的主诉，如出现头晕、头痛等症状，应提高警惕，以防子痫的发生。

(3)健康教育：指导患者每天摄入足够的蛋白质、水和富含纤维素的食物，以防止便秘和补充尿蛋白的丢失。督促患者每天坚持数胎动，并监测体重，以便及时发现异常。

2. 重度妊娠高血压综合征的护理

(1)重点在于保持病情稳定，预防子痫发生，为分娩做准备。

(2)将患者安排在安静、光线较暗的病室，医护活动尽量集中，避免因外部刺激而诱发抽搐。

(3)准备下列物品：①呼叫器，并置于患者手边处；②放好床档，防止患者坠床、受伤；③急救车、吸引器、氧气开口器等以备使用；④急救药品，如硫酸镁、葡萄糖酸钙等；⑤产包。

(4)子痫患者的护理：子痫发生后，应首先保持患者呼吸道通畅，立即吸氧，用开口器或于上下磨牙间放置一缠好纱布的压舌板，用舌钳固定，使患者取头低、侧卧位，以防黏液吸入呼吸道内或舌后坠阻塞呼吸道，也可避免发生低血压综合征；患者昏迷未清醒时，禁止给予一切饮食和口服药物，防止误吸而致吸入性肺炎。其次，遵医嘱采用药物控制抽搐，首选硫酸镁。留置尿管，记录出入量，遵医嘱及时做尿常规、血液化学、心电图、眼底检查，随时监测生命体征，特别注意观察瞳孔大小的变化、肺部啰音、四肢运动情况、膝反射及有无宫缩，以早期发现脑出血、肺水肿、肾功能不全的征兆，判断是否临产，在抽搐控制后 12～16h，应考虑终止妊娠。

(5)适时终止妊娠：重症患者治疗 24～48h 后效果仍不满意，胎龄已超过 36 周，尤其是先兆子痫；如胎龄＜36 周但已提示胎盘功能减退，胎儿已成熟者，均应考虑终止妊娠。分娩方式应根据母儿情形而定。

(6)产时护理：如经阴道分娩，第一产程应注意患者的自觉症状、血压、脉搏、尿量、胎心及子宫收缩情况，血压升高时与医师联系，必要时给予肌内注射硫酸镁；子宫口开大 3cm 以上可酌情给予哌替啶或地西泮。第二产程中，尽量缩短产程，避免产妇用力，初产妇可行会阴侧切并用产钳或胎吸助产。第三产程需预防产后出血，在胎儿前肩娩出后立即静脉注射缩宫素，及时娩出胎盘并按摩宫底，观察血压变化，重视患者的主诉，产后 24h 到 5d 仍有发生子痫的可能，不可放松治疗与护理。

(7)产后护理：继续监测血压，产后 48h 内应至少每 4 小时测量 1 次血压。产后 48h 内应继续硫酸镁的治疗、护理；密切观察子宫复旧情况，以防大量使用硫酸镁产生的宫缩乏力而致产后出血。

四、前置胎盘

妊娠 28 周后若胎盘附着于子宫下段，甚至胎盘下缘达到或覆盖子宫颈内口，其位置低于胎先露部，称为前置胎盘。

(一)病因与病理

可能与子宫内膜病变、胎盘面积过大或受精卵发育迟缓等因素有关。

(二)临床表现与分类

1. 分类　按胎盘边缘与子宫内口的关系分为 3 种：完全性前置胎盘、部分性前置胎盘、边缘性前置胎盘。

2. 临床表现　主要表现是妊娠晚期无痛性反复阴道出血，常无任何诱因，突然发生。完全性前置胎盘在妊娠28周左右出血，出血次数频繁，量多，有时一次阴道大量出血，可使患者陷入休克状态；边缘性前置胎盘出血时间晚，多于妊娠37～40周或临产后，量较少；部分性前置胎盘介于两者之间。

(三)辅助检查

1. 产前检查　子宫大小与停经月份一致，胎方位清楚，先露高浮，胎心可以正常，也可因为孕妇失血过多所导致胎心异常或消失。

2. 超声波检查　B超断层像可清晰看到子宫壁、胎头、子宫颈及胎盘的位置，胎盘定位准确率95%以上，可以反复检查，目前基本已经取代了其他方法。

3. 阴道检查　主要用于终止妊娠前为明确诊断决定分娩方式的个案。阴道检查有扩大前置胎盘剥离面导致阴道大出血，危及生命的危险，如能确诊或出血过多则不必要进行。

4. 产后检查胎盘及胎膜　胎盘的前置部分可见陈旧血块附着，呈黑紫色或暗红色。

(四)治疗要点

制止出血，纠正贫血，防止感染，妊娠37周以前，或者估计胎儿体重<2300g，在保证孕妇安全的前提下，使用期待疗法，使胎儿能达到或接近足月，提高胎儿的存活率，妊娠37周后，发生出血，或不足37周，反复多量出血或一次大量出血造成出血性休克时，应选择最佳方式终止妊娠。

(五)护理问题

1. 潜在并发症。

2. 有感染的危险。

3. 自理能力缺陷。

(六)护理措施

1. 保证休息，减少刺激　孕妇应住院观察，绝对卧床休息，以左侧卧位为佳，并定时间断吸氧，以提高胎儿的血氧供应。另外，还需避免各种刺激，以减少出血机会。禁做阴道检查及肛检。

2. 纠正贫血　除口服硫酸亚铁、输血等措施外，还可以加强饮食指导，建议孕妇多食高蛋白及含铁丰富的食物，如动物肝、绿叶蔬菜及豆类等。一方面有助于纠正贫血，另一方面可以增强机体抵抗力，同时也促进胎儿发育。

3. 监测生命体征，及时发现病情变化　严格监测并记录孕妇生命体征变化，阴道出血的量、颜色及一般情况,监测胎儿宫内状态。发现异常及时报告医师并配合及时处理。

4. 预防产后出血和感染　①产妇回病房休息时严密观察产妇的生命体征及阴道出血情况,发现异常及时报告医师处理,防止或减少产后出血;②及时更换会阴垫,保持会阴部清洁、干燥;③胎儿娩出后,应及时使用宫缩药,以防止产后大出血。

5. 健康教育　应加强对孕妇的管理及宣教。

五、胎盘早期剥离

妊娠20周后或分娩期,正常位置的胎盘在胎儿娩出前,部分或全部从子宫壁剥离,称为胎盘早期剥离,简称胎盘早剥。

(一)病理

主要病理改变是底蜕膜层出血,形成血肿,使胎盘自附着处剥离。

1. 显性剥离　出血冲开胎盘边缘,沿胎膜和子宫壁向子宫颈口外流出。

2. 隐性剥离　出血积聚于胎盘和子宫壁之间,不能外流。血液积聚于胎盘和子宫壁之间,压力逐渐增大,血液浸入子宫肌层,引起肌纤维分离断裂,血液浸润至子宫浆膜层时,子宫表面出现紫色瘀斑,尤其在胎盘附着处最甚,称子宫胎盘卒中。

3. 混合性出血。

(二)临床表现

1. 轻型胎盘早剥　常见于分娩期,以外出血为主,表现为阴道暗红色流血,量较多,腹痛不明显。贫血程度与出血量成正比。

2. 重型胎盘早剥　以隐性出血为主,见于重度妊娠高血压综合征患者,主要表现为突发的持续性腹痛、腰酸、腰痛,严重时伴恶心、呕吐、休克症状,无或仅有少量阴道出血,贫血程度与外出血量不符。子宫硬如板状,压痛明显,子宫比妊娠月份大,成高张状态。胎位触摸不清,胎儿多已死亡。

(三)辅助检查

1. 产科检查　通过四步触诊判定胎方位、宫高变化、腹部压痛范围和程度等。

2. B型超声检查　正常胎盘B超图像应紧贴子宫体部后壁、前壁或侧壁,若胎盘与子宫壁之间有血肿时,在胎盘后方出现液性低回声区,暗区常不止一个,并见胎盘增厚。

3. 实验室检查　主要了解患者贫血程度及凝血功能。

(四)治疗要点

纠正休克,及时终止妊娠。

(五)护理问题

1. 潜在并发症。

2. 恐惧。

3. 预感性悲哀。

(六)护理措施

1. 加强产前检查,对妊娠高血压综合征等高危人群加强管理并及时治疗。

2. 补充血容量,纠正休克。

3. 一旦确诊,及时终止妊娠,依具体状态决定分娩方式,做好准备。

4. 预防感染。

5. 提供心理支持。

六、早产

妊娠满 28 周至不满 37 周之间终止者,称为早产。

(一)病因

早产有孕妇、胎儿、胎盘 3 个方面的因素。孕妇合并子宫畸形、子宫肌瘤、急慢性疾病及妊娠并发症易诱发早产;前置胎盘、胎盘早剥、胎死宫内、胎儿畸形、胎膜早破、羊水过多、多胎等也为常见原因;另外,尚有部分早产病因不明。

(二)临床表现

早产的临床表现主要是子宫收缩,最初为不规则宫缩,并常伴有少许阴道出血或血性分泌物,以后可发展为规则宫缩,与足月临产相似。胎膜早破的发生较足月临产多。宫颈管先逐渐消退,后扩张。

(三)治疗要点

若胎儿存活,无胎儿窘迫、胎膜未破,通过休息和药物治疗控制宫缩,尽量维持妊娠至足月;若胎膜已破,早产已不可避免时,则应尽可能地预防新生儿合并症以提高早产儿的存活率。

(四)护理问题

1. 有新生儿受伤的危险。

2. 焦虑。

3. 自尊紊乱。

(五)护理措施

1. 预防早产　做好妊娠期保健,保持心情平静,避免诱发宫缩活动如抬重物及性生活;加强营养;应多采取左侧卧位休息,禁止性生活,慎肛查及阴道检查,积极治疗合并症。

2. 药物治疗的护理　明确药物的作用和用药方法,识别药物不良反应以避免毒性作用的发生,并教给患者相应的用药知识。常用的抑制宫缩的药物有3类:β肾上腺素能受体兴奋药、硫酸镁、前列腺素抑制药。①预防新生儿合并症的发生:每日进行胎心监护,教会患者自数胎动,如有异常及时采取相应措施;②分娩准备:选择合理的分娩方式,做好早产儿保暖和复苏准备;③心理支持和护理。

七、过期妊娠

平时月经规律,妊娠达到或超过42周者,称为过期妊娠。

(一)病因

1. 胎盘　胎盘功能正常,与足月胎盘无异常,仅重量有所增加。胎盘功能减退,绒毛内血管床减少,间质纤维化增加。

2. 羊水　羊水量减少。

3. 胎儿　可有以下生长模式:①正常生长,体重增加成为巨大儿;②成熟障碍;③小样儿。

(二)病理

过期妊娠与胎儿肾上腺皮质功能有关:①无脑儿、畸胎合并羊水过多;②胎盘缺乏硫酸酯酶;③与遗传有关;④内源性前列腺素和雌二醇分泌不足而孕酮水平增高。

(三)治疗要点

1. 产前处理　确诊后应根据情况适时终止妊娠。

2. 产时处理　适时应用胎儿监护,并采用剖宫产结束分娩,挽救胎儿。

(四)护理问题

1. 有新生儿受伤的危险。

2. 潜在并发症。

(五)护理措施

1. 知识宣教和心理指导。

2. 预防并发症　①协助孕妇取左侧卧位,增加子宫胎盘血流量;②监测胎心,如有异常应及时报告;③遵医嘱进行辅助检查;④协助医师终止妊娠。

八、羊水过多

妊娠任何时期羊水量超过2000ml者,称为羊水过多。

(一)病因

确切病因不清楚,临床常见以下情况:①胎儿畸形;②多胎妊娠;③孕妇和胎儿的各种疾病如糖尿病、母儿血型不合、妊娠高血压综合征、严重贫血、急性肝炎等；④脐带、胎盘病变；⑤特发性羊水过多。

(二)临床表现

一般羊水量超过3000ml才出现症状。

1. 急性羊水过多　多发生在妊娠20～24周，子宫迅速增大，似足月妊娠或双胎妊娠大小，孕妇由于短时间子宫急速增大，横膈上抬，呼吸困难，不能平卧，便秘、下肢和外阴部水肿及静脉曲张而行走不便，只能侧卧。

2. 慢性羊水过多　多发生在妊娠28～32周，羊水在数周内增多，多数孕妇能适应，宫高腹围大于同期孕妇，腹壁皮肤发亮、变薄，皮肤张力大，有液体震颤感，胎位不清楚。

(三)治疗要点

1. 羊水过多合并胎儿畸形　及时终止妊娠。

2. 羊水过多合并正常胎儿　①症状严重孕妇无法忍受(胎龄＜37周)，穿刺放羊水；防止放羊水速度过快、量过多，一次不超过1500ml，腹部加压；②前列腺素抑制治疗；③妊娠近37周，在确定胎儿已成熟情况下，人工破膜，终止妊娠；④症状较轻可继续妊娠，注意休息，低盐饮食，酌情应用镇静药，严密观察羊水量的变化。

(四)护理问题

1. 体液过多。

2. 潜在并发症：胎膜早破。

(五)护理措施

1. 改善压迫症状，促进母儿健康。

2. 防止并发症，羊水过多易发生妊娠高血压综合征、胎位异常、胎膜早破及脐带脱垂。一旦破膜应抬高臀部，防止羊水流出过多或发生脐带脱出。

3. 心理调适。

九、羊水过少

妊娠晚期羊水量少于300ml者称为羊水过少。

(一)病因及病理

1. 胎儿畸形。

2. 过期妊娠，胎儿宫内发育迟缓、羊膜病变。

(二)临床表现

1. 孕妇宫高、腹围均小于同期妊娠，胎动时感觉腹痛，子宫敏感性增高，临产后阵痛剧烈，宫缩不协调，宫口扩张慢，产程延长。

2. 妊娠早期易造成胎儿肢体粘连、胎儿畸形，妊娠中、晚期，易引起肌肉骨骼畸形。

(三)治疗要点

1. 妊娠足月，应尽快破膜引产或行剖宫产术。

2. 羊膜腔输液防治羊水过少。

(四)护理问题

主要包括：①体液过少；②有感染的危险；③潜在并发症。

(五)护理措施

1. 终止妊娠　应尽快人工破膜观察羊水情况，如短时间内不能分娩时，应选择剖宫产术。

2. 保守期待治疗　羊膜腔灌注是一种安全、经济、有效的治疗方法。

第十一节　妊娠期合并症妇女的护理

一、妊娠合并心脏病

(一)妊娠期、分娩期及产褥期对心脏病的影响

1. 妊娠期　①妊娠期孕妇总循环血量于妊娠第 6 周开始逐渐增加，至妊娠 32～34 周达高峰，比未妊娠时增加 35%～45%，心排血量增加 30%～40%，心率也增快；②妊娠期子宫增大，体重增加，导致水钠潴留，膈肌上升使心脏向左、向上移位，右心室压力增加和大血管扭曲，易使心脏病孕妇发生心力衰竭，在妊娠 32～34 周循环血容量增加高峰时更应注意。

2. 分娩期　能量及氧消耗增加。①第一产程：每次宫缩约有 500ml 血液挤入周围循环，增加外周阻力和回心血量，心排血量增加约 20%；②第二产程：除宫缩外，腹肌及骨骼肌参与运动和产妇屏气用力，肺循环压力和腹压升高，逼使内脏血液涌入心脏，此期心脏负担量重；③第三产程：胎儿娩出后，子宫迅速缩小，腹压骤减，大量血液流向内脏，回心血量急剧减少。胎盘娩出后，胎盘血液循环停止，子宫进一步收缩，大量血液从子宫进入体循环，使回心血量急剧增加。两者引起的血流动力学改变，使心脏负担加重，易发生心力衰竭。

3. 产褥期　产后 3d 内，子宫缩复致大量血液进入体循环，如产妇体内组织中滞留的大量液体回到体循环，使循环血量再度增加，易诱发心力衰竭。

(二)心脏病对妊娠的影响

由于心脏病孕妇长期缺氧,活动受限,易发生早产。宫内发育迟缓、胎儿宫内窘迫、先天性心脏病、胎死宫内、新生儿窒息发生率比正常产妇高。

(三)临床表现

1. 症状　大多数心脏病产妇在妊娠前已确诊,重要的是需要了解心脏功能及用药的情况和手术治疗情况。临床主要症状包括活动后心悸、呼吸困难、易乏力、头晕、眼花。根据症状的轻重将心功能分为 4 级,这种分级适用于各种类型的心脏病。

Ⅰ级:一般体力活动不受限制,无症状。

Ⅱ级:一般体力活动稍受限制,活动后有心悸、轻度气短,休息后症状好转。

Ⅲ级:一般体力活动显著受限,休息时无不适或有轻度心力衰竭,轻微日常活动即感不适、心悸、呼吸困难。

Ⅳ级:不能从事任何轻微活动,休息时仍有心悸、呼吸困难等心力衰竭的表现。

2. 体征　水肿,颈静脉可见怒张,心脏扩大,心脏杂音如舒张期杂音,严重二联律、三联律,口唇发绀,肝、脾大,肺底有啰音。患者夜间不能平卧,端坐呼吸,休息时心率＞120/min,呼吸＞20/min,均考虑有早期心力衰竭。如有明显心慌、气急、咳嗽、泡沫样痰或痰中带血,呼吸困难或肺底啰音持续存在,颈静脉充盈,肝、脾大,肝区疼痛,均应诊断为心力衰竭。

(四)辅助检查

X 线检查、心电图检查、二维超声心动图检查、胎儿电子监护仪。

(五)治疗要点

1. 非妊娠期　产前应咨询,根据心脏病的种类、病变程度、心功能等情况,决定能否妊娠。

2. 妊娠期　①对不宜妊娠者,应于妊娠 12 周前行人工流产,若有心力衰竭,应在心力衰竭控制后再终止妊娠;②对继续妊娠者,加强妊娠期保健,在产科和心内科共同的监护下,预防心力衰竭的发生。

3. 分娩期　①心功能Ⅰ～Ⅱ级者,无产科手术指征的心脏病孕妇,产程开始给予抗生素预防感染、营养支持。在严密监护下,缩短第二产程,给予阴道助产。胎儿、胎盘娩出后,防止腹压骤降诱发心力衰竭和产后出血。②心功能Ⅲ级的初产妇或有产科指征者,均应择期行剖宫产术。③麻醉选择硬膜外麻醉为宜。

4. 产褥期　①产后 3d,尤其 24h 内,注意心力衰竭,应继续卧床休息,并密切观察心率、呼吸、血压及体温的变化;②广谱抗生素预防感染直至产后 1 周,心功能Ⅲ级或以上者不宜哺乳。

(六)护理问题

1. 活动无耐力。

2. 自理能力缺陷。

3. 潜在并发症:心力衰竭。

(七)护理措施

1. 妊娠期

(1)加强妊娠期保健:孕妇转入高危门诊,定期产检,<20 周者每 2 周 1 次;>20 周后每周 1 次,于心内科一同监护,评估心功能和胎儿情况,防治早期心力衰竭。如心功能≥Ⅲ级,有早期心力衰竭表现应及时住院,一般告知产妇在预产期前 2 周需入院待产。

(2)保证充足休息:每日睡眠 10h 以上,宜取左侧卧位或半卧位,限制体力活动,避免劳累和精神刺激。

(3)指导合理饮食:摄取高蛋白,高维生素,含钙、铁等矿物质丰富的食物。多食水果、蔬菜,防止便秘;限制食盐<4~5g/d,防止水肿;少食多餐。

(4)积极防止诱发因素:预防感染,注意口腔卫生,预防感冒;纠正贫血、维生素缺乏;防止妊娠高血压综合征、心律失常。

(5)指导孕妇及其家属掌握监护技巧。①识别早期心力衰竭的症状:休息时心率>110/min,呼吸>20/min,伴半夜胸闷或出现咳嗽,咳粉红色泡沫痰症状,应及时就诊。②监测胎动、胎心、子宫底等:妊娠 28 周前做胎儿超声心动图,除外先天性心脏病。③监测体重:妊娠 28 周后每周体重增加不超过 0.5kg,整个妊娠期体重增加<11kg。

2. 分娩期

(1)第一产程:除提供常规产科护理外,还应①观察生命体征,每 1~2 小时 1 次,必要时每 30 分钟 1 次,评估心功能状态;②指导产妇取左侧半卧位休息;③运用呼吸及放松技巧,缓解子宫收缩时的不适,必要时遵医嘱给予哌替啶等镇静药,避免情绪激动。

(2)第二产程:①专人陪护,给予精神上支持和鼓励,引导产妇呼吸运动,增加其自控力;②避免用力屏气,子宫口开全时,在严密监护下行阴道助产及新生儿急救准备;③吸氧;④观察生命体征,每 15 分钟 1 次,同时观察宫缩情况;⑤不断评估心功能情况,防止急性心力衰竭的发生。

(3)胎儿娩出后立即在腹部压沙袋(1kg)24h,以防止腹压骤减而发生心力衰竭。第三产程后应在产房观察 4h。

3. 产褥期　①产后72h严密观察生命体征，每4小时1次，心功能Ⅲ～Ⅳ级者，每2小时1次；②产后24h绝对卧床休息，取半卧位或左侧卧位，根据心功能情况，制订休息和活动计划，避免血栓形成；③遵医嘱应用抗生素，直至产后1周；④产后摄取合理饮食，预防便秘；⑤指导喂养，产后心功能Ⅰ～Ⅱ级者，鼓励并指导母乳喂养；⑥指导选择计划生育措施，心功能＞Ⅲ级者，宜在产后1周行绝育手术；⑦出院视病情而定，心功能Ⅱ级者可在产后10d出院，心功能Ⅲ级者应延迟出院时间；⑧出院指导：需与产妇及其家属共同参与，讨论、制订与疾病相关的产褥期保健计划，识别心功能不全症状的能力，以便随时就诊。

二、妊娠合并病毒性肝炎

（一）妊娠对肝炎的影响

1. 营养物质需要增加　在妊娠后期热量的需要量比妊娠前增加20%。

2. 妊娠和分娩的负担　①胎儿的代谢和解毒作用，使肝负担加重；②分娩时疲劳、出血、手术和麻醉均可加重肝损害；③合并妊娠高血压综合征，由于全身小动脉痉挛，肝可出现缺血性损害，以致发生坏死。

3. 妊娠期内分泌改变　内源性雌激素的产生显著增多，雌激素必须在肝内灭活，肝病时则使雌激素代谢异常引起雌激素潴留，进一步加重肝负担。

（二）肝炎对妊娠的影响

1. 对母体的影响　①妊娠早期，合并病毒性肝炎可使妊娠反应加重；②妊娠晚期，妊娠高血压综合征的发生频率增高；③分娩时因肝功能受损，凝血因子合成功能减退，易导致产后出血。若重症肝炎，常并发DIC，出现全身出血倾向，直接威胁产妇生命。

2. 对胎儿的影响　肝炎病毒经胎盘感染胎儿，妊娠早期患肝炎，胎儿畸形率约增高2倍，也易造成流产。妊娠晚期早产儿和围产儿死亡率明显增高。

3. 母婴传播　甲型肝炎病毒（HAV）及戊型肝炎病毒（HEV），主要经粪-口途径传播，不通过胎盘传给胎儿。乙型肝炎病毒（HBV）、丙型肝炎病毒（HCV）和丁型肝炎病毒（HDV），母婴传播是重要途径，其方式有子宫内经胎盘传播，分娩时经软产道接触母血或羊水传播，产后接触母亲唾液及乳液传播。

（三）辅助检查

1. 肝功能检查。

2. 肝炎病毒血清学抗原抗体系统的检查：甲型病毒性肝炎、乙型病毒性肝炎、丙型病毒性肝炎。

3. 凝血功能检查。

(四)治疗要点

肝炎患者原则上不宜妊娠。妊娠合并肝炎的患者与非妊娠期的肝炎患者处理原则相同:注意休息,加强营养,给予高蛋白、高维生素、足量糖类和低脂肪饮食。对重症肝炎患者,应预防并治疗肝性脑病,如限制蛋白质摄入、保持大便通畅、应用保肝降氨药物和制剂,积极预防并治疗DIC(因DIC是妊娠期重症肝炎的主要死因,应进行凝血功能检查)。分娩期准备好新鲜血液,子宫口开全后可行胎头吸引术助产,缩短第二产程,注意新生儿隔离和特殊处理。产褥期选用对肝损害小的广谱抗生素控制感染,以防肝炎病情恶化。

(五)护理问题

1. 营养失调。

2. 有感染的危险。

3. 母乳喂养中断。

(六)护理措施

1. 妊娠期

(1)开展卫生教育,传授相关的卫生知识,预防肝炎的发生。

(2)加强孕期保健:①讲解肝炎与母婴的相互影响、转归及预后,帮助孕妇消除顾虑,树立信心,积极配合监护措施;②预防交叉感染,按传染病处理,严格执行隔离消毒措施。

(3)落实妊娠期监测,定期产前检查:与传染科共同监护,预防早产,注意休息,避免劳累及情绪波动。轻度患者给予适当休息,要把补充足够营养视为药物治疗的重要组成部分,鼓励孕妇摄入足够热量的食物。

(4)预防妊娠高血压综合征及贫血,以免病情发展,若发现孕妇皮肤、巩膜黄染加深,尿色黄,皮肤瘙痒等,即遵医嘱做进一步检查。若血压升高、贫血等,应及早治疗,以免病情恶化。

(5)加强入院患者的护理:①专人护理,严密监测生命体征;②宜进食低脂肪、低蛋白质、高糖类的食物,保证足够热量并补充大量纤维素。

(6)预防交叉感染:按传染科处理,严格执行消毒隔离措施。

2. 分娩期

(1)减轻产妇的心理负担:①在隔离产房内,为产妇提供安全、舒适的环境;②增加与产妇交谈,加强沟通,通过观察,周全服务,满足产妇对生理和心理上的需求,消除其紧张和孤独情绪。

(2)预防凝血功能障碍:①分娩前遵医嘱肌内注射、口服维生素K制剂,配新鲜血备用及监测凝血功能;②分娩过程中,在严密观察产程时注意产妇是否有出血倾向。

(3)减少产时体力消耗,应缩短第二产程,给予阴道助产。

(4)预防产后出血及感染:①减少产道损伤;②仔细检查,以防胎盘残留;③严格执行无菌操作规程。

(5)防止肝衰竭、肾衰竭:密切注意血压、神志和尿量变化。

3. 产褥期

(1)遵医嘱使用对肝损害小的抗生素。

(2)继续护肝,保证休息和营养,以防发展为慢性肝炎。

(3)观察子宫收缩及阴道出血情况。

(4)加强教育:①讲解不宜母乳喂养的原因;②指导选用对肝无损害的避孕措施;③接种乙肝免疫球蛋白(HBIG)(即刻获得被动免疫)或乙肝疫苗,出生后6h内接种乙肝疫苗(出生后、1个月及6个月各接种乙肝疫苗1次,一般可阻断90%的母婴传播率)。

(5)产妇若不哺乳,忌用雌激素退奶,可采用皮硝外敷或生麦芽冲饮。

三、妊娠合并糖尿病

(一)妊娠对糖尿病的影响

1. 妊娠期　①妊娠早期因早孕反应,进食少,孕妇血糖偏低;②妊娠中、晚期,母体内各种内分泌激素增加和胎盘生乳素的分泌,在周围组织中都具有抗胰岛素作用,使母体对胰岛素需要量较非妊娠时期增加1倍;③胎盘生乳素又具有脂解作用,使身体周围脂肪分解成糖类和脂肪酶,因此,妊娠期糖尿病宜发生酮症酸中毒;④妊娠期血容量增加,血液稀释,胰岛素相对不足,肾小球滤过增多和肾小管对糖的再吸收减少,致使肾排糖阈降低。

2. 分娩期　①子宫和骨骼肌的收缩,消耗大量糖原;②临产后进食量少,易发生低血糖和诱发酮症酸中毒;③孕妇情绪紧张及疼痛引起血糖波动。

3. 产褥期　胎盘排出,全身内分泌激素恢复至非孕水平,胰岛素需要量也减少,若不调整用量,易发生低血糖症。

(二)糖尿病对母、儿的影响

1. 对母体的影响　①血管内皮细胞增厚及管腔狭窄,易并发妊娠高血压综合征且发生率比正常妊娠组高4～5倍;②白细胞有多种功能缺陷,导致糖尿病孕妇易发生生殖、泌尿系统感染,甚至发展成为败血症;③糖利用不足,能量不够,导致子宫收缩乏力，产程延长，产后出血；④胎儿巨大等原因，导致剖宫产率增高。

2. 对胎儿的影响　①巨大儿的发生率增高；②畸形儿的发生率增高；③围生儿死亡率增高；④新生儿并发症发生率增高。

(三)辅助检查

1. 血糖测定　2次空腹血糖≥5.8mmol/L (105mg/dl)即可确诊为糖尿病。

2. 50g葡萄糖耐量试验　常在妊娠24～28周用于筛查妊娠期糖尿病。

3. 75g葡萄糖耐量试验　常对50g葡萄糖耐量试验异常或诊断不明者进行确诊。

4. 并发症的检查　包括眼底检查，24h尿蛋白定量，尿糖、尿酮体等。

(四)治疗要点

1. 饮食控制　是糖尿病治疗的基础。

2. 药物治疗　根据孕妇的血糖情况，应用胰岛素来调节血糖水平。

3. 加强胎儿监护　定期进行产前检查，及时了解胎儿宫内情况，胎儿成熟度及胎儿、胎盘情况，防止死胎的发生。

4. 其他　必要时适时终止妊娠。

(五)护理问题

1. 知识缺乏。

2. 有胎儿受伤的危险。

3. 有感染的危险。

4. 有低血糖的危险。

(六)护理措施

1. 妊娠期　①入高危门诊；②控制饮食；③适量运动；④正确使用胰岛素；⑤胎儿监护；⑥预防感染。

2. 分娩期　除提供常规产科护理外，还有：①陪伴分娩，提供心理支持，鼓励进食，保证热量供应，防止低血糖的发生，促进产程进展；②严密监测产程进展和胎儿情况，若胎心异常或是CST出现晚期减速，立即报告医师；③做好术前准备，准备助产器械和做好新生儿抢救准备；④糖尿病孕妇妊娠已接近足月，并伴有其他合并症，需终止妊娠，应遵医嘱对孕妇术前注射地塞米松，以促进胎儿肺泡表面活性物质的产生，促进胎肺成熟，减少新生儿呼吸窘迫综合征的发生；⑤监测血糖、尿糖动态变化，预防低血糖；⑥预防产后出血，注射宫缩药，如缩宫素或麦角新碱；⑦产后注意及时遵医嘱调整胰岛素用量。

3. 产褥期

(1)胎盘娩出后，抗胰岛素的激素迅速下降，产后24h应遵医嘱调整胰岛素用量并监测血糖变化，以防止低血糖休克的发生。

(2)给予产褥期一般护理，防止念珠菌等感染。指导喂养，重症糖尿病孕妇不宜哺乳，应退乳。轻症患者应早期哺乳。

(3)糖尿病婴儿护理：①无论体重多少，都应按早产儿护理，预防新生儿低血糖的发生；②出生后 1h 喂 25％葡萄糖液 10～30ml，以后每 4 小时 1 次，连续 24h，必要时静脉给予葡萄糖酸钙。

(4)出院指导：鼓励坚持母乳喂养，加强产褥期保健，合理安排饮食，加强产后随访。

四、妊娠合并贫血

(一)贫血与妊娠的相互影响

缺铁性贫血最为常见。妊娠期母体的骨髓和婴儿两者竞争摄取母体血清中的铁，一般总是胎儿组织占优势，而且铁通过胎盘的运转是单向性的，因此不论母体是否缺铁，胎儿总是按需要量摄取铁，即使在母体极度缺铁时，也不可能逆转运输，因此胎儿缺铁的程度不会太严重。但是，如果母体过度缺铁，影响骨髓的造血功能可致严重贫血，若红细胞在 $1.5\times10^{12}/L$，血红蛋白在 50g/L，血细胞比容在 13％以下时，则会因胎盘供氧和营养不足而致胎儿发育迟缓、胎儿宫内窘迫、早产，甚至死胎。

孕妇严重贫血时常有心肌缺血，以致引起贫血性心脏病，甚至发生充血性心力衰竭。贫血也降低机体的抵抗力，容易发生产褥感染，对失血的耐受力也差。因此，妊娠期、产时或产后发生并发症的机会较多。

(二)辅助检查

1. 血常规检查　血红蛋白和血细胞比容下降。

2. 血清铁测定　能更敏锐地反映缺铁状况。

(三)治疗要点

轻度贫血者，血红蛋白＜100g/L 时，应给予饮食指导及补充铁剂。重度贫血如＜60g/L，接近预产期或短期内需行剖宫产者，应多次少量输血治疗，以纠正贫血状态，警惕发生急性左心衰竭。产后应用缩宫药防止产后出血，并给予广谱抗生素预防感染。

(四)护理问题

1. 活动无耐力。

2. 有受伤的危险。

3. 有感染的危险。

4. 有胎儿受伤的危险。

(五)护理措施

1. 妊娠期　①加强妊娠期保健,纳入高危孕妇管理,定期产科检查;②提供与贫血相关的知识,指导妊娠期的饮食:多食含铁质丰富的食物如瘦肉、动物肝、蛋类及绿叶蔬菜,食物品种多样化,纠正偏食习惯;③补充铁剂的方法和观察:饭后服用,服药同时禁饮浓茶、咖啡、牛奶;用药期间,每日饮水量2000ml左右;注意口腔及胃肠道反应和疗效;④评估贫血程度:每个月检查血红蛋白、红细胞等,指导其休息与活动;血红蛋白<60g/L,应卧床休息;血红蛋白>80g/L,可户外活动,观察活动后有无缺氧征象;⑤预防感染:注意口腔及个人卫生。

2. 分娩期及产褥期　除提供常规产科护理外,还应:①严密监测母儿状态,监测心功能,间歇性吸氧;②鼓励产妇进食高蛋白和高维生素饮食;③备好新鲜血和新生儿急救的物品;④陪伴产妇,给予产妇精神上支持和心理上安慰,树立信心,缓解分娩疼痛,促进产程进展;⑤产后及时使用宫缩药,预防产后出血。极度贫血或并发心血管疾病者不宜哺乳。

第十二节　异常分娩的护理

一、产力异常

(一)病因

1. 子宫收缩乏力　常见的原因有头盆不称或胎位异常、子宫局部因素、精神因素、内分泌失调、药物影响等。

2. 子宫收缩过强　多见于精神紧张、过度疲劳及不适当地应用宫缩药等。

(二)分类

分为子宫收缩乏力和子宫收缩过强两类。子宫收缩乏力又分为协调性子宫收缩乏力和不协调性子宫收缩乏力;子宫收缩过强又分为协调性子宫收缩过强和不协调性子宫收缩过强。

(三)临床表现

1. 协调性子宫收缩乏力　子宫收缩力弱,持续时间短,间歇期长且不规律。此种子宫收缩乏力多属继发性子宫收缩乏力,于第一产程活跃期后期或第二产程时子宫收缩减弱。

2. 不协调性子宫收缩乏力　子宫收缩的极性倒置,属无效宫缩,节律性异常。

3. 协调性子宫收缩过强　子宫收缩力过强、过频，总产程<3h称为急产，经产妇多见。

4. 不协调性子宫收缩过强　产妇烦躁不安，持续性腹痛，拒按，胎位触不清，胎心听不清，子宫痉挛性狭窄环可发生在宫颈、宫体的任何部分，多在子宫上、下交界处，查体可触及不随宫缩上升的狭窄环。

(四)对母儿的影响

1. 子宫收缩乏力　易引起产后大出血、胎儿窘迫甚至胎死宫内。

2. 子宫收缩过强　可致初产妇子宫颈、阴道及会阴撕裂伤，胎儿窘迫、新生儿窒息甚至死亡，子宫破裂，产褥感染，新生儿颅内出血。

(五)治疗要点

1. 协调性子宫收缩乏力　若发现有头盆不称，评估不能经阴道分娩者，应及时行剖宫产术；若无头盆不称和胎位异常，评估能经阴道分娩者，应加强宫缩。

2. 不协调性子宫收缩乏力　处理原则是调节子宫收缩，恢复正常节律性及其极性。在宫缩恢复为协调前，严禁应用缩宫素。

3. 协调性子宫收缩过强　注意预防急产和发生急产后进行抢救。

4. 不协调性子宫收缩过强　应立即停用缩宫素，停止阴道内操作和给予宫缩抑制药。若仍不缓解，应立即行剖宫产术。

(六)护理问题

1. 子宫收缩乏力　①疲乏；②有体液不足的危险；③焦虑；④恐惧。

2. 子宫收缩过强　①疼痛；②焦虑；③潜在并发症：子宫破裂。

(七)护理措施

1. 协调性子宫收缩乏力　注意改善孕妇全身情况，加强宫缩，做好剖宫产准备，预防产后出血及感染。

2. 不协调性子宫收缩乏力　保证产妇充分休息，稳定情绪，提供心理支持，防止精神紧张。

3. 预防急产　产妇应提前住院待产；一旦发现临产，卧床休息，左侧卧位，提供心理支持；临产后做好接生与抢救新生儿的准备。

4. 做好产后处理　分娩时注意保护母儿，避免产伤及意外情况发生。产后进行心理指导及健康教育，并做好出院后的避孕指导。

二、产道异常

(一)骨产道及软产道异常的临床表现

1. 骨盆入口平面狭窄的临床表现　骶耻外径<18cm，入口前后径<10cm，对角

径<11.5cm。①胎头衔接受阻;②骨盆临界性狭窄:表现为潜伏期及活跃期早期延长,活跃期后期产程进展顺利;③骨盆绝对性狭窄:常发生梗阻性难产,这种情况可出现病理性缩复环,甚至子宫破裂。

2. 中骨盆平面狭窄的临床表现　两侧骨盆壁向内倾斜,状似漏斗,坐骨棘间径<10cm,坐骨结节间径<8cm,耻骨弓角度<90°。①胎头能正常衔接:常出现继发性子宫收缩乏力,活跃期后期及第二产程延长甚至第二产程停滞;②胎头受阻于中骨盆:可发生胎儿脑组织损伤、颅内出血及胎儿宫内窘迫。若狭窄程度严重,子宫收缩又较强,可发生先兆子宫破裂及子宫破裂。

3. 骨盆出口平面狭窄的临床表现　若单纯骨盆出口平面狭窄,第二产程停滞,继发性子宫收缩乏力,强行阴道助产,可导致软产道、骨盆底肌肉及会阴严重损伤,胎儿严重产伤,对母儿危害极大。

4. 软产道异常的临床表现　软产道包括子宫下段、子宫颈、阴道及骨盆底软组织构成的弯曲管道。主要临床表现为外阴异常、阴道异常及子宫颈异常。

(二)对母儿的影响

1. 对母体的影响　产道异常可导致产程延长或停滞。可引起生殖道瘘和内出血。胎膜早破及手术助产增加感染机会。严重梗阻性难产可导致子宫破裂,危及产妇生命。

2. 对胎儿的影响　易导致胎儿宫内窘迫,甚至胎儿死亡;易发生颅内出血;手术助产机会增多,易发生新生儿产伤及感染。

(三)治疗要点

明确狭窄骨盆类别和程度,了解胎位、胎儿大小、胎心率、宫缩强弱、子宫颈口扩张程度、胎先露下降程度、破膜与否,结合年龄、产次、既往分娩史进行综合判断,决定分娩方式。

(四)护理问题

1. 有感染的危险。

2. 有新生儿窒息的危险。

3. 潜在并发症:子宫破裂、胎儿窘迫。

(五)护理措施

1. 有明显头盆不称,遵医嘱做好剖宫产术的术前准备与护理。

2. 有轻度头盆不称,在严密监护下可以试产,试产中的护理要点为:专人守护,保证良好的产力;少肛查,禁灌肠,试产过程一般不用镇静、镇痛药。密切观察胎儿情况及产程进展;注意子宫破裂的先兆,发现异常时,立即停止试产,预防子宫破裂。

3. 中骨盆和出口平面狭窄者,遵医嘱做好阴道手术助产和剖宫产的术前准备。

4. 提供心理支持,做好产妇心理护理。

5. 预防产后出血和感染:胎先露长时间压迫阴道或出现血尿时,应及时留置导尿管 8～12d,防止发生生殖道瘘。

6. 新生儿护理:胎头在产道压迫时间过长或经手术助产的新生儿,应按产伤处理,严密观察颅内出血或其他损伤的症状。

三、持续性枕后位、枕横位

分娩时除枕前位为正常胎位外,其余均为异常胎位,是造成难产的原因之一。在分娩过程中,胎头枕部持续位于母体骨盆后方或侧方,于分娩后期仍不能向前旋转,致使分娩发生困难者,称为持续性枕后位或持续性枕横位。表现为产程延长,产妇自觉肛门坠胀及排便感,产妇疲劳,宫颈前唇水肿,胎头水肿,影响产程进展。持续性枕后位或持续性枕横位,常致第二产程延长。

四、臀先露

治疗要点:定期产检,妊娠 30 周以前随其自然;妊娠 30 周后胎位仍不正常者,则给予矫治。若矫治失败,提前 1 周住院待产,以决定分娩方式。

五、胎儿发育异常

1. 巨大儿　胎儿出生体重≥4000g 者称巨大儿。多见于父母身体高大、孕妇患轻型糖尿病、经产妇、过期妊娠等。临床表现为妊娠期子宫增大较快,妊娠后期孕妇可出现呼吸困难,自觉腹部及肋两侧胀痛等症状。

2. 脑积水　胎头颅腔内、脑室内外有大量脑脊液(500～3000ml)潴留,使头颅体积增大,颅缝明显增宽,囟门增大,称为脑积水。临床表现为明显头盆不称,跨耻征阳性,如不及时处理可致子宫破裂。

第十三节　分娩期并发症妇女的护理

一、胎膜早破

在临产前胎膜破裂,称为胎膜早破。

(一)病因

1. 机械性刺激:创伤或妊娠后期性交,引起胎膜炎。

2. 多胎妊娠及羊水过多导致的羊膜腔内压力升高。

3. 子宫颈内口松弛。

4. 下生殖道感染。

5. 胎膜发育不良。

(二)临床表现

孕妇突感有较多液体自阴道流出,继而有少量液体间断性排出。肛诊将胎先露部上推,见阴道流液量增加。

(三)并发症

并发症有早产、脐带脱垂及母儿感染。

(四)辅助检查

1. 阴道液酸碱度检查　正常阴道液 pH 为 4.5～5.5,羊水 pH 为 7.0～7.5。若 pH≥6.5 时,视为阳性。

2. 阴道涂片检查　阴道液置于载玻片上,干燥后镜检可见羊齿植物状结晶为羊水。

3. 羊膜镜检查　可直视胎先露部,看不到前羊膜囊,即可诊断为胎膜早破。

(五)对母儿影响

1. 对母体的影响　破膜后,阴道内的病原微生物易上行感染,感染程度与破膜时间有关,若破膜超过 24h,感染率增加 5～10 倍。若突然破膜,有时可引起胎盘早破。羊膜腔感染易发生产后出血。有时常合并胎位异常与头盆不称。

2. 对胎儿影响　胎膜早破时常诱发早产,早产儿易发生呼吸窘迫综合征。出生后易发生新生儿吸入性肺炎。脐带脱垂、胎儿窘迫、胎儿及新生儿颅内出血及感染,严重者可导致败血症危及胎儿及新生儿生命。

(六)预防

加强围生期卫生宣教与指导,妊娠后期减少性生活次数,积极治疗与预防下生殖道感染。避免突然腹压增加。补充足量的营养素。子宫颈内口松弛者,于妊娠 14～16 周行子宫颈环扎术并卧床休息。破膜 12h 以上,可考虑预防性应用抗生素。

(七)治疗要点

1. 期待疗法　适用于妊娠 28～35 周不伴感染且破膜者,经一般处理后,预防性使用抗生素和子宫收缩抑制药,观察羊水量、性状,早期诊断,适时终止妊娠。

2. 终止妊娠　妊娠达 35 周以上分娩发动,可自然分娩;有剖宫产指征者,可行剖宫产术。

(八)护理问题

1. 有感染的危险。

2. 有胎儿受伤的危险。

3. 焦虑。

(九)护理措施

1. 严密观察胎儿情况:监测胎心率的变化。定时观察羊水性状、颜色、气味等。如为混有胎粪的羊水流出,应及时给予处理。若孕龄<37周,已临产,或孕龄达37周,在破膜12～18h后尚未临产者,尽快结束分娩。

2. 积极预防感染:严密观察产妇的生命体征,了解感染的征象。给予抗生素。一般于胎膜破裂后12h即给予抗生素预防感染发生。

3. 胎膜早破患者取侧卧位或平卧位,垫高臀部,以防脐带脱垂造成胎儿缺氧或宫内窘迫。监测胎心,阴道检查有无隐性脐带脱垂,如有脐带先露或脐带脱垂,应在数分钟内结束分娩。

二、产后出血

产后出血是指胎儿娩出后24h内失血量超过500ml。是分娩期严重并发症,占我国产妇死亡原因的首位。

(一)病因

引起产后出血的主要原因为子宫收缩乏力、胎盘因素(胎盘滞留、胎盘粘连或胎盘植入、胎盘部分残留)、软产道损伤及凝血功能障碍。

(二)临床表现

主要临床表现为阴道出血量过多。产妇面色苍白、出冷汗,主诉口渴、心慌、头晕,懒言或表情淡漠,呼吸急促,甚至烦躁不安,很快转入昏迷状态。软产道损伤造成阴道壁血肿的产妇可有尿频或肛门坠胀感,且有排尿疼痛。

(三)治疗要点

针对出血原因,迅速止血;补充血容量,纠正失血性休克;防止感染。

(四)预防

1. 妊娠期　加强妊娠期保健,定期产前检查,及时治疗高危妊娠或妊娠早期时终止妊娠。

2. 分娩期　第一产程密切观察产程进展,防止产程延长。第二产程严格执行无菌技术,指导产妇正确使用腹压,适时适度做会阴侧切术,胎肩娩出后立即给予缩宫素,以加强子宫收缩,减少出血;第三产程正确处理胎盘娩出和测量出血量。

3. 产后期　产后2h内,要密切观察产妇的子宫收缩、阴道出血及会阴伤口情况,定时测量产妇的生命体征;督促产妇及时排空膀胱,以免影响宫缩致产后出血;早期哺乳，刺激子宫收缩，减少阴道出血量。

(五)护理问题

1. 潜在并发症　失血性休克。

2. 有感染的危险。

3. 恐惧。

(六)护理措施

1. 预防产后出血。①产前预防：产前检查；高危预防；②产时预防：第一产程，防止产程延长；第二产程，正确使用腹压，胎儿娩出后加强宫缩；第三产程，正确处理胎盘娩出；③产后预防：2h 内严密监护；观察宫缩、阴道出血、会阴伤口；预防休克。

2. 产后子宫收缩乏力所致大出血，可通过使用宫缩药、按摩子宫、子宫腔内填塞纱布条或结扎血管等方法达到止血的目的。

3. 软产道撕裂伤造成的大出血，止血的有效措施是及时准确地修复缝合。

4. 胎盘因素导致的大出血，要及时将胎盘取出，并做好必要的刮宫准备。

5. 凝血功能障碍者所致大出血，应针对不同病因、疾病种类进行护理，如发生弥散性血管内凝血应配合医师全力抢救。

6. 失血性休克的护理：积极纠正休克，补充血容量；若失血多，给予输新鲜血或行扩容治疗。严密观察产妇的意识状态、生命体征、尿量及皮肤情况；观察子宫收缩情况，恶露量、色、气味；观察会阴伤口情况及严格会阴护理；遵医嘱给予抗生素防治感染。

三、羊水栓塞

羊水栓塞是指在分娩过程中羊水突然进入母体血液循环引起急性肺栓塞、休克、弥散性血管内凝血、肾衰竭或突发死亡的分娩严重并发症。

(一)临床表现

大多发病突然，开始出现烦躁不安、寒战、恶心、呕吐、气急等先兆症状，继而出现呛咳、呼吸困难、发绀，迅速出现循环衰竭，进入休克或昏迷状态，严重者可在数分钟内迅速死亡。如在短期内死亡者，可出现出血不止，凝血障碍，身体其他部位如皮肤、黏膜、胃肠道或肾出血。继之出现少尿、无尿等肾衰竭的表现。临床经过可分为急性休克期、出血期、急性肾衰竭期 3 个阶段。

(二)并发症

羊水栓塞并发症有急性肺栓塞、休克、弥散性血管内凝血、急性肾衰竭。

(三)治疗要点

1. 发现羊水栓塞后的紧急处理　①首先纠正缺氧；解除肺动脉高压；防止心力衰

竭；抗过敏、抗休克；②DIC 阶段应早期抗凝血，补充凝血因子；晚期抗纤溶，同时也补充凝血因子；③少尿或无尿阶段要及时应用利尿药，预防与治疗肾衰竭。

2. 产科处理　①第一产程发病者，应立即考虑行剖宫产结束分娩以去除病因；②第二产程发病者可根据情况经阴道助产结束分娩；③对一些无法控制的子宫出血可考虑同时行子宫切除术；④发生羊水栓塞时如正在静脉滴注缩宫素，应立即停止。

（四）护理问题

1. 气体交换受损。

2. 组织灌注量改变。

3. 有胎儿窘迫的危险。

（五）护理措施

1. 对症护理　患者取半卧位，加压给氧，必要时行气管插管或气管切开；给予静脉输液和药物治疗。

2. 产程和生命体征的监测　监测产程进展、宫缩强度与胎儿情况；观察出血量、血凝情况，如子宫出血不止，做好子宫全切术的术前准备；严密监测产妇生命体征的变化，定时监测并记录。

3. 心理护理　安慰鼓励患者，使其增强信心，以取得配合，待患者病情稳定后共同制订康复计划，针对其具体情况提出出院指导。

第十四节　产后并发症妇女的护理

一、产褥感染

产褥感染指分娩及产褥期生殖道受病原体侵袭，引起局部或全身的感染。产褥感染、产后出血、妊娠合并心脏病、子痫仍是导致产妇死亡的四大原因。

（一）病因

1. 感染诱因　如产妇伴有贫血、产程延长、胎膜早破、胎盘残留、产道损伤、产后出血、手术分娩等。

2. 感染途径　①内源性感染：正常孕产妇生殖道或其他部位寄生的病原体，当出现感染诱因时可致病；②外源性感染：由外界的病原体侵入生殖道而引起的感染。

3. 感染的病原体　产妇生殖道内有大量的病原体，以厌氧菌为主。产褥感染常见的病原体有需氧性链球菌属、厌氧性革兰阳性球菌、大肠埃希菌、葡萄球菌、支原体和衣原体等。

(二)临床表现

1. 急性外阴、阴道、子宫颈炎　多由于分娩时会阴部损伤或手术产引起感染，表现为局部的灼热、疼痛、下坠感、伤口边缘红肿、脓性分泌物。

2. 急性子宫内膜炎、子宫肌炎　轻型者表现为恶露量多、浑浊有臭味；下腹疼痛、子宫底压痛、质软伴低热。重型者表现为高热、头痛、寒战、心率增快、白细胞计数增多，下腹压痛，恶露增多有臭味。

3. 急性盆腔结缔组织炎、急性输卵管炎　局部感染经淋巴或血液扩散到子宫周围组织而引起盆腔结缔组织炎，累及输卵管时可引起输卵管炎。患者出现持续高热，伴寒战、全身不适、子宫复旧差，出现单侧或双侧下腹部疼痛和压痛。

4. 急性盆腔腹膜炎及弥漫性腹膜炎　炎症进一步扩散至腹膜，可引起盆腔腹膜炎甚至弥漫性腹膜炎。

5. 血栓性静脉炎　来自胎盘剥离处的感染性栓子，经血行播散引起盆腔血栓性静脉炎，患者多于产后1～2周继子宫内膜炎后出现反复发作寒战、高热，持续数周。

6. 脓毒血症及败血症　当感染血栓脱落进入血液循环可引起脓毒血症，出现肺、脑、肾脓肿或肺栓塞。当侵入血液循环的细菌大量繁殖引起败血症时，可出现严重的全身症状及感染性休克症状，如寒战、高热、脉细数、血压下降、呼吸急促、尿量减少等，可危及生命。

(三)治疗要点

支持疗法，加强营养，增强全身抵抗力，纠正水、电解质紊乱；给予抗生素；清除宫腔残留物，对盆腔脓肿要切开排脓或穿刺引流；对血栓性静脉炎患者，可加用肝素，并口服双香豆素、阿司匹林，也可用活血化瘀中药治疗。

(四)护理问题

1. 疼痛。

2. 体温过高。

3. 焦虑。

(五)护理措施

患者采取半卧位，促进恶露引流、炎症局限，防止感染扩散；做好病情观察与记录；保证产妇充足休息和睡眠；给予高蛋白、高热量、高维生素饮食；做好会阴护理，及时更换会阴垫，保持外阴清洁；正确执行医嘱，注意抗生素使用间隔时间；出现高热、疼痛、呕吐时给予对症护理，解除或减轻患者的不适；做好心理护理；做好健康教育与出院指导。

二、晚期产后出血

分娩 24h 后，在产褥期内发生的子宫大量出血，称晚期产后出血。以产后 1～2 周发病最常见。

（一）病因

晚期产后出血与胎盘、胎膜残留，蜕膜残留，子宫胎盘附着面感染或复旧不全，剖宫产术后子宫伤口裂开等有关。

（二）临床表现

1. 胎盘、胎膜残留　血性恶露持续时间延长，以后反复出血或突然大量出血血。检查发现子宫复旧不全，子宫口松弛，有时可触及残留组织。

2. 蜕膜残留　与胎盘残留不易鉴别，子宫腔刮出物病理检查可见蜕膜细胞和红细胞，但不见绒毛。

3. 子宫胎盘附着面感染或复旧不全　多发生在产后 2 周左右，表现为突然大量阴道出，检查发现子宫大而软，子宫口松弛，阴道及子宫口有血块堵塞。

4. 剖宫产术后子宫伤口裂开　多见于子宫下段剖宫产横切口两侧端。

（三）治疗要点

少量或中量阴道出血，应给予广谱抗生素、子宫收缩药及支持疗法；怀疑有子宫内残留或胎盘附着部位复旧不全者，行刮宫术，操作轻柔，备血并做好剖宫手术的准备，刮出物应送病理检查；怀疑有剖宫产术子宫切口裂开者，密切观察病情变化，若阴道出血量多，可行剖腹探查；若系肿瘤，应做相应处理。

（四）护理问题

1. 潜在并发症：失血性休克。

2. 有感染的危险。

3. 恐惧。

（五）护理措施

1. 及时发现出血，防止休克　仔细评估出血量及失血性休克表现，备好急救物品和药品，让产妇平卧、保暖、给氧，给予补液、补血治疗，并协助医师止血。

2. 预防感染　保持病室环境清洁；严格无菌操作；给予抗生素预防感染；保持会阴清洁，观察恶露情况。

3. 增强活动耐力　指导产妇卧床休息并加强营养。

三、产后心理障碍

产后心理障碍指产妇在产后出现的产后沮丧和产后抑郁症状。

(一)病因

主要为内分泌因素、分娩因素、心理因素、社会因素、遗传因素等。

(二)临床表现

产后心理障碍包括产后沮丧和产后抑郁。

1. 产后沮丧　产妇主要表现为情绪不稳定、易哭、情绪低落、焦虑、感觉孤独、疲劳、健忘、失眠等。此症状可持续数小时、数天至2～3周,可发生在产后任何时间,通常在产后3～4d出现,产后5～14d为高峰。

2. 产后抑郁　是一组非精神病性的抑郁综合征,可持续数周,一般发生在分娩后的数周或数天。产妇表现为疲劳、乏力、失眠、注意力不集中、对事物缺乏兴趣、社会退缩行为、自责、担心自己或婴儿受到伤害,重者可有伤害婴儿或自我伤害的行为。

(三)治疗要点

避免不良精神刺激,减少心理压力,对产后沮丧者给予心理卫生保健指导与护理;重症产后抑郁者需住院治疗;定期家访,提供心理咨询。

(四)护理问题

1. 个人应对无效。

2. 家庭作用改变。

3. 有暴力行为的危险。

(五)护理措施

1. 解除产妇不良的社会、心理因素,减轻心理负担和躯体症状。倾听产妇诉说心理问题,给予相应的心理指导。

2. 促进和帮助产妇适应母亲角色,培养产妇的自信心。

3. 高度警惕产妇的伤害性行为,避免危险因素;重症患者需要请心理医师或精神科医师给予治疗。

4. 发挥社会支持系统的作用,改善家庭生活环境。

5. 做好出院指导和家庭随访工作,为产妇提供心理咨询。

第十五节　妇科护理病历

一、病史采集方法与内容

1. 病史采集　是进行妇科健康评估的前提,护理人员可通过询问、听取、阅读、观察、身体检查和心理测试等方法来获取妇女生理、心理、社会、精神和文化等各方面的资料。在病史采集过程中应做到态度和蔼、语言亲切、关心体贴和尊重患者隐私，要耐心细致地询问和进行体格检查，避免暗示，尽可能地避免第三者在场，给予保密并承诺，以便消除患者的紧张心理。

2. 病史的内容

（1）主诉：常见的主诉为外阴瘙痒、阴道流血、白带异常（正常为蛋清样或白色稀糊状）、腹痛、腹部肿块、闭经、不孕或与计划生育手术相关的症状。

（2）现病史：是病史的主要组成部分。包括发病的时间、发病的原因、可能的诱因、病情的发展经过、就医经过、采取的护理措施和效果。

（3）月经史：末次月经用 LMP 表示，再前次月经用 PMP 表示。

（4）婚育史：足月产、早产、流产及现存子女数可用数字简写为足-早-流-存或孕×产×。

二、妇科身体评估

妇科检查的器材有无菌手套、阴道窥器、子宫探针、鼠齿钳、长镊、子宫颈刮板、玻片、消毒液、棉拭子、液状石蜡或肥皂水、生理盐水等。

1. 盆腔检查基本要求

（1）检查仔细、认真，动作轻柔。男医务人员检查时要有女医务人员在场。

（2）检查前嘱患者排空膀胱，必要时导尿或灌肠。

（3）严格遵守无菌操作，每人次更换臀垫、手套。月经期避免阴道检查，异常阴道出血时必须检查。

（4）妇科检查均取膀胱截石位（尿瘘患者除外）。

（5）未婚妇女仅行直肠-腹部诊，禁行双合诊和阴道窥器检查。必要时应在家属及本人同意后做阴道扪诊。

（6）若患者过于紧张，可在肌内注射哌替啶或骶管麻醉下进行盆腔检查。

2. 检查方法

（1）阴道窥器检查：做子宫颈刮片或阴道涂片细胞学检查，不能用润滑剂，可改用生理盐水润滑以免影响结果。观察宫颈情况，有无赘生物、肿块、损伤及接触性出血。观察阴道情况，并注意分泌物的颜色、性状、量、气味，白带异常应做涂片检查。

（2）双合诊及三合诊：双合诊是阴道和腹壁的联合检查，可以检查有无接触性出血和子宫颈举痛。扪诊子宫体及附件肿块的大小、位置、形状、活动度、有无触压痛，以及附件肿块与子宫的关系。三合诊指的是阴道、直肠与腹部的联合检查，检查阴道、直肠凹有无病变。

（3）直肠-腹部诊：指的是直肠和腹部的联合检查，适用于未婚、阴道闭锁或经期不适合行阴道检查者。

三、心理社会评估与护理计划

1. 心理社会评估　①患者对健康问题及医院环境的感知；②患者对疾病的反应；③患者的精神心理状态。

2. 护理诊断　在全面收集有关患者的资料后，加以综合、分析、整理，做出护理诊断。护理诊断可以按照马斯洛的基本需要分类，也可以按戈登的11个功能性健康形态分类。确认护理诊断后，使护士根据病情轻重缓急采取行动。

3. 预期目标

(1)长期目标：即远期目标，有利于妇科护士针对患者长期存在的问题采取连续的护理行动，常用于妇科出院患者、慢性炎症患者及手术后康复患者。

(2)短期目标：即近期目标，常用于病情变化较快或短期住院的患者的护理计划。

第十六节　女性生殖系统炎症患者的护理

女性生殖系统炎症是指子宫、卵巢、输卵管、盆腔腹膜、盆腔结缔组织及外阴、阴道、子宫颈的炎症。

一、女性生殖系统解剖生理特点

1. 两侧大阴唇自然合拢，遮掩尿道口、阴道口，防止外界微生物污染。

2. 在盆底肌的作用下阴道口闭合，阴道前、后壁紧贴，可以防止外界的污染。

3. 阴道具有自净作用，阴道上皮在雌激素的作用下增生变厚，增加了对病原体的抵抗力；阴道上皮内含有丰富的糖原，在阴道杆菌的作用下糖原分解为乳酸，维持正常的阴道酸性环境[pH≤4.5(pH 3.8～4.4)]，使适应弱碱环境中繁殖的病原体受到抑制。

4. 子宫颈黏膜为柱状上皮细胞，黏膜层中的腺体分泌的碱性黏液形成黏液栓将子宫颈管与外界隔开。

5. 子宫颈阴道部为鳞状上皮细胞，它们具有较强的抗感染能力。

6. 输卵管的蠕动以及输卵管黏膜上皮细胞的纤毛向子宫腔方向摆动，对阻止病原体的侵入有一定的作用。

7. 育龄期妇女子宫内膜周期性脱落，可及时消除子宫腔内的感染。此外，子宫内膜分泌液也含有乳铁蛋白、溶菌酶，可抑制细菌侵入子宫内膜。

二、引起生殖系统炎症的病原体

1. 需氧菌　如大肠埃希菌、乙型溶血型链球菌、淋病奈瑟菌（简称淋球菌）、阴道噬酸杆菌等。

2. 厌氧菌　如脆弱类杆菌、消化链球菌属、消化球菌属、放线菌属等。

3. 原虫　如阴道毛滴虫。

4. 真菌　如白色念珠菌。

5. 病毒　如人乳头瘤病毒。

6. 螺旋体　如梅毒螺旋体。

7. 衣原体　如沙眼衣原体。

8. 支原体　为条件致病菌，是阴道正常菌群的一种。

三、临床表现

1. 症状

（1）下生殖道感染：外阴、阴道瘙痒，白带增多且性状改变，有特殊的味道或不规则阴道出血。

（2）上生殖道感染：不规则阴道出血、腰骶部疼痛、盆腔部下坠痛，严重者可出现恶心、呕吐、腹胀、腹泻等腹膜炎的症状。

2. 体征　不同部位的炎症可出现下列不同的体征。

（1）外阴：局部充血、肿胀、糜烂、溃疡，皮肤增厚、粗糙；有抓痕、压痛；阴蒂、大小阴唇、肛门周围、尿道口、阴道口等部位有无乳头状疣、丘疹或斑疹。

（2）阴道：阴道黏膜炎性改变；阴道分泌物增多且呈泡沫状或豆渣样白带。

（3）子宫颈：子宫颈举痛，子宫颈充血、水肿、糜烂、肥大、息肉、裂伤、外翻，子宫颈腺体囊肿等。

（4）子宫：宫体有压痛、反跳痛等。

（5）附件：子宫旁一侧或两侧压痛且有片状增厚。

四、辅助检查

1. 阴道分泌物检查　在阴道分泌物中寻找病原体，必要时做细菌培养。

2. 子宫颈脱落细胞学检查

（1）已婚妇女每年 1 次子宫颈癌筛查。

（2）子宫颈及子宫颈管炎症需除外恶变者。

3. 分段诊刮术 对除月经以外的非正常阴道出血者应做该项检查，以与子宫恶性肿瘤相鉴别。

4. 阴道镜检查

(1)子宫颈细胞学检查异常者。

(2)有临床异常症状者，如血性白带、接触性出血等。

(3)有临床可疑体征者，如宫颈表面不光滑，有溃疡、糜烂、突起、血管粗大等。

(4)外阴、阴道、子宫颈有人乳头瘤病毒(HPV)感染者。

(5)外阴、阴道、子宫颈癌前病变和癌治疗后追踪随访者。

5. 聚合酶链反应(PCR) 此方法敏性高，特异性强，是检测和确诊人乳头瘤病毒感染、淋病奈瑟菌感染的主要方法。

6. 局部活体检查 可明确诊断。

7. 腹腔镜 直接观察子宫、输卵管浆膜面，可以在病变处取活体组织检查或取腹腔液做细菌培养。

8. 超声波检查 用于了解子宫及附件情况。

五、治疗要点

1. 病因治疗 寻找病因，针对病因给予治疗，找出病原体选用相应的抗生素。

2. 局部治疗 热敷、坐浴、冲洗、放药。

3. 物理治疗 微波、冷冻、激光。

4. 手术治疗 子宫颈锥形切除术等。

六、护理问题

1. 焦虑 与疾病本身及治疗效果不佳有关。

2. 睡眠形态紊乱 与局部瘙痒不适或住院环境改变等有关。

3. 组织完整性受损 与局部组织破溃有关。

七、护理措施

(一)一般护理

1. 急性炎症期 注意休息，避免过度劳累。

2. 饮食指导 进食高蛋白、高维生素饮食，避免进食辛辣等刺激性的食物。

3. 心理护理 及时沟通，消除患者恐惧和焦虑，做好心理护理疏导。

4. 预防为主 提高个人卫生意识，经常更换内裤，保持外阴清洁、干燥，减少疾病的发生。

(二)疾病护理

1. 正确执行医嘱,保护患者隐私,协助患者完成治疗。

2. 加强巡视,注意病情观察并做好记录。

3. 指导患者正确用药,改正陋习,促进舒适、缓解症状。

4. 注意观察患者用药后的反应。

5. 为需要接受手术治疗的患者提供手术前、后的常规护理。

(三)健康教育

1. 讲解生殖系统炎症发病的原因和预防复发的相关知识。

2. 教育患者养成良好的卫生习惯,保证女性生殖器官不受病原体侵害。

3. 指导患者定期体检,做到早发现、早治疗。

4. 教会患者正确用药的方法及注意事项,保证疗程和疗效。

第十七节　月经失调患者的护理

一、功能失调性子宫出血

功能失调性子宫出血(简称功血)是由于调节生殖的神经内分泌机制失常引起的异常子宫出血,但全身及内、外生殖器官无明显器质性病变。

(一)病因与发病机制

病因为精神紧张、环境、气候骤变、过度劳累、营养不良,严重贫血及代谢紊乱等因素都可引起月经异常。

功能失调性子宫出血的发病机制指的是下丘脑-垂体-卵巢轴功能紊乱所致异常子宫出血。

1. 无排卵性功能失调性子宫出血　多见于青春期和月经过渡期妇女,是功能失调性子宫出血最常见的类型。①青春期:由于下丘脑-垂体对雌激素的正反馈反应异常所致;②围绝经期:卵巢对促性腺激素正反馈调节的反应性降低引起黄体功能不足;③生育期妇女:内、外环境的某种刺激引起短暂阶段的无排卵。

2. 排卵性月经失调　见于育龄期妇女。

(1)黄体功能不足:神经内分泌调节功能紊乱→卵泡期FSH缺乏→卵泡发育缓慢→雌激素分泌减少→垂体及下丘脑正反馈不足;LH峰值不高→黄体发育不全→孕激素分泌减少→子宫内膜分泌反应不足。

(2)子宫内膜不规则脱落：下丘脑-垂体-卵巢轴调节功能紊乱或黄体机制异常→萎缩过程延长→子宫内膜不能如期完整脱落。

(二)临床表现

1. 无排卵性功能失调性子宫出血　子宫不规则出血或类似正常月经的周期性出血，量多。出血期不伴下腹疼痛或不适。

2. 排卵性功能失调性子宫出血　黄体功能不足表现为月经周期缩短。周期正常时，卵泡期延长，黄体期缩短，易发生不孕或妊娠早期流产。子宫内膜不规则脱落，表现为月经周期正常，经期延长，量多。

(三)辅助检查

1. 诊断性刮宫：月经前 3～7d 或月经来潮 12h 内刮宫确定排卵和黄体功能。月经期第 5～6 天诊刮确定是否子宫内膜不规则脱落。

2. 基础体温测定：测定排卵的简易方法。正常双相型即月经周期后半期较前半期上升 0.3～0.6℃，有排卵或黄体形成。单相提示无排卵。子宫内膜不规则脱落者基础体温呈双相型，但下降缓慢。

3. 子宫颈黏液结晶检查：经前出现羊齿植物状结晶，提示无排卵。

4. 阴道脱落细胞涂片。

(四)治疗要点

1. 无排卵性功能失调性子宫出血　青春期少女和生育期妇女以止血、调整周期、促排卵为原则。围绝经期妇女止血后调整周期、减少经量、防止子宫内膜病变为原则。

2. 排卵性功能失调性子宫出血

(1)黄体功能不足：以促进卵泡发育、刺激黄体功能及黄体功能替代为原则。

(2)子宫内膜不规则脱落：以调节下丘脑-垂体-卵巢轴的反馈功能、使黄体及时萎缩为原则。

3. 急性大出血的患者　采用刮宫术止血，此方法是立即有效的止血措施，刮出物送检可明确诊断以排除器质性疾病。

4. 功能失调性子宫出血患者　应该采用支持疗法，补充足够的营养，保证足够的休息。预防性给予抗生素、止血药减少出血。

(五)护理问题

护理问题主要有疲乏、感染的危险等。

(六)护理措施

1. 补充营养　宜进食高蛋白、高维生素及含铁丰富的食物。

2. 维持正常血容量　①出血多者卧床休息，减少出血量；②观察并记录生命体征及出血量；③配合医师做好配血、输血、止血措施。

3. 预防感染　①观察与感染有关的征象（体温、脉搏、子宫体压痛）；②做好会阴护理，保持外阴清洁；③禁盆浴，禁止性生活。

4. 使用性激素的护理　①按时、按量服用，不得随意漏服、停服；②药物减量在止血后开始，3d 减量 1 次，首次不超过原剂量的 1/3，直到维持量；③按服药后发生撤退性出血时间确定维持量服用时间；④大剂量用雌激素时宜在睡前服用，长期用药者，注意监测肝功能；⑤应用雄激素时，每个月总量不超过 300mg，以免引起男性化，青春期女性避免使用。

5. 心理护理　①鼓励患者表达内心感受，了解患者疑虑；②向患者介绍相关注意事项。

二、闭经

年龄超过 16 周岁，第二性征已发育或年龄超过 14 周岁，第二性征未发育且无月经来潮者，称为原发性闭经。有月经来潮后，因某种病理性因素月经停止 6 个月以上或按自身月经周期停经 3 个周期以上者，称为继发性闭经。后者高于前者。

（一）病因与发病机制

根据控制正常月经周期的环节，按病变区可分为：①下丘脑性闭经，最常见；②垂体性闭经；③卵巢性闭经；④子宫性闭经。

（二）辅助检查

1. 诊断性刮宫。

2. 子宫输卵管碘油造影。

3. 药物撤退试验

（1）孕激素试验：评估内源性雌激素水平。

（2）雌激素试验：了解子宫和下生殖道情况，若为阴性可诊断为子宫性闭经。

4. 卵巢功能检查　①基础体温测定；②阴道脱落细胞检查，根据涂片检查确定病变部位；③卵巢兴奋试验。

（三）治疗要点

在闭经治疗中占重要地位的是全身治疗和心理治疗。其次，针对病因治疗。主要有雌-孕激素序贯疗法及雌-孕激素合并疗法以促进卵泡发育和排卵，还可针对病因手术治疗。

（四）护理问题

主要有功能障碍性悲哀、焦虑等。

(五)护理措施

加强心理护理,指导患者合理用药及增强体质,增加营养,保持标准体重。

三、痛经

痛经是指经期或月经前后,出现下腹疼痛及其他不适,影响工作或生活质量者。生殖器官无器质性病变者称为原发性痛经。由盆腔器质性病变引起者为继发性痛经。

(一)病因与发病机制

原发性痛经多见于青少年期,其发生因素有内分泌因素(与月经时子宫内膜合成和释放前列腺素增加有关)、免疫因素、遗传因素、精神、神经因素的影响。

(二)临床表现

痛经的主要症状是月经期下腹坠胀痛或痉挛痛,最早出现于经前 12h,行经第 1 天最剧烈,2～3d 后可缓解。疼痛可放射到外阴、腰骶部,伴恶心、呕吐、乏力、面色苍白、四肢厥冷。

(三)治疗要点

对症治疗为主,避免精神刺激和过度疲劳。

(四)护理问题

护理问题主要有急性疼痛、恐惧、睡眠形态紊乱等。

(五)护理措施

1. 做好经期卫生保健的教育工作,讲述经期生理卫生知识。

2. 指导合理休息与睡眠,摄取足够的营养。

3. 给予心理支持,减轻经期恐惧,教会患者有效地分散注意力,减轻疼痛。

4. 疼痛时可热敷或进热的饮料,必要时给予镇痛、镇静、解痉药。

5. 遵医嘱给予口服避孕药或前列腺素合成酶抑制药,避孕药物治疗适用于要求避孕的痛经妇女。未婚少女可用雌-孕激素序贯疗法减轻症状。

四、围绝经期综合征

围绝经期指绝经过渡期至绝经后 1 年,绝经方式有人工绝经和自然绝经。围绝经期综合征是指绝经前后由雌激素水平下降或波动所引起的自主神经功能紊乱伴神经心理症状的症候群。可持续 2～3 年或 5～10 年。

(一)病因与发病机制

发病因素主要有内分泌因素(卵巢功能衰退、雌激素水平下降)、神经递质、种族、遗传因素。血中雌-孕激素水平降低→下丘脑-垂体-卵巢轴平衡失调→自主神经功能失调。

(二)临床表现

绝经前多出现月经紊乱，月经频发，伴经前点滴出血引起出血时间延长；月经稀发；子宫不规则出血，停止排卵发生功能失调性子宫出血；闭经，子宫内膜不再增殖、脱落。最早出现阵发性潮热、潮红，持续数秒至数分钟，人工绝经者发生率较高。主要表现有抑郁、焦虑、多疑、老年痴呆、性格及情绪改变、血压波动、假性心绞痛、生殖器官及乳房萎缩、骨质疏松，皮肤皱纹加深、色素沉着，偶有轻度脱发。

(三)治疗要点

心理治疗及针对全身症状的治疗，谷维素调节自主神经功能。激素替代治疗来缓解症状，适用于预防及控制围绝经期的各种症状及相关的骨质疏松和心血管疾病等。

(四)护理问题

护理问题主要有身体意向紊乱、焦虑、有感染的危险等。

(五)护理要点

1. 向患者讲解绝经的生理过程，给予安慰、同情，减轻恐惧。

2. 指导减轻绝经后症状的方法，摄取维生素 D 及钙，有规律的运动可以刺激骨细胞的活动，延缓骨质疏松的发生。

3. 建立“妇女围绝经期门诊”，提供咨询。

4. 帮助患者了解用药的目的、剂量、适应证、禁忌证、不良反应。若出现子宫不规则出血，及时行妇科检查并诊断性刮宫。

第十八节　妊娠滋养细胞疾病患者的护理

一、葡萄胎

(一)病理

葡萄胎属于良性绒毛病变，病变局限于子宫腔内，不侵入肌层也不发生远处转移。镜下表现为滋养细胞不同程度增生，绒毛间质水肿及间质内血管稀少或消失。

(二)临床表现

1. 停经后阴道出血是最常见的症状。

2. 子宫异常增大，质地变软伴血清 hCG 水平异常升高。

3. 妊娠呕吐及妊娠高血压综合征出现早，症状重且持续时间长。

4. 卵巢黄素化囊肿：葡萄胎患者滋养细胞过度增生，产生大量绒毛膜促性腺激素(hCG)，由于大量 hCG 的刺激，双侧或一侧卵巢往往呈多发性囊肿改变，称为卵巢黄素化囊肿。一般不产生症状，偶尔因急性卵巢扭转或破裂而致急腹症。卵巢黄素化囊肿在葡萄胎清除后，随着 hCG 水平下降，于 2～4 个月自然消失，最长可达 6 个月。

（三）辅助检查

B 超检查示子宫明显大于相应孕周，无胎心搏动或胎囊，呈“落雪状”改变。

（四）护理问题

护理问题有焦虑、功能障碍性悲哀、有感染的危险。

（五）治疗与护理措施

葡萄胎一旦确诊，应及时清除宫腔内容物。刮宫前配血备用，建立静脉通路，并准备好缩宫素及抢救药品和物品。应用大号吸管，一次未刮净时可于 1 周后行第 2 次刮宫。治愈后 2 年可正常生育。卵巢黄素化囊肿发生坏死应做患侧附件切除术。年龄＞40 岁、无生育要求、有高危因素者可行全子宫切除术，保留两侧卵巢。出现可疑转移灶或无条件随访者可给予预防性化疗。葡萄胎随访时间为 2 年，随访期间严格避孕 1 年。首选避孕套避孕，不选用宫内节育器，以免混淆子宫出血的原因或造成子宫穿孔。每次随访必须做 hCG 测定，此外应注意有无异常阴道出血，咳嗽、咯血及转移灶症状，做好妇科检查，定期复查 B 超和胸部 X 线片或 CT 检查。

二、侵蚀性葡萄胎和绒毛膜癌

葡萄胎组织侵入子宫肌层引起组织破坏或并发子宫外转移称为侵蚀性葡萄胎。绒毛膜癌是一种继发于正常或异常妊娠后的滋养细胞肿瘤。

（一）病理

侵蚀性葡萄胎恶性程度不高，镜下可见绒毛结构及滋养细胞增生分化不良，可侵入血管造成血管壁坏死、出血。绒毛膜癌恶性程度极高，大多数原发于子宫。镜下滋养细胞无绒毛结构，可广泛侵及子宫肌层和血管，造成出血、坏死。

（二）临床表现

侵蚀性葡萄胎多发生于葡萄胎排空后 6 个月内。绒毛膜癌多继发于葡萄胎后或流产、足月分娩及异位妊娠后。出现阴道不规则出血、子宫复旧不全、卵巢黄素化囊肿持续存在、假孕症状及转移灶表现。最常见的转移部位是肺（80%），其次是阴道（30%），以及盆腔（20%）、肝（10%）、脑（10%）等。最主要的死亡原因是脑转移。

（三）辅助检查

血 hCG 测定、B 超、胸部 X 线片、CT 及磁共振检查等。

（四）治疗

以化疗为主，手术和放疗为辅。

(五)护理问题

护理问题有活动无耐力、情境性自尊低下。

(六)护理措施

密切观察患者的血压、脉搏、呼吸和腹痛及阴道出血情况，记录出血量，随时做好手术准备。发生转移患者应尽量卧床休息，准备好各种抢救物品及药品。阴道转移者发生破溃大出血，应立即通知医师并配合抢救，用长纱布填塞阴道压迫止血必须于24～48h取出。发生肺转移患者大量咯血时有窒息、休克、死亡的危险，如发生应立即让患者取头低患侧卧位，保持呼吸道通畅，轻击背部排出积血，同时通知医师配合抢救。发生脑转移患者，要严格控制补液量和补液速度，以防颅内压升高。鼓励患者进食高蛋白、高维生素、易消化饮食，以增强机体抵抗力。注意外阴清洁，防止感染。随访5年。随访内容同葡萄胎。

三、护理

1. 恶性滋养细胞肿瘤脑转移患者护理

(1)病室环境：单间，暗化，床档。

(2)病情观察：一过性症状、颅内压增高症状。

(3)生活护理。

(4)皮肤护理。

(5)记录出入量。

(6)脑转移抽搐护理：保持呼吸道通畅。

2. 阴道转移患者护理

(1)及早开始化疗。

(2)转移结节破溃应卧床休息。

(3)避免增加腹压。

(4)注意饮食。

(5)做好抢救准备。

(6)避免不必要的阴道及盆腔检查，严禁阴道冲洗。

四、妇科化疗药物的常见种类、作用机制与常见不良反应

1. 常用化疗药物的种类　有烷化剂、抗代谢药物、抗肿瘤抗生素及抗肿瘤植物药。

2. 主要作用机制　①影响脱氧核糖核酸(DNA)合成；②直接干扰核糖核酸

(RNA)复制;③干扰转录、抑制信使核糖核酸(mRNA)合成;④阻止纺锤丝形成;⑤阻止蛋白质合成。

3. 常见的不良反应　造血功能障碍(骨髓抑制)是化疗过程中最常见和最严重的一种不良反应,其次为消化道反应和皮肤、黏膜及肝肾功能损害等。

4. 妇科化疗前准备　化疗前给予心理护理以减轻患者的恐惧心理。测量患者的生命体征、体重,做血常规、尿常规、肝功能、肾功能等检查,以了解患者的骨髓功能及肝功能、肾功能。

5. 妇科化疗中的护理　化疗时需根据体重和身高调节药物剂量。根据医嘱“三查八对”,正确溶解和稀释药物,现用现配,常温下不超过1h。联合用药时根据药物性质排出先后顺序。注意保护血管,从远端开始有计划地穿刺,穿刺后先注入少量生理盐水确认针头在血管中后再注入化疗药物。一旦怀疑或发生药物外渗应立即停止药物输入,重新穿刺。给予冰块局部冷敷(防冻伤),用生理盐水或普鲁卡因局部皮下封闭,防止局部组织坏死,减轻肿胀和疼痛。化疗结束前用生理盐水充分冲管以减少对局部血管的刺激。用药过程中要遵医嘱调节输液速度。腹腔化疗的患者,应经常变动体位以保证疗效。随时观察患者的体温,有无牙龈出血、腹泻、血尿等症状。如有异常应立即报告医师并给予相应处理。如患者白细胞$<3.0\times10^9$/L时应考虑停药;白细胞$<1.0\times10^9$/L时应实行保护性隔离。

6. 化疗不良反应的护理

(1)造血系统反应的护理

1)白细胞减少的护理:保持环境清洁,观察病情,营养支持,卫生指导,避免医源性感染的发生,必要时遵医嘱给予抗生素、升白细胞药物。

2)血小板降低的护理:观察病情,适当限制患者活动,防止牙龈出血,饮食指导,医务人员在进行各种治疗操作时应动作轻柔。

(2)消化道不良反应的护理

1)食欲缺乏、恶心、呕吐的护理:心理疏导,饮食指导,及时清理呕吐物,详细记录患者的呕吐量,镇静。

2)口腔溃疡的护理:保持口腔清洁,给予口腔护理,减少疼痛,饮食指导。

3)腹痛、腹泻的护理:记录患者每天的大便次数,出现腹泻时立即停用化疗药物,饮食指导,疑似抗生素相关性肠炎的患者,床边隔离。

(3)皮肤、黏膜损害的护理:保护血管,防止药物外渗。如在输注化疗药物,特别是对血管刺激性强的化疗药物时,出现外渗现象,应立即停止用药。局部采取封闭治疗。给予冰袋冷敷药物外渗部位,并嘱患者局部24h不可接触热物。

(4)脱发的护理:护士应帮助患者正确面对自身形象的改变。协助患者选择假发、围巾、帽子等装饰物,以增进患者的自尊。

(5)肾功能损害的护理:①在化疗的过程中应通过静脉给予大量液体;②详细记录24h出入量;③要注意观察患者有无泌尿系统症状;④遵医嘱及时给予解救药:硫代硫酸钠、碳酸氢钠。

7. 妇科化疗健康教育 向患者讲解化疗的常识及可能发生的不良反应,教会患者化疗时的自我护理。鼓励患者进食高蛋白、高维生素、易消化饮食,少食多餐,避免油炸食品和甜食。保持口腔卫生,进餐前后漱口,用软毛牙刷刷牙。注意个人卫生,保持外阴清洁。注意保暖,防止着凉,尽量避免去公共场所。

第十九节 外阴癌患者的护理

外阴恶性肿瘤(也称外阴癌)多见于60岁以上的妇女,其发病率占女性生殖道恶性肿瘤的2%～4%。外阴恶性肿瘤有各种类型,以鳞状上皮癌最为多见,占外阴恶性肿瘤的80%～90%,其他还有恶性黑色素瘤、基底细胞癌及前庭大腺癌等。

一、病因

外阴癌的病因目前尚不清楚,可能与以下因素有关。

1. 人乳头瘤病毒(HPV)与外阴癌及其癌前病变具有密切关系,其中以HPV118、HPV31等感染较多见。

2. 单纯疱疹病毒Ⅱ型和巨细胞病毒等与外阴癌的发生有关。

3. 慢性外阴营养不良是外阴癌的高危因素,其发展为外阴癌的危险性为5%～10%。

4. 性病包括淋巴结肉芽肿、湿疣及梅毒等,与外阴癌的发病有关。

二、临床表现

1. 症状 外阴瘙痒是最常见症状,且持续时间较长,或同时患有外阴硬化性萎缩性苔藓或外阴增生性营养障碍。外阴癌还常伴有不同形态的肿物,如结节状、菜花状、溃疡状,如伴有感染则分泌物增多有臭味,并有疼痛或出血。

2. 体征 癌灶可生长在外阴任何部位,大阴唇最多见,其次是小阴唇、阴蒂、会阴、尿道口、肛周等。早期局部表现为丘疹、结节或小溃疡;晚期可见不规则肿块,若病灶已转移,可在双侧或一侧腹股沟处扪及增大、质硬、固定的淋巴结。

三、转移途径

外阴癌的转移途径多见直接浸润和淋巴转移，晚期可经血行转移。

1. 直接浸润　肿瘤可以沿阴道黏膜蔓延累及阴道、尿道、肛门，进一步发展可以累及尿道的上段及膀胱，甚至直肠黏膜。

2. 淋巴转移　外阴淋巴管丰富，早期多沿同侧淋巴管转移，然后到达腹股沟浅淋巴结，再通过腹股沟深淋巴结扩散到盆腔淋巴结，最后通过腹主动脉旁淋巴结扩散出去。

3. 血行转移　晚期经血行播散，多见肺、骨等。

四、辅助检查

1. 细胞学检查　病灶部位做细胞学涂片或印片。

2. 病理组织学检查　外阴肿物进行活体组织的检查。

3. 其他　B超、CT、MRI、膀胱镜、直肠镜检有助于诊断。

五、治疗方法

外阴癌以手术治疗为主。对于早期的外阴癌患者应进行个体化治疗，即在不影响预后的前提下，尽量缩小手术范围，减少手术创伤和并发症，尽量保留外阴的生理结构，提高患者的生活质量。对于晚期患者应采用综合治疗的方法，手术治疗的同时辅以放射治疗、化学治疗，利用各种治疗的优势，最大限度地减少患者的痛苦，提高治疗效果，改善生活质量。

1. 手术治疗

(1) 0期：采用单纯浅表外阴切除术。

(2) $Ⅰ_a$期：外阴局部或单侧广泛切除术。

(3) $Ⅰ_b$期：外阴广泛切除术及病灶同侧或双侧腹股沟淋巴结清扫术。

(4) Ⅱ期：外阴广泛切除术及双侧腹股沟淋巴结清扫和(或)盆腔淋巴结清扫术。

(5) Ⅲ期：同Ⅱ期或并做部分下尿道、阴道与肛门皮肤切除。

(6) Ⅳ期：除外阴广泛切除、双侧腹股沟及盆腔淋巴结清扫术外，分别根据膀胱、上尿道或直肠受累情况做相应切除。

2. 放射治疗　外阴鳞状细胞癌对放射治疗较敏感，但外阴组织对放射线耐受性极差，易发生放射反应。外阴癌放射治疗常用于：①配合手术治疗进行术前局部照射，缩小癌灶；②外阴广泛切除术后进行盆腔淋巴结照射；③用于术后局部残存病灶或复发癌治疗。

3. 化学治疗　多用于晚期治疗或复发治疗，配合手术或放射治疗，可缩小手术范围或提高放射治疗效果。常用的药物有博来霉素、多柔比星、顺铂类、氟尿嘧啶等。

六、护理评估

1. 年龄　外阴癌主要是老年人的疾病，多发生于绝经后，发病年龄高峰在60～80岁。近年来，由于患者和医务人员均对外阴病毒感染等性传播疾病警惕性提高，加之外阴病变易于采取活检，外阴癌逐渐获得早期发现及早期诊断，因而现在亦有一些年轻患者，近年国内外报道有17%～18%的患者年龄在40岁以下。

2. 病史　外阴癌患者多数为老年人，多发生于绝经后。了解患者是否有长期外阴瘙痒、外阴营养不良或溃疡、白色病变等。了解患者分泌物的量、性状及有无臭味，了解患者溃疡出血感染的情况，对大小便是否有影响。由于患者年龄较大，可能会合并慢性高血压、冠状动脉粥样硬化性心脏病、糖尿病等内科疾病。

3. 心理、社会问题　外阴癌患者一般都有外阴慢性疾病史，病程较长，早期患者由于忽视而延误治疗，外阴瘙痒久治不愈，给生活和工作都带来不便；中、晚期患者对恶性肿瘤感到恐惧和绝望，对手术充满期待，又担心手术后外阴形态的改变，影响正常的生理功能，特别是年轻患者担心影响正常的性功能，她们往往自我谴责，自我贬低，丧失自信心，担心社会的歧视，减少日常的生活社交活动。

七、护理问题

1. 恐惧　与外阴癌对生命的威胁，以及不了解治疗方法和预后有关。

2. 有感染的危险　与手术伤口靠近肛门易污染有关。

3. 自我形象紊乱　与外阴手术伤口致外阴形态改变，放化疗后脱发有关。

4. 性功能障碍　与外阴手术后阴道狭窄造成性交困难、疼痛有关。

5. 知识缺乏　与患者缺乏疾病及其预防保健知识有关。

八、护理措施

1. 心理护理　外阴癌患者手术前，护士要做好健康宣教，让患者了解手术的相关知识，讲解手术后应注意的问题，鼓励其表达出焦虑、恐惧的心理，表达出对目前生殖器官丧失的感受，帮助其正确认识现在的身体状况，以良好的身体和心理状态迎接手术。手术后帮助患者与配偶交流情感，寻找适宜的性表达方式，获得性满足，提高生活质量；帮助患者参与有关的社会团体活动，完成角色转变，树立正确的人生观和价值观,回归家庭和社会。

2. 术前护理

(1)手术前进行全面的身体检查和评估,积极治疗各种内科疾病,完善各项化验检查。特别是糖尿病患者,维持血糖于正常水平,防止影响术后伤口愈合。

(2)皮肤准备:大多数外阴癌患者局部病灶都有溃疡,脓性分泌物亦较多,常伴有不同程度的继发感染,术前3～5d给予1∶5000高锰酸钾溶液坐浴,每日2次,保持外阴清洁;术前1d,外阴及双侧腹股沟备皮,备皮动作轻柔,防止损伤局部病变组织。

(3)肠道准备:术前3d开始,每日口服50%硫酸镁40ml;术前第3天进少渣半流质饮食;术前第2天进流质饮食;术前1d禁食,不禁水、补液。

(4)阴道准备:术前1d阴道冲洗2次。

(5)尿道准备:无须留置导尿管,去手术室前排尿,将导尿管带至手术室。

3. 术后护理

(1)按硬膜外麻醉或全身麻醉护理常规,保持患者平卧位。严密观察生命体征,严格记录出入量及护理记录。

(2)伤口护理:手术后外阴及腹股沟伤口加压包扎24h,压沙袋4～8h,注意观察伤口敷料有无渗血。外阴及腹股沟伤口拆除敷料后,要保持局部清洁,每日用1∶40络合碘溶液擦洗2次,患者大便后及时擦洗外阴部。

(3)尿管护理:保持导尿管通畅、无污染,保留尿管期间鼓励患者多饮水,观察尿的颜色、性状及量。一般5～7d后拔除尿管,拔尿管前2d训练膀胱功能,拔除尿管后注意观察患者排尿情况。

(4)保持局部干燥,手术后第2天即用支架支起盖被,以利通风;外阴擦洗后用冷风吹伤口,每次20min,同时观察伤口愈合情况。

(5)手术伤口愈合不良时,用1∶5000高锰酸钾溶液坐浴,每日2次。

(6)饮食:外阴癌术后1d进流质饮食,术后2d进半流质饮食,以后根据病情改为普食。

4. 健康指导

(1)对妇女加强卫生宣传,使其了解外阴癌是可以预防及早期发现的。

(2)保持外阴清洁干燥,养成良好的卫生习惯。不滥用药物,内裤和卫生用品要干净、舒适。

(3)注意外阴部的各种不适,如瘙痒、疼痛、破溃、出血等,有症状及时就诊。

(4)注意外阴部的颜色改变、发白、局部黑斑、痣点、紫蓝结节等。

(5)注意外阴部的硬结、肿物,在沐浴时,或用小镜子,或请丈夫帮助查看,任何的异常要及时就诊，不要随意搔抓。

(6)外阴癌手术后遵医嘱坚持放化疗，按时随诊，观察治疗效果及有无复发征象。

(7)加强锻炼，劳逸结合。

(8)鼓励患者进食高热量、高蛋白、高维生素饮食，加强营养，促进机体康复。

5. 出院指导

(1)预后：外阴癌的预后与癌灶大小、部位、临床分期、组织学分化、有无淋巴结转移及治疗措施有关，其中以淋巴结转移的因素最为明显。

(2)随访：外阴癌术后应终身随访。第 1 次随访时间是术后 1 个月，此后 2 年内，每 3 个月随访 1 次，2 年后，每 6 个月随访 1 次，满 5 年后，每年随访 1 次。

第二十节　子宫颈癌患者的护理

子宫颈癌在女性生殖器官癌瘤中占首位，是女性各种恶性肿瘤中最多见的恶性肿瘤。我国发病年龄以 40～50 岁为最多，60～70 岁又有一高峰出现。

一、病因

子宫颈癌病因目前尚不完全清楚。相关流行病学和病因学的研究认为其发病原因主要与以下几个方面有关。

1. 初次性交年龄过早　初次性交年龄 16 岁者其相对危险性为 20 岁以上的 2 倍。这与青春期宫颈发育尚未成熟，对致癌物较敏感有关。

2. 分娩次数　随着分娩次数的增加，患子宫颈癌的危险亦增加。这可能与分娩对子宫颈的创伤，以及妊娠对内分泌及营养的改变有关。

3. 病毒感染　人乳头瘤病毒(HPV)感染是宫颈癌主要危险因素，以 HPV16 型及 HPV18 型最常见。此外，单纯疱疹病毒Ⅱ型及人巨细胞病毒等也可能与子宫颈癌发生有一定关系。

4. 其他因素　吸烟可抑制机体免疫功能，增加感染效应。与高危男子接触的妇女易患子宫颈癌，高危男子包括患有阴茎癌、前列腺癌或其前妻曾患子宫颈癌的男子。另外，应用屏障避孕法(子宫帽、避孕套)者子宫颈癌的危险性很低，这可能是由于减少了接触感染的机会。

二、临床表现

1. 症状　早期宫颈癌常无症状，也无明显体征，与慢性子宫颈炎无明显区别。患者一旦出现症状，主要表现如下。

(1)阴道出血：早期患者常表现为接触性出血，出血发生在性生活或妇科检查后，后期则为不规则阴道出血。晚期病灶侵蚀大血管可引起大出血。

(2)阴道排液：患者常主诉阴道排液增多，白色或血性，稀薄如水样或米泔状，或有腥臭。晚期因癌组织破溃、坏死，继发感染时则有大量脓性或米汤样恶臭白带。

(3)晚期癌的症状：根据病灶侵犯的范围而出现的继发性症状。病灶侵及盆腔结缔组织、骨盆壁，压迫输尿管或直肠、坐骨神经等时，患者主诉尿频、尿急、肛门坠胀、大便秘结、里急后重、下肢肿痛等；严重时导致输尿管梗阻、肾盂积水，最后引起尿毒症。晚期患者表现消瘦、发热、贫血、全身衰竭、恶病质等。

2. 体征　早期子宫颈局部无明显病灶，子宫颈光滑或轻度糜烂如一般子宫颈炎的表现，随着子宫颈浸润癌的生长发展，根据不同的类型，局部体征亦不同。外生型见子宫颈上有赘生物向外生长，呈息肉状或乳头状突起，继而向阴道突起形成菜花样赘生物，表面不规则，合并感染时表面盖有灰白色渗出物，触之易出血。内生型则见子宫颈肥大、质硬，子宫颈管膨大如桶状，子宫颈表面光滑或有浅表溃疡。晚期由于癌组织坏死脱落，形成凹陷性溃疡，整个子宫颈有时被空洞替代，并盖有灰褐色坏死组织，有恶臭。妇科检查扪及两侧增厚，结节状，质地与癌组织相似，有时浸润达盆壁，形成冰冻状盆腔。

三、转移途径

主要为直接蔓延及淋巴转移，血行转移较少见。

1. 直接蔓延　最常见。癌组织局部浸润，向邻近器官及组织扩散。

2. 淋巴转移　癌灶局部浸润后累及淋巴管，形成瘤栓，并随淋巴液引流进入局部淋巴结，经淋巴引流扩散。

3. 血行转移　极少见。晚期可转移至肺、肝或骨骼等。

四、辅助检查

根据病史和临床表现，尤其有接触性出血者，应考虑宫颈癌，需做详细的全身检查及妇科三合诊检查，并采用以下各项辅助检查。

1. 子宫颈刮片细胞学检查　是子宫颈癌筛查的主要方法。必须在子宫颈移行带处刮片检查，采用巴氏染色分级法。巴氏Ⅲ级及以上，TBS分类中有上皮细胞异常病变时，均应重复刮片检查并行阴道镜下子宫颈活组织检查。

2. 碘试验　正常子宫颈阴道部鳞状上皮含丰富的糖原，碘溶液涂染后应呈棕色或深褐色，不着色的区域说明该处上皮缺乏糖原，可为炎症或其他病变。因此，在不着色的区域取材行活检，可提高诊断率。

3. 阴道镜检查　凡是子宫颈刮片细胞学检查Ⅲ级或Ⅲ级以上者，应在阴道镜下检查，观察子宫颈表面有无异型上皮或早期病变，并选择病变部位进行活检。

4. 宫颈及子宫颈管活组织检查　是确诊子宫颈癌及癌前病变最可靠和不可缺少的方法。子宫颈无明显癌变可疑区域时，可在子宫颈转化区 3、6、9、12 点处取材或行碘试验、阴道镜观察可疑病变区取材。子宫颈刮片阳性、子宫颈活检阴性时，应用小刮匙搔刮子宫颈管，刮出物送病理检查。

5. 子宫颈锥切术　子宫颈刮片检查多次阳性，而子宫颈活检阴性或活检为原位癌需确诊的患者，需要做子宫颈锥切术送病理组织学检查以确定诊断。

6. 其他检查　当子宫颈癌确诊后，根据具体情况，进行胸部 X 线片、淋巴造影、膀胱镜、直肠镜检查等以确定临床分期。

五、治疗原则

子宫颈癌应根据临床分期、年龄、全身情况制定治疗方案。主要的治疗方法包括手术治疗、放射治疗及化学治疗。

1. 手术治疗　主要适用于 $\text{I}_{A1}\sim\text{II}_A$ 期的患者。年轻患者可保留卵巢和阴道功能。

（1）I_{A1} 期：行全子宫切除术，对于要求保留生育功能的患者可行子宫颈锥切术。

（2）$\text{I}_{A2}\sim\text{II}_A$ 期：可行广泛子宫切除术及盆腔淋巴结清扫术，年轻患者可保留卵巢。

2. 放射治疗　适用 II_B 期晚期、Ⅲ期和Ⅳ期的患者，或无法进行手术治疗的患者。可进行腔内照射和体外照射。早期患者以局部腔内照射为主，体外照射为辅；晚期则体外照射为主，腔内为辅。

3. 化学治疗　主要用于晚期或复发转移的患者，也可作为手术和放疗的辅助治疗方法。常用的化疗药物主要有顺铂、卡铂、博来霉素、丝裂霉素、异环磷酰胺等。

4. 手术及放疗联合治疗　对于局部病灶较大者，可先做放疗，待癌灶缩小后再进行手术。手术治疗后有盆腔淋巴结转移、宫旁转移或阴道有残留病灶者，可术后进行放疗，防止复发。

六、护理评估

1. 病史　子宫颈癌的早期症状不明显，一旦出现症状已属中、晚期。护士要了解患者的主要症状，如阴道不规则出血情况，异常阴道分泌物的性质及感染症状，是否有压迫症状，是否引起大小便的改变，了解患者的饮食情况，以及观察有无贫血和恶病质情况。了解患者的月经史、婚育史、性生活史、避孕方式等。

2. 心理、社会问题　由于年轻子宫颈癌患者有上升趋势，更多的患者害怕手术带来的疼痛、器官的丧失和生殖能力的丧失；担心放、化疗带来的自我形象的改变和严重的不良反应，不能坚持治疗；担心失去家庭和孩子；担心疾病的预后。她们大多能积极应对手术治疗，但放、化疗所带来的痛苦是她们难以想象和难以坚持面对的。

七、护理问题

1. 焦虑　与担心疾病的恶性诊断，担心预后，害怕丧失生殖器官和生殖能力有关。
2. 知识缺乏　与缺乏疾病相关的治疗和护理知识有关。
3. 排尿异常　与子宫颈癌根治术后膀胱功能损伤有关。
4. 有受伤的危险　与子宫颈癌放、化疗的不良反应有关。
5. 疲乏　与子宫颈癌阴道出血、贫血、晚期出现恶病质有关。
6. 自我形象紊乱　与子宫颈癌治疗生殖器官的丧失、脱发等不良反应有关。
7. 疼痛　与手术组织损伤有关。

八、护理措施

1. 术前护理

(1)手术前评估患者的身心状况及控制焦虑的应对能力，向患者讲解有关疾病的治疗和预防知识，讲解手术前、后的注意事项，减轻患者的不安情绪。

(2)阴道准备：术前 1d 用 1:40 的络合碘行阴道冲洗 2 次，冲洗时动作轻柔，防止病变组织破溃出血。对于菜花型子宫颈癌，应做好阴道大出血的抢救准备工作，备齐止血药物和填塞包，备好抢救车。需要行全子宫切除的患者，2 次阴道冲洗后子宫颈处涂甲紫，起到消毒和标记的作用。

(3)肠道准备：视手术范围大小，若行子宫颈癌根治术则需 3d 的肠道准备，内容同外阴癌的肠道准备；若行简单的全子宫切除术，术前 1d 上午口服 50%磷酸镁 40ml 或晚上行 110ml 甘油剂灌肠 1 次，起到清洁肠道的作用。

(4)皮肤准备：术前 1d 备皮，剃除手术部位汗毛和阴毛，范围自剑突下至会阴部，两侧至腋前线，彻底清洁脐部。

2. 术后护理

(1)根据手术情况按硬膜外麻醉或全身麻醉术后护理常规，观察患者的意识、神志，保持呼吸道通畅，防止患者躁动及发生意外。

(2)严密监测患者的生命体征，观察阴道出血情况，保持腹部和阴道引流管通畅，观察引流液的性状和量，及时发现腹腔内出血情况。

(3)术后导尿管要保留 7～10d，加强导尿管的护理，拔除前 2d 开始训练膀胱功能，夹闭导尿管并定时开放，拔除导尿管当天，观察患者排尿情况，并于下午测量残余尿，若残余尿量＞100ml，则需继续保留导尿管，继续定时夹闭导尿管，训练膀胱功能。

(4)术后尿瘘的观察：若患者出现以下信号，用高度考虑尿瘘。①阴道中出现尿液；②腹腔或阴道引流液增多伴尿量减少；③腰胀痛或剧痛；④不明原因的低热。

(5)手术后 7～10d 即开始化疗或放疗，由于化疗或放疗会影响腹部伤口愈合，因此伤口拆线要延迟，注意观察伤口愈合情况，先部分拆线，保留张力线，待伤口完全愈合后再全部拆除缝线。

(6)化疗：一般采用以顺铂为主的化疗方案，如顺铂＋氟尿嘧啶的 PF 方案，或采用放疗＋单纯顺铂增敏的方案。患者按化疗护理常规护理。

3. 放疗护理　放疗是女性生殖器官恶性肿瘤的主要治疗方法之一。放射线可直接作用于细胞的蛋白质分子，使之电离，产生凝结现象，改变其原有的形态和生理功能，造成细胞死亡，放射线也可使组织产生不正常的氧化过程，破坏细胞的主要生理功能。放射线在抑制和破坏肿瘤细胞的同时，也对正常组织产生不良影响。人体各器官对放射线的敏感度不一样，卵巢属于高度敏感，阴道和子宫属于中度敏感。常用的放射源有放射性 ^{60}Co，放射性 ^{192}Ir、^{226}Ra、放射性核素、X 线等。常用的照射方式有体外照射和腔内照射。

(1)放疗前护理：①心理支持：大多数患者对放疗缺乏正确的认识，治疗前应简明扼要地向患者和家属介绍有关放疗的知识、治疗中可能出现的不良反应及需要配合的事项。②放疗前，要做肝功能、肾功能及血象检查，排空小便，减少膀胱反应，会阴部备皮，用 1∶5000 高锰酸钾溶液冲洗阴道 1 次，预防阴道、盆腔感染及粘连，增强放疗效果。准备好窥阴器、子宫颈钳、阴道盒、子宫腔管、纱布等。患者取膀胱截石位，护士协助医师放置阴道盒与子宫腔管，将患者推入治疗间，连接好阴道盒与宫腔管和后装治疗机。

(2)治疗中护理：通过电视机和对讲机与患者联系，观察患者情况，如患者出现心慌、憋气、腹痛等症，立即停机进入机房内处理。

(3)放疗后护理：①治疗结束后取出填塞纱布并核对数目，防止纱布留置在阴道内，观察阴道有无渗血和出血，如有出血应用无菌纱布填塞止血。如无出血可做阴道冲洗，每日 1 次，防止阴道狭窄、粘连。②观察膀胱功能。注意患者排尿情况，如有排尿困难超过4h需导尿。应鼓励患者每日多饮水，饮水量最好＞3000ml/d，注意补充维生素C、维生素K，可使用消炎利尿药物预防感染。③注意血象变化。放疗可引起骨髓抑制，使血象降低，常以白细胞及血小板减少为常见。因此，要注意预防感染和出血情况，嘱患者注意个人卫生及有无皮下出血倾向。如白细胞减少至$<4\times10^9$/L、血小板降至$<10\times10^9$/L，应暂停放疗，遵医嘱给予升血象药物治疗，必要时少量输血，采取保护性隔离。④盆、腹腔放疗可造成胃、肠功能紊乱，肠黏膜水肿及渗出，常表现为食欲缺乏、恶心、呕吐、腹痛、腹胀、腹泻等，严重者亦会造成肠穿孔或大出血。反应轻者对症给予流质饮食或半流质饮食，口服维生素B_6、10%复方樟脑合剂等，严禁粗纤维食物，防止对直肠的刺激与损伤；严重者暂停放疗，及时输液，纠正水、电解质紊乱，注意观察大便的性状，及时送检。⑤外照射时主要是皮肤护理。被照射皮肤经放射线对组织细胞的侵袭可出现皮肤反应，多在照射后8～10d出现。放射性皮肤反应一般分为干性皮肤反应和湿性皮肤反应两种。干性皮肤反应表现为皮肤瘙痒、色素沉着及脱皮，但无渗出物，不会造成感染，但能产生永久性浅褐色斑。此时应给予保护性措施，用无刺激性软膏如维生素AD软膏或羊毛脂涂搽。湿性皮肤反应表现为照射区皮肤有湿疹、水疱，严重时可造成糜烂、破溃，因此要注意放疗区域皮肤的清洁、干燥，避免衣物摩擦，如有水疱，可涂2%甲紫，如水疱已破溃，可停止放疗，局部敷以抗生素药物，促使痊愈。因此，护士要随时观察患者皮肤颜色、结构和皮肤完整性，嘱患者勿搔抓皮肤，保持皮肤清洁、干燥，内衣及用物应柔软，吸水性好，避免日晒、摩擦、热敷、粘贴胶布及使用含刺激性的肥皂和化妆品。

4. 心理、社会支持　护士要了解患者在治疗前、后的心理变化。选择适合的时间，用恰当的语言向患者讲解病情，同时讲解治愈的希望，让患者尽早摆脱焦虑和恐惧，以良好的心态积极配合治疗。护士还应耐心做好手术前、后的健康宣教工作。同时，护士还要鼓励患者正确积极面对放、化疗的不良反应，树立战胜疾病的信心，坚持治疗。

5. 健康指导

(1)子宫颈癌治疗后，患者应注意休息，合理锻炼，保持愉快的心情。

(2)随诊：宫颈癌治疗后，在第1年有50%的复发率，因此，治疗后第2年每3个月随访1次，第3～5年每6个月随访1次，第6年开始每年随访1次。随访内容包括盆腔检查、阴道涂片细胞学检查、高危型HPV检测、胸部X线片及血清肿瘤标志物等。

第二十一节　子宫肌瘤患者的护理

子宫肌瘤是女性生殖系统中最常见的一种良性肿瘤，由平滑肌和结缔组织所组成，好发年龄为 30～50 岁。由于许多子宫肌瘤的妇女无症状而未就诊，因此，肌瘤的实际发生率远比报道的高。

一、病因

子宫肌瘤发生的原因尚不清楚。因子宫肌瘤多发生于生育年龄的妇女，青春期前少见，绝经后逐渐萎缩，提示其发生可能与女性雌激素有关。另有研究表明，子宫肌瘤的发生与孕激素的过度刺激关系密切，如以孕激素为主的妊娠期子宫肌瘤生长迅速；子宫肌瘤细胞有丝分裂在黄体期明显增高。因此，子宫肌瘤的发生可能与雌激素或孕激素均有关系。

二、分类

1. 按肌瘤生长部位分类　分为子宫颈肌瘤（10%）和子宫体肌瘤（90%），以子宫体肌瘤最常见。

2. 按肌瘤与子宫肌壁的关系分类　分为 3 类。

（1）肌壁间肌瘤：占 60%～70%，肌瘤位于子宫肌壁间，周围均被肌层包围。

（2）浆膜下肌瘤：占 20%左右，肌瘤向子宫浆膜面生长，并突出于子宫表面，肌瘤表面仅由子宫浆膜覆盖。

（3）黏膜下肌瘤：占 10%～15%，肌瘤向宫腔方向生长，突出于宫腔，仅为黏膜覆盖。

子宫肌瘤常为多个，各种类型的肌瘤可发生在同一子宫，呈多发性子宫肌瘤。

三、临床表现

1. 症状　多无明显症状，仅在体检时偶然发现。症状与肌瘤部位、有无变性相关，而与肌瘤数目、大小关系不大。常见症状如下。

（1）异常子宫出血：为最常见的症状，表现为月经增多、经期延长。多见于黏膜下肌瘤及肌壁间肌瘤。浆膜下肌瘤月经多正常。肌瘤引起月经异常的原因有：①宫腔增大，子宫内膜面积增加；②肌瘤影响子宫收缩或血供，造成盆腔慢性充血；③肌瘤合并内膜增生或息肉形成；④肌瘤合并感染等。

(2)下腹部包块:肌瘤早期腹部摸不到肿块,当肌瘤逐渐增大使子宫超过 3 个月妊娠大小较易从腹部触及。肿块位于腹正中部位,实性、活动、无压痛、生长缓慢。

(3)白带增多:肌壁间肌瘤使宫腔面积增大,内膜腺体分泌增多,并伴有盆腔充血使白带增多;悬吊于阴道内的黏膜下肌瘤,其表面易感染、坏死,产生大量脓血性排液,有恶臭的阴道排液。

(4)压迫症状:大肌瘤可压迫邻近器官引起尿频、间歇性溢尿、肾盂积水、盆腔静脉淤血、下肢水肿或便秘。

(5)不育或自然流产:肌瘤引起的不育占 2%～10%。肌瘤引起的自然流产机会是正常妊娠的 2 倍。

(6)疼痛:常见下腹部坠胀、腰酸背痛,经期加重。肌瘤红色变性时有急性下腹痛,伴呕吐、发热及肿瘤局部压痛;浆膜下肌瘤扭转可有急性腹痛;子宫黏膜下肌瘤由宫腔向外排出时也可引起腹痛。

(7)继发性贫血:患者由于出血过多可导致继发性贫血。严重者有全身乏力、面色苍白、气短、心慌等症状。

2. 体征　与肌瘤的大小、位置、数目及有无变性有关。肌瘤增大超过妊娠 12 周时,下腹部可摸到包块。子宫增大质硬,表面不平。浆膜下肌瘤有时有蒂与子宫相连,而黏膜下肌瘤有时脱出阴道口,较大的肌瘤可有变性,检查时子宫变软。

四、肌瘤变性

肌瘤变性是肌瘤失去原有的典型结构。常见的变性有以下几种。

1. 玻璃样变　又称透明变性,最常见。

2. 囊性变　子宫肌瘤玻璃样变继续发展,肌细胞坏死液化即可发生囊性变,此时肌瘤变软,很难与妊娠子宫或卵巢囊肿相区别。

3. 红色变性　多见于妊娠期或产褥期,为肌瘤的一种特殊类型坏死。患者可有剧烈的腹痛伴恶心、呕吐、发热、白细胞计数升高,检查发现肌瘤迅速增大,有压痛。

4. 肉瘤样变　肌瘤恶变为肉瘤较少见,仅为 0.4%～0.8%,多见于年龄较大的患者。

5. 肌瘤钙化　多见于蒂部细小、血供不足的浆膜下肌瘤及绝经后妇女的肌瘤。

五、辅助检查

子宫肌瘤的诊断主要根据症状及盆腔检查,结合辅助检查,如 B 超、宫腔镜、腹腔镜检查等协助诊断。

六、治疗方法

子宫肌瘤的治疗方法应根据患者的年龄、症状、肌瘤的大小和部位，以及是否有生育要求等因素来决定。

1. 随访观察　肌瘤小、无症状，一般不需要治疗，特别是近绝经期的妇女。每 3～6 个月随访 1 次，若肌瘤明显增大或出现症状可考虑进一步治疗。

2. 药物治疗　在近绝经期患者，肌瘤<2 个月妊娠子宫大小，症状轻或全身情况不宜手术者，可给予药物对症治疗。常用的药物有促性腺激素释放素类似物（GnRH-a）、雄激素、米非司酮等。

3. 手术治疗　当子宫肌瘤患者的子宫大于 10 周妊娠大小；月经过多继发贫血；有膀胱、直肠压迫症状或肌瘤生长较快；非手术治疗失败；不孕或反复流产排除其他原因时可行手术治疗。手术途径可经腹、经阴道或宫腔镜及腹腔镜下切除。术式包括子宫肌瘤切除术和子宫切除术。

七、护理评估

1. 病史　了解患者的年龄、月经史、生育史、是否长期使用雌激素如避孕药等，以及由于肌瘤压迫所伴随的其他症状。

2. 心理状况　了解患者对子宫肌瘤的认识，对自身疾病的心理反应及有无不良情绪等。

八、护理问题

1. 知识缺乏　与缺乏有关疾病和手术的相关知识有关。
2. 疼痛　与手术创伤有关。
3. 自理能力缺陷　与手术后伤口疼痛、输液影响患者自理活动有关。
4. 活动无耐力　与手术创伤和贫血有关。
5. 自我形象紊乱　与手术切除子宫、卵巢有关。

九、护理措施

1. 术前指导　护士要了解患者手术前焦虑的原因及所承受的心理压力，向她们讲解手术的方式、术前的各项准备工作的方法和目的，讲解子宫的切除不会影响性生活或改变女性特征。必要时提供一些科普书籍供患者阅读，让患者有良好的心态积极地面对手术。

2. 术前准备及术后护理　同“妇科腹部手术”和“腹腔镜手术”护理。

3. 健康指导

(1)出院以后，家里休养环境要安静、舒适，温、湿度适宜，注意通风，保持空气新鲜。

(2)根据自身情况适当地活动、锻炼，要注意劳逸结合，逐步恢复自理能力。

(3)在恢复期要多食用富含维生素、蛋白质、高纤维的食物，如瘦肉、蛋类和新鲜的水果、蔬菜等，以尽快恢复身体功能。

(4)注意个人卫生。伤口拆线1周内用温水擦身，1周后可洗淋浴。每日用流动的温水冲洗外阴，并更换内衣裤。3个月内禁止性生活及盆浴。

(5)腹部伤口拆线后2～3d可将覆盖伤口的敷料或纱布揭去，以便观察伤口情况。若伤口出现疼痛、红肿、硬结、渗血、渗液，且伴有体温升高，应及时来院诊治。

(6)手术后1～2周，阴道可有少量粉红色分泌物，此为阴道残端肠线溶化所致，为正常现象。若为血性分泌物，量如月经，并伴有发热，应及时到医院就诊。

(7)不具有手术指征的患者，应遵医嘱严格随诊。

第二十二节　子宫内膜癌患者的护理

子宫内膜癌是女性生殖器官最常见的恶性肿瘤之一，发病老年妇女居多，平均年龄约55岁，年轻患者有增加趋势。子宫内膜癌占女性生殖道恶性肿瘤的20%～30%，其发病率在乳腺癌、肺癌和大肠癌之后，位居第四。近年其发病率有明显上升趋势。

一、病因与发病机制

子宫内膜癌的病因尚未得到肯定的结论，但就目前的研究结果而言，可能有两种发病机制。

1. 雌激素依赖型　其发生可能是在无孕激素拮抗的雌激素长期作用下，发生子宫内膜增生症，甚至癌变。根据其流行病学特点，其危险因素包括肥胖、未孕、晚绝经、糖尿病、高血压及其他心血管疾病等。

2. 非雌激素依赖性型　发病与雌激素无明确关系。

二、临床表现

1. 症状　极早期无明显症状，以后出现阴道出血、阴道排液、疼痛等。

(1)阴道出血：主要表现为绝经后阴道出血，量一般不多。未绝经的妇女表现为月经量增多、经期延长或绝经紊乱。

(2)阴道排液:为血性液体或浆液性分泌物,合并感染后可有脓血性排液,恶臭。

(3)下腹部疼痛:在子宫内膜癌患者中并不多见,但当肿瘤累及子宫颈内口时,可引起子宫腔积脓,出现下腹部胀痛及痉挛样疼痛。晚期病灶浸润周围组织或压迫神经可引起腰骶部疼痛。

(4)其他:晚期癌症可出现贫血、消瘦及恶病质等症状。

2. 体征　早期阳性体征不多。晚期可有子宫明显增大,合并子宫腔积脓时可有明显触痛,子宫颈管内偶有癌组织脱出,触之易出血。癌灶浸润周围组织时,子宫固定或在子宫旁扪及不规则结节状物。

三、转移途径

子宫内膜癌主要转移途径为直接蔓延、淋巴转移,晚期可有血行转移。

1. 直接蔓延　癌灶初期沿子宫内膜蔓延生长,向上可沿子宫角延至输卵管,向下可累及子宫颈管及阴道。若癌瘤向肌壁浸润,可穿透子宫肌壁,累及子宫浆膜层,广泛种植于盆腔腹膜、直肠子宫陷凹及大网膜。

2. 淋巴转移　为子宫内膜癌主要转移途径。当癌灶累及子宫颈、深肌层或分化不良时易早期发生淋巴转移。转移途径与癌肿生长部位有关。

3. 血行转移　晚期患者经血行转移至全身各器官,常见部位为肺、肝、骨等处。

四、辅助检查

对于子宫内膜癌的诊断要依靠直接采取子宫内膜标本,进行病理诊断。

1. 子宫内膜活检　本方法是确诊子宫内膜癌最直接、最有效、最准确的方法。为了弄清病变是否累及子宫颈管,应行“分段诊刮”。操作步骤:先刮颈管,颈管深度应根据患者是否绝经及子宫大小进行估计,颈管搔刮后再探子宫腔,扩张宫颈,最后进入子宫体及子宫体的刮宫。刮出的组织应注明部位,分别送病理检查,以免互相污染或混淆。此为有创性操作,会给患者带来一定的痛苦。

2. B超检查　可以在明确子宫腔内占位的同时,对其与子宫肌层的关系进行评估,对于患者的分期、预后的估价有帮助。

3. 磁共振(MRI)　可以对肿瘤的情况进行全面评价,对肌层浸润的深度、子宫颈受累、子宫外转移的判断方面都具有其他方法无法比拟的优点。

4. CT　可以对肿瘤的情况进行较为全面的评价,尤其是了解病变的范围和程度有一定的价值。

5. 宫腔镜检查　可直接观察子宫腔及子宫颈管内有无癌灶，癌灶的大小及部位，直视下取材活检，减少对早期子宫内膜癌的漏诊。但有可能促进癌细胞的扩散。

6. 血清癌抗原(CA125)测定　有子宫外癌肿播散者其血清(CA125)值明显升高。

五、治疗原则

子宫内膜癌应根据患者全身情况、病变累及范围及组织学类型选用治疗方法。早期患者以手术治疗为主，晚期则采用手术治疗、放射治疗、药物治疗等综合治疗。

1. 手术治疗　为首选的治疗方法。手术的目的是进行手术-病理分期和切除癌变的子宫及其他可能存在的转移病灶。

2. 放射治疗　是子宫内膜癌的治疗方法之一，可进行腔内照射和体外照射。术前放疗可缩小癌灶，为手术创作条件；术后放疗是子宫内膜癌最主要的辅助治疗方法，可明显降低局部复发，提高生存率。

3. 孕激素治疗　对晚期或复发癌、早期要求保留生育功能的患者可选用孕激素治疗。孕激素受体阳性者有效率可达 80%。常用的药物有甲羟孕酮、己酸孕酮。

4. 抗雌激素制剂治疗　适应证与孕激素治疗相同。常用药物有他莫昔芬。

5. 化学治疗　适用于晚期或复发子宫内膜癌患者。常用的药物有顺铂、多柔比星、紫杉醇、环磷酰胺等。

六、护理评估

1. 病史　绝经后出血是子宫内膜癌的重要信号，因此要引起高度重视。同时还要了解患者的高危因素，如身体过重或肥胖、未孕、绝经晚(≥52 岁)、糖尿病、高血压、使用雌激素等。子宫内膜癌的“三联征”是肥胖、高血压和糖尿病，患者常常是三症兼而有之。

2. 社会、心理问题　了解患者对疾病的认识程度及患病后的心理状态。特别是患者要面临手术前的各项检查，内心有无恐惧和焦虑情绪。

七、护理问题

1. 焦虑　与绝经后出血、担心恶性疾病有关。

2. 知识缺乏　与缺乏疾病相关知识有关。

3. 疼痛　与手术创伤有关。

4. 自理能力缺陷　与手术后伤口疼痛、输液影响患者自理活动有关。

5. 活动无耐力　与手术创伤和绝经后出血引起贫血有关。

6. 潜在的受伤　与放射治疗不良反应有关。

八、护理措施

1. 手术护理　同妇科腹部手术护理。

2. 放疗护理　同宫颈癌护理中“放疗护理”。

3. 化疗护理　同妇科化疗护理。

4. 激素及其他药物治疗护理　对于晚期和复发患者，不能手术或年轻早期子宫内膜癌要求保留生育功能的患者，应考虑孕激素治疗。如醋酸甲羟孕酮或己酸孕酮，在治疗中要注意观察药物的不良反应。一般可引起水钠潴留，出现水肿、药物性肝炎。此时，告知患者不必紧张，停药后会逐渐好转。用他莫昔芬（三苯氧胺）治疗的患者可能会出现类似更年期综合征的反应，如潮热、畏寒等，少数患者还可出现阴道出血、恶心、呕吐。如出现这些症状应及时就诊。

5. 健康指导

(1)大力宣传科普防癌知识，提高女性防癌普查的自觉性。年龄在 40 岁以上的妇女每年接受 1 次妇科检查，注意子宫内膜癌的高危因素，积极治疗高血压、糖尿病。

(2)绝经后出血是危险信号，一旦出现就应马上就诊。此时治疗可获得满意的效果。

(3)随诊：治疗后应定期随访，75%～95%的复发在术后 2～3 年。因此，一般术后 2～3 年每 3 个月随访 1 次，3 年后每 6 个月 1 次，5 年后每年 1 次。随访内容包括详细病史、盆腔检查、阴道细胞学涂片、胸部 X 线片、血清 CA125 检测等，必要时可做 CT 及 MRI。

第二十三节　卵巢癌患者的护理

卵巢肿瘤是女性生殖器官常见的肿瘤，可发生于任何年龄，但多见于生育期妇女。卵巢组织成分非常复杂，是全身各脏器原发肿瘤类型最多的器官。最多见的是卵巢上皮性肿瘤，其次是卵巢生殖细胞肿瘤、卵巢性索间质肿瘤。

卵巢恶性上皮性肿瘤是女性生殖器常见的三大恶性肿瘤之一，5 年存活率仅为 30%～40%。已成为威胁妇女生命和健康的主要肿瘤。

一、卵巢肿瘤概述

卵巢组织成分复杂，分类方法多，目前最常用的分类方法是组织学分类法。主要包括上皮性肿瘤、生殖细胞肿瘤、性索间质肿瘤、脂质细胞瘤、性腺母细胞瘤等。

1. 上皮性肿瘤　占原发性卵巢肿瘤的50%～70%，其恶性类型占卵巢恶性肿瘤的85%～90%。来源于卵巢表面的表面上皮，是最常见的卵巢肿瘤，多见于中、老年妇女。卵巢上皮性肿瘤分为良性、交界性和恶性，其组织学类型主要有浆液性肿瘤、黏液性肿瘤、卵巢子宫内膜样肿瘤、透明细胞肿瘤及未分化癌等。

2. 生殖细胞肿瘤　占卵巢肿瘤的20%～40%。生殖细胞有发生多种组织的功能。未分化者为无性细胞瘤，胚胎多者为胚胎癌，向胚胎结构分化者为畸胎瘤，向外胚结构分化为内胚窦瘤、绒毛膜癌。按组织学类型分类，包括畸胎瘤、无性细胞瘤、胚胎癌及绒毛膜癌等。其中畸胎瘤又分为成熟畸胎瘤和未成熟畸胎瘤。成熟畸胎瘤又称皮样囊肿，属于良性肿瘤，占卵巢肿瘤的10%～20%，占畸胎瘤的95%以上，其多发生于20～40岁。未成熟畸胎瘤属于恶性卵巢肿瘤，多发生在11～19岁的年轻女性。该肿瘤的复发及转移率均高，但复发后再次手术可见未成熟肿瘤组织具有向成熟转化的特点，即恶性程度出现逆转。

3. 性索间质肿瘤　约占卵巢肿瘤的5%。性索间质来源于原始体腔的间叶组织，可向男、女两性分化。性索向上皮分化形成颗粒细胞瘤或支持细胞瘤；向间质分化形成卵泡膜细胞瘤或间质细胞瘤。此类肿瘤常有内分泌功能，故又称功能性卵巢肿瘤。性索间质肿瘤病理分类包括颗粒细胞-间质细胞瘤和支持细胞-间质细胞瘤。

4. 转移性肿瘤　体内任何部位的原发癌均可转移至卵巢，占卵巢肿瘤的5%～10%。常见的原发部位有乳腺、肠、胃、生殖器、泌尿道及其他脏器等。

二、病因

卵巢上皮性肿瘤是最常见的卵巢肿瘤。卵巢上皮性癌发展迅速，不易早期诊断，治疗困难，死亡率高。卵巢上皮癌的发病原因尚不清楚，其相关的高危因素主要有以下几种。

1. 持续排卵　持续排卵使卵巢表面上皮不断损伤与修复，其结果一方面在修复过程中卵巢表面上皮细胞突变的可能性增加；另一方面，增加卵巢上皮包涵囊肿形成的机会。减少或一种排卵可减少卵巢上皮由排卵引起的损伤，可能降低卵巢癌发病危险。流行病学调查发现卵巢癌危险因素有未产、不孕。

2. 遗传因素　5%～10%的卵巢上皮癌具有遗传异常。有1个一级亲属患卵巢癌的妇女患上皮性卵巢癌的危险为5%；有1个一级亲属和1个二级亲属患卵巢癌的妇女患上皮性卵巢癌的危险高达7%。这些卵巢癌的家族聚集现象称为“家族性卵巢癌”，认为是基因和环境共同作用的结果。

3. 环境因素　环境因素是人类卵巢癌主要的病因决定因素。工业发达的国家卵巢癌的发病率高，提示工业的各种物理或化学产物可能与卵巢癌的发病有关。

三、转移途径

卵巢恶性肿瘤转移途径主要通过直接蔓延及腹腔种植。瘤细胞可直接侵犯包膜。累及邻近器官，并广泛种植于腹膜及大网膜表面。淋巴转移也是恶性卵巢肿瘤的主要转移途径。

四、临床表现

卵巢癌早期无任何症状，出现症状时常常已达晚期。

1. 症状　卵巢癌主要症状为腹胀、腹部肿物及腹水。其症状的轻重主要取决于肿瘤的大小、位置、侵犯邻近器官的程度；肿瘤的组织学类型及有无并发症。肿瘤若向周围组织浸润或压迫神经，可引起腹痛、腰痛或下肢疼痛；若压迫盆腔静脉，可出现下肢水肿。晚期可出现消瘦、严重贫血等恶病质。

原发性卵巢恶性肿瘤的分期（FIGO，2000），见表 2-1。

表 2-1　原发性卵巢恶性肿瘤的分期（FIGO，2000）

Ⅰ期	肿瘤局限于卵巢
Ⅰa	肿瘤局限于一侧卵巢，包膜完整，表面无肿瘤，腹水或腹腔冲洗液中不含恶性细胞
Ⅰb	肿瘤局限于两侧卵巢，包膜完整，表面无肿瘤，腹水或腹腔冲洗液中不含恶性细胞
Ⅰc	Ⅰa 或Ⅰb 肿瘤伴以下任何一种情况：包膜破裂，卵巢表面有肿瘤，腹水或腹腔冲洗液中含恶性细胞
Ⅱ期	一侧或双侧卵巢肿瘤，伴盆腔内扩散
Ⅱa	蔓延和（或）转移到子宫和（或）输卵管，腹水或腹腔冲洗液中无恶性细胞
Ⅱb	蔓延至其他盆腔组织，腹水或腹腔冲洗液中无恶性细胞
Ⅱc	Ⅱa 或Ⅱb 期肿瘤，在腹水或腹腔冲洗液中找到恶性细胞
Ⅲ期	一侧或双侧卵巢肿瘤，伴显微镜下证实的盆腔外的腹腔转移和（或）区域淋巴结转移。肝表面转移为Ⅲ期
Ⅲa	显微镜下证实的盆腔外的腹腔转移，淋巴结阴性
Ⅲb	腹腔转移灶直径≤2cm，淋巴结阴性
Ⅲc	腹腔转移灶直径＞2cm 和（或）腹膜后区域淋巴结阳性
Ⅳ期	远处转移（胸腔积液中有恶性细胞，肝实质转移）

2. 体征　三合诊检查在阴道后穹触及盆腔质硬结节，肿块多为双侧，实性或半实性，表面凹凸不平，不活动，常伴有腹水。有时在腹股沟、腋下或锁骨上可触及肿大的淋巴结。

五、辅助检查

1. 妇科检查　通过三合诊检查可触及包块，多为双侧，实性或囊实性，不规则，活动性差，患者常伴有腹水和子宫直肠陷凹结节。

2. B超　检测肿块部位、大小、形态，提示肿瘤性状，鉴别卵巢肿瘤、腹水和结核性包裹性积液。其诊断的符合率＞90%。彩色多普勒超声有助于诊断。

3. 腹部X线片　有助于卵巢畸胎瘤的诊断。

4. CT检查　可清晰地显示肿块，还可显示有无肝结节、肺结节及腹膜后淋巴结转移。

5. 肿瘤标志物　CA125是目前被认为对卵巢上皮癌较为敏感的肿瘤标志物，80%的卵巢上皮癌患者CA125水平高于正常；90%以上的患者CA125水平的高低与病情缓解或恶化相一致，可用于病情检查，敏感性高。其正常值为35μg/L。甲胎蛋白(AFP)主要用于生殖细胞肿瘤的诊断，内胚窦瘤可以合成AFP，因此，是诊断内胚窦瘤一个特异的肿瘤标志物，未成熟畸胎瘤患者血清AFP升高约占43.5%。

6. 细胞学检查　在腹水或腹腔冲洗液中找到癌细胞。

7. 腹腔镜检查　可直视肿块的大体情况，并对整个盆腔探查，在可疑部位进行多点活检。抽吸腹腔液进行细胞学检查。

六、治疗方法

1. 良性肿瘤　卵巢肿瘤一经确诊应手术治疗。手术范围应根据患者的年龄、生育要求及对侧卵巢情况来确定。

2. 恶性肿瘤　以手术治疗为主，辅以化疗、放疗和其他综合治疗为原则。

(1)手术治疗：是治疗卵巢上皮癌的主要手段。应根据术中探查及冷冻病理检查结果决定手术范围。第1次手术彻底性与预后密切相关。对于早期卵巢癌(Ⅰ期、Ⅱ期)应行全面确定分期的手术。晚期卵巢癌应行肿瘤细胞减灭术，术式与全面确定分期的手术相同，手术的主要目的是尽最大努力切除卵巢癌之原发灶和转移灶，使残余肿瘤直径＜2cm，必要时可切除部分肠管或脾等。

(2)化学治疗：为主要的辅助治疗。卵巢上皮性癌对化疗较敏感，常用于术后杀灭残留病灶及控制复发；也可用于术前，先化疗缩小病灶后再行手术治疗；化疗还可以用于复发的治疗。晚期卵巢癌对一线化疗的反应率可达70%～80%。一线化疗是指首次肿瘤细胞减灭术后的化疗。常用的药物有顺铂、卡铂、紫杉醇、环磷酰胺、博来霉素、依托泊苷等。根据病情选用静脉化疗或静脉腹腔联合化疗。腹腔化疗不仅能控制腹水，还能使小的腹腔内残存病灶缩小或消失。二线化疗方案主要针对复发性卵巢癌、耐药性和难治性卵巢癌，常用的药物有异环磷酰胺、紫杉醇、托扑替康等。

(3)放射治疗：外照射可用于锁骨上和腹股沟淋巴结转移灶，以及部分紧靠盆壁的局限性病灶的局部治疗。对卵巢上皮癌，不主张以放疗作为主要辅助治疗手段。

(4)免疫治疗：目前临床上多用细胞因子治疗，如白介素-2、干扰素、胸腺素等，均为辅助治疗手段。可以预见的是，随着基础医学和临床医学的发展，免疫治疗将成为卵巢癌治疗的重要手段。

七、护理评估

1. 病史　护士应了解患者的年龄、月经史、生育史、主要的临床表现，要重视盆腔检查。

2. 心理问题　卵巢肿瘤未确诊前，患者担心是恶性疾病，表现出焦虑、不安。当确定诊断是卵巢癌时，患者感到恐慌，孤单、痛苦。护士通过与患者及家属的交流，了解其存在的心理问题。

八、护理问题

1. 焦虑　与担心疾病的恶性诊断有关。

2. 恐惧　与癌症诊断、面临死亡与家人分离有关。

3. 知识缺乏　与缺乏疾病相关知识、缺乏手术及化疗注意事项有关。

4. 营养失调——低于机体需要量　与癌症慢性消耗性疾病、肿瘤晚期恶病质有关。

5. 疼痛　与手术创伤有关。

6. 有感染的危险　与肿瘤细胞减灭术、腹部伤口、留置引流管、营养不良、介入性治疗有关。

7. 潜在的并发症——出血　与肿瘤细胞减灭术创面大、血管断端结扎不紧或结扎脱落、患者凝血功能障碍有关。

8. 有受伤的危险　与卵巢癌化疗不良反应有关。

九、护理措施

1. 卵巢癌患者入院后，思想负担重，情绪低落。护士要耐心细致地向患者介绍病室环境，增加患者的安全感和信任感，对患者提出的问题要耐心解答。使其能积极配合治疗。

2. 患者卧床时间长，抵抗力差，易造成皮肤压伤。交接班时要查看患者全身皮肤，每 2 小时翻身 1 次，按摩骨隆突处，保持床单位的清洁和整齐，预防压力性损伤的发生。

3. 卵巢癌患者饮食宜清淡、易消化，少食多餐，根据病情需要选择营养支持的方法，如鼻饲增加营养物质摄入，也可选择完全胃肠外营养。护士在配制和输入营养液时应严格无菌技术操作，注意输液速度，预防感染。同时患者应监测血象、肝功能、肾功能、血清蛋白等。

4. 卵巢癌手术护理同妇科手术的护理。

5. 卵巢癌术后的尿管、引流管、胃管的护理非常重要。要保持其通畅，观察尿液及引流液的颜色、量、性质，出现异常及时报告医师并给予有效处理。

6. 放疗护理同妇科放疗护理。

7. 化疗护理同妇科化疗护理。

8. 健康指导：卵巢肿瘤治疗后易复发，应坚持长期随访。随访时间为手术后 1 年内，每个月 1 次；术后 1～2 年，每 3 个月 1 次；术后 2～3 年，每 6 个月 1 次；术后 3 年以上，每年 1 次。

第二十四节　妇科腹部手术患者的护理

一、常规护理

1. 妇科腹部手术的种类　按手术急缓分为择期手术、限期手术和急诊手术。按手术范围可分为剖腹探查术、附件切除术、全子宫切除术、剖宫产术等。

2. 手术前准备与手术日护理

(1)心理护理：解释病情及手术必要性和过程，帮助患者树立信心。

(2)皮肤准备：术前 1d 进行备皮，以顺毛短刮方式行术区备皮。备皮范围上自剑突下，下至两大腿上 1/3，包括外阴部，两侧至腋中线，注意清洁肚脐。

(3)阴道准备：经腹全子宫切除者，术前 3d 每日用 1∶5000 高锰酸钾溶液或 1∶1000 苯扎溴铵溶液阴道冲洗或坐浴。

(4)消化道准备：术前 8h 禁止经口进食，4h 严格禁饮。预计手术可能涉及阴道时，术前 3d 进无渣饮食并遵医嘱给予肠道抑菌药物，根据手术需要术前日行清洁灌肠。

(5)其他：术前根据医嘱做好药物试敏试验，配血备用。手术前保证患者得到充分休息。指导患者练习床上使用便器、翻身、有效咳嗽等。

(6)手术当日：测量生命体征，取下活动性义齿、发夹、首饰及贵重物品并交家属保管。常规留置尿管。全子宫切除者在宫颈及阴道穹后部涂 1% 甲紫作为标志。术前 30min 遵医嘱给予基础麻醉药物。

3. 妇科腹部手术后护理

(1)体位：全身麻醉未清醒患者应有专人护理，平卧，头偏一侧；硬膜外麻醉者，去枕平卧 6～8h。

(2)密切观察生命体征：术后每 0.5～1 小时观察血压、脉搏、呼吸并记录直至平稳。术后每日测体温、脉搏、呼吸、血压 4 次直至正常后 3d。

(3)尿量的观察：患者一般均留置导尿管，术后要保持通畅、勿折、勿压，注意观察尿量及性质，如发现尿液为鲜红色则考虑有可能损伤输尿管或膀胱；术后尿量至少每小时＞50ml，如尿量过少，应检查导尿管是否堵塞、脱落、打折、被压，排除上述原因后，要考虑患者是否入量不足或有内出血休克的可能，及时通知医师及早处理。常规妇科手术于术后第 1 天晨拔除导尿管，妇科恶性肿瘤及阴道手术患者保留尿管的时间要根据患者的病情及手术情况而定。在保留尿管期间患者每天测量体温 3～4 次，每日冲洗会阴并更换尿袋，操作时要注意无菌，防止逆行感染。在拔除尿管的前 1～2d，将尿管夹闭并定时开放，一般 3～4h 开放 1 次，以训练和恢复膀胱功能，必要时拔除尿管后测残余尿。

(4)引流管的观察和护理：术后多置阴道引流管和(或)腹腔引流管，应保持引流管的通畅，观察引流液的性质及量，术后 24h 内若引流液每小时＞100ml 并为鲜红色时，应考虑有内出血，须立即报告医师，同时保证静脉通路通畅，必要时测量腹围，以估计有无腹腔内出血及出血量。冲洗会阴每日 2 次，同时每日测体温 3 次，以及早发现感染征兆。每日应认真记录引流液的量及性状。如发现引流液为脓性且患者体温升高，则考虑有感染；如引流量逐渐增加，色淡黄要分析是否有漏尿，报告医师并给予处理。一般情况下 24h 引流液＜10ml 且患者体温正常，可考虑拔除引流管。

(5)疼痛和腹胀的护理：通常术后 24h 内疼痛最明显，可遵医嘱给予镇静、镇痛药物。腹胀多因术中肠管受激惹使肠蠕动减弱所致。术后早期下床活动可改善胃肠功能。一经排气腹胀即可缓解。

(6)饮食：术后禁食水，肛门排气后可进流食，忌食牛奶，以后逐渐可改为高蛋白、高热量、高维生素的半流质饮食和软食。

(7)预防感染：应妥善固定各种管道，防止牵拉、反流。留置尿管期间应每日做会阴护理，保持外阴清洁，防止发生上行感染。对于术后4d仍未解大便者，可遵医嘱给予缓泻药或肥皂水灌肠。

二、子宫颈癌

1. 概述、病因、临床表现与辅助检查　子宫颈癌是最常见的妇科恶性肿瘤。其发病与早性生活、早育、性生活紊乱、多产、密产、种族、经济状况低下和地理环境等因素有关。凡与阴茎癌、前列腺癌男性有性接触的女性易患子宫颈癌。近年来发现通过性交而感染单纯疱疹病毒Ⅱ型、人乳头瘤病毒等可能与子宫颈癌发病有关。大多数子宫颈癌起源于子宫颈移行带，好发部位是子宫颈外口鳞-柱状上皮交界处。子宫颈癌的癌前病变称为子宫颈上皮内瘤样变，其中包括子宫颈不典型增生及子宫颈原位癌。子宫颈癌早期无症状或仅有接触性出血，老年患者常主诉绝经后阴道不规则流血、阴道排液，晚期可出现疼痛，大量脓性恶臭白带及恶病质等。确诊子宫颈癌最可靠的方法是子宫颈和子宫颈管活组织检查。子宫颈刮片细胞学检查用于筛查宫颈癌。

2. 治疗要点　常用的方法有手术治疗、放射治疗及化学治疗等综合应用。

3. 护理问题　恐惧、焦虑、排尿障碍。

4. 护理措施　向患者介绍各种治疗的过程及可能出现的不适和有效的应对措施。鼓励患者摄入足够的营养，纠正不良的饮食习惯。指导患者注意个人卫生，保持病室清洁，床单位平整。对手术患者按腹部手术患者护理，化疗者按化疗患者护理。出院后定期随访，随访内容除临床检查外，还应定期进行血常规和胸透检查。

5. 预防　普及防癌知识，积极治疗子宫颈炎，提倡晚婚、少育，每1～2年行妇科检查1次。做到早发现、早治疗。

三、子宫肌瘤

1. 概述及病因病理　子宫肌瘤是最常见的女性生殖器良性肿瘤，多见于30～50岁女性。确切病因尚不明了，一般认为其发生和生长与体内雌激素、孕激素刺激有关。子宫肌瘤来自子宫肌层的平滑肌细胞或肌层血管壁的平滑肌细胞，当失去其典型结构时称为肌瘤变性。常见变性有玻璃样变、囊性变、红色变、肉瘤变和钙化。

2. 分类　按肌瘤所在的部位可分为子宫体肌瘤和子宫颈肌瘤。按肌瘤与子宫肌层的关系分为肌壁间肌瘤、浆膜下肌瘤和黏膜下肌瘤。

3. 临床表现　①月经改变：为最常见症状；②腹部包块：是浆膜下肌瘤最常见的症状；③白带增多；④腰酸、腰痛及下腹坠胀；⑤压迫症状：可出现尿频、排便困难等；

⑥不孕；⑦继发贫血。

4. 辅助检查　可借助 B 超、宫腔镜、子宫输卵管造影等手段。

5. 治疗要点　子宫肌瘤的治疗必须根据患者的年龄、生育要求、症状和肌瘤大小等全面考虑。若肌瘤小、无症状，一般不需要治疗。近绝经期患者，症状轻，身体情况不能手术者，可采取药物对症治疗，每 3～6 个月随访 1 次。若症状明显，继发贫血或保守治疗无效时，可行肌瘤切除术或子宫切除术。

6. 护理问题　知识缺乏、应对无效。

7. 护理措施　阴道出血较多继发贫血的患者，应严密观察生命体征，协助医师完善各项检查，配血备用，给予活动安全指导，防止活动时摔伤。对肌瘤压迫出现排尿不畅时，可遵医嘱给予导尿。排便不畅时，可给予缓泻药。保持外阴清洁，防止感染。需手术治疗者按腹部手术护理。子宫肌瘤合并妊娠者，一般采用保守治疗。如分娩时胎先露下降受阻，可做剖宫产术。

四、子宫内膜癌

1. 概述及病因病理　子宫内膜癌绝大多数为腺癌，又称子宫体癌，是女性生殖器三大恶性肿瘤之一。与长期持续的雌激素刺激、遗传因素可能有关，易发于肥胖、糖尿病、不孕不育及绝经延迟的妇女。子宫内膜癌的常见转移途径有淋巴转移、直接蔓延，晚期有血行转移。

2. 临床表现　①阴道出血：表现为不规则阴道流血，量一般不多。绝经后出现阴道出血为典型症状；未绝经者表现为经量增多、经期延长或经间期出血。②阴道排液：少数患者诉阴道排液增多，早期为浆液性或浆液血性白带，晚期合并感染时，可见脓性或脓血性排液，并有恶臭。③疼痛：随病情逐渐发展，当浸润周围组织或压迫神经可引起下腹及腰骶部疼痛。④全身症状：晚期常伴贫血、消瘦、恶病质等。

3. 辅助检查　最常用、最可靠的确诊方法是分段刮宫。

4. 治疗要点　早期首选手术治疗。腹水中找到癌细胞可采用手术加放射治疗。老年患者不能耐受手术者，可借助放疗、化疗及激素治疗等综合治疗。

5. 护理问题　焦虑、知识缺乏、睡眠形态紊乱。

6. 护理措施　与患者建立良好的护患关系，缓解其紧张心理，协助患者配合治疗。腔内置入放射源期间，保证患者绝对卧床，取出放射源后，鼓励患者渐进性下床活动。手术治疗患者按腹部及阴道手术患者护理。完成治疗后定期随访，随访内容包括妇科检查、阴道细胞学涂片和胸部 X 线片检查。

7. 预防　普及防癌知识，重视高危人群，绝经后妇女出现阴道出血应警惕子宫内膜癌的可能。

五、卵巢肿瘤

1. 概述、分类及病理　卵巢肿瘤是妇科常见的肿瘤，可发生于任何年龄。恶性卵巢肿瘤是女性生殖器三大恶性肿瘤之一。组织学分类主要包括上皮性肿瘤、生殖细胞肿瘤、性索间质肿瘤和转移性肿瘤。主要通过直接蔓延、腹腔种植方式转移。

2. 临床表现　卵巢良性肿瘤生长缓慢，早期常无症状，肿瘤长至中等大时常感腹胀或扪及腹部包块。妇科检查时在子宫一侧或双侧触及球形肿物，表面光滑，活动良好。恶性肿瘤生长迅速，短期内可有腹胀、腹部包块及腹水。妇科检查肿物多为双侧，实性，表面高低不平，固定不动。

3. 并发症　蒂扭转、破裂、感染和恶变。

4. 辅助检查　B超检查、CT检查、腹腔镜检查及细胞学检查。

5. 治疗要点　良性卵巢肿瘤一旦确诊，尽快手术。恶性肿瘤以手术治疗为主，辅以化疗和放疗。

6. 预防　大力宣传高危因素，开展普查，做到早发现、早治疗。

7. 护理问题　营养失调、预感性悲哀、焦虑。

8. 护理措施　为患者提供支持，协助患者应对压力。需放腹水者1次放腹水不宜超过3000ml，以免腹压骤降，发生虚脱，放腹水过程中应密切观察、记录患者的生命体征、腹水性质及不良反应。放腹水速度宜慢，后用腹带包扎腹部。术后随访时应定期接受妇科检查。卵巢非赘生性肿瘤直径＜5cm时每3～6个月复查1次。

六、子宫内膜异位症

1. 概述、病因与发病机制　子宫内膜组织出现在子宫体以外的部位时称为子宫内膜异位症。发病机制尚未完全明了，目前有3种学说：①种植学说，经血倒流、淋巴及静脉播散；②体腔上皮化生学说；③诱导学说。

2. 临床表现与辅助检查　子宫内膜异位症一般见于生育年龄的妇女，以25～45岁多见。常见症状有①下腹痛和继发性痛经；②性交不适；③月经异常；④不孕；⑤其他特殊症状：侵犯不同部位时可出现相应症状。妇科检查时可发现子宫多后倾固定，盆腔内扪及触痛性结节。阴道和腹部B超是鉴别卵巢子宫内膜异位症和直肠阴道隔子宫内膜异位症的重要手段。腹腔镜是目前诊断子宫内膜异位症的最佳方法。

3. 治疗要点　根据患者的年龄、症状、病变部位和范围及生育要求等情况全面考虑。有药物治疗或手术治疗。手术方式有保留生育功能手术、保留卵巢功能手术和根治性手术。目前手术治疗的重要手段是腹腔镜。

4. 护理问题　疼痛、焦虑、知识缺乏。

5. 护理措施　避免引起子宫内膜异位症的因素，对于宫颈闭锁、无孔处女膜、子宫颈管粘连等引起的经血潴留，应及时手术。子宫颈及阴道手术应在月经干净后 3～7d 进行，以避免引起子宫内膜异位种植。注意保持会阴部清洁，经期避免吃生冷、辛辣等刺激性食物。

第二十五节　外阴、阴道手术患者的护理

一、一般护理

1. 手术的种类　外阴手术是指女性外生殖器部位的手术，主要有外阴根治切除术、前庭大腺切除术、处女膜切开术等；阴道手术则包括阴道局部手术及途经阴道的手术，如阴道成形术、阴道前后壁修补术、尿瘘修补术、子宫黏膜下肌瘤摘除术、阴式子宫切除术。

2. 手术前准备　①心理支持；②提供相关信息；③皮肤准备：术前 1d 进行，范围上至耻骨联合上 10cm，下包括外阴部、肛门周围、臀部及大腿内侧上 1/3；④肠道准备：按腹部肠道手术准备，肠道准备从术前 3d 开始；⑤阴道准备：术前 3d 开始阴道准备，一般行阴道冲洗或坐浴；⑥特殊用物准备。

3. 手术后护理　术后护理措施与腹部手术患者相似，但应特别注意①体位：处女膜闭锁及有子宫的先天无阴道患者，术后应取半卧位；因外阴癌行外阴根治术的患者应取平卧位；行阴道前后壁修补术或盆底修补术后的患者以平卧位为宜，禁止半卧位；②切口的观察；③保持外阴清洁、干燥；④保持大、小便通畅：保留尿管 5～7d；术后 5d 大便；⑤避免增加腹压的动作；⑥积极镇痛；⑦出院指导。

二、外阴癌

1. 概述　是女性外阴恶性肿瘤最常见的一种（约占 90%），以外阴鳞状细胞癌最为常见。

2. 病因及病理改变　病因尚不明确。原发性外阴癌 95%为鳞状细胞癌，约 2/3 的外阴癌发生在大阴唇。

3. 辅助检查　妇科检查及外阴活体组织检查。

4. 治疗要点　①手术治疗；②放疗；③化疗。

5. 临床表现　①症状：早期外阴皮肤轻微的灼痛与瘙痒，搔抓破溃、出血；稍晚期明显的疼痛；当浸润血管和直肠，可出现大出血或尿频、尿急等；②早期表皮出现突起的小结、肿块或局部发白，向深部浸润，基底皮肤变硬，淋巴转移时腹股沟淋巴结肿大、质硬。

6. 护理问题　①焦虑；②组织完整性受损；③有感染的危险；④自我形象紊乱；⑤性功能障碍；⑥功能障碍性悲哀；⑦知识缺乏。

7. 护理措施　①心理护理；②术前准备；③术后护理：取平卧外展屈膝体位，注意观察引流、切口，伤口加压包扎，大便后擦洗，并遵医嘱给予抗生素和红外线照射治疗；④放疗患者的皮肤护理：轻度皮肤反应，在保护皮肤的基础上继续照射，中度和重度皮肤反应，应停止照射，保护局部清洁、干燥，皮肤可涂1%甲紫溶液、三磺粉或抗生素软膏；⑤出院指导：告知复诊时间。

三、外阴、阴道创伤

1. 病因　分娩是导致外阴、阴道创伤的主要原因。

2. 临床表现　①疼痛；②局部肿胀：水肿或血肿为最常见的表现；③外出血；④其他：头晕、乏力、心慌、行走困难、红肿热痛等。

3. 治疗要点　治疗原则为镇痛、止血、抗休克和抗感染。

4. 护理问题　恐惧；急性疼痛；潜在并发症(失血性休克)；伤口感染的危险。

5. 护理措施　①严密观察，预防和纠正休克；②心理护理；③非手订治疗患者的护理：血肿小者可非手术治疗，取正确的体位，保持外阴部清洁、干燥，24h内冷敷，24h后热敷；④做好术前准备；⑤术后护理：手术后阴道常填塞纱条或外阴加压包扎，患者疼痛程度增加，应积极镇痛；阴道纱条取出或外阴包扎松解后密切观察阴道及外阴伤口有无出血，患者有无疼痛进行性加重等再次血肿的症状；保持外阴部清洁、干燥。

四、子宫脱垂

1. 概述　子宫脱垂是指子宫从正常位置沿阴道下降，子宫颈外口达坐骨棘水平以下，甚至子宫全部脱出于阴道口外。常伴有阴道前后壁膨出。

2. 病因　分娩损伤是子宫脱垂的主要原因；产褥期早期体力劳动；长期腹压增加；盆底组织松弛。

3. 临床表现

(1)症状：下坠感和腰背酸痛；肿物自阴道脱出；排便异常。

(2)体征：患者屏气增加腹压时可见子宫脱出，并发有膀胱直肠膨出。以患者平卧用力向下屏气时子宫下降的程度，分为Ⅲ度。

Ⅰ度：子宫颈下垂，距处女膜缘＜4cm，但未脱出阴道口外。

轻型：子宫颈外口距处女膜缘＜4cm，未达处女膜缘。

重型：子宫颈已达处女膜缘，阴道口可见子宫颈。

Ⅱ度：子宫颈及部分子宫体已脱出阴道口外。

轻型：子宫颈脱出阴道口，子宫体仍在阴道内。

重型：部分子宫体脱出阴道口。

Ⅲ度：子宫颈及子宫体全部脱出阴道口外。

4. 治疗要点　①非手术治疗：用于Ⅰ度轻型子宫脱垂患者。一般治疗及支持治疗；子宫脱垂治疗。②手术治疗。

5. 护理问题　①焦虑；②疼痛；③尿失禁或尿潴留。

6. 护理措施　①心理护理；②改善患者一般状况：加强营养、卧床休息、教会患者做盆底肌肉、肛门肌肉的运动锻炼；③教会患者子宫脱垂的放取方法；④做好术前准备：术前 5d 开始进行阴道准备；⑤术后护理：应卧床 7～10d，留置尿管 10～14d，避免增加腹压动作；⑥出院指导。

五、尿瘘

1. 概述　尿瘘指人体泌尿系统与其他系统之间有异常通道，使患者无法自主排尿，表现为尿液不断外流，多为泌尿生殖瘘。临床上以膀胱阴道瘘最为常见。

2. 病因　①产伤是引起尿瘘的主要原因；②妇科手术创伤；③其他：生殖系统癌症、结核浸润膀胱、尿道。

3. 辅助检查　①妇科检查；②特殊检查：亚甲蓝试验、靛胭脂试验及其他检查。

4. 临床表现　①漏尿为主要的临床表现；②外阴皮炎；③尿路感染；④闭经。

5. 治疗要点　以手术治疗为主。

6. 护理问题　①皮肤完整性受损；②社交孤独；③长期低自尊。

7. 护理措施　①心理护理；②适当体位：一般采取使漏孔高于尿液面的卧位；③强调饮水的重要性：一般每天饮水≥3000ml，必要时遵医嘱静脉输液；④做好术前准备：每天用低浓度消毒液坐浴；⑤术后护理：膀胱阴道瘘患者应取俯卧位，瘘口在侧面者应健侧卧位，避免增加腹压的动作，留置尿管者，尿管一般留置 10～14d 后拔除；⑥出院指导。

第3章

生殖系统炎症妇女的护理

第一节 外阴部炎症

一、外阴炎

外阴炎主要指外阴部的皮肤与黏膜的炎症。

(一)病因与发病机制

1. 体液的长期刺激,局部潮湿。

2. 内衣过紧,经期使用卫生巾造成会阴部通透性差。

(二)临床表现

1. 症状 外阴瘙痒、疼痛、红肿、烧灼感,严重者可出现外阴溃疡。

2. 体征 外阴部充血、肿胀、糜烂,有抓痕,重者溃疡或湿疹;慢性患者外阴皮肤或黏膜增厚、粗糙、皲裂。

(三)辅助检查

1. 阴道分泌物检查:在阴道分泌物中寻找病原体,必要时做细菌培养。

2. 必要时检查血糖,以及除外蛲虫病。

(四)治疗要点

1. 病因治疗 消除局部刺激来源。

2. 局部治疗 使用1:5000高锰酸钾液坐浴,有溃疡者局部可涂抹抗生素软膏。

(五)护理措施

1. 一般护理

(1)针对病因指导患者消除刺激的来源。

(2)患病期间减少辛辣食物的摄入。

(3)局部不使用刺激性的药物或清洗液清洗,避免搔抓。

2. 疾病护理

(1)治疗指导：教会患者坐浴方法及注意事项。①局部使用 1∶5000 高锰酸钾溶液坐浴，水温在 40℃左右，每次 15～30min，每日 2～3 次。若有溃疡可用抗生素软膏涂抹。②坐浴时应将会阴部浸没于药液中。③月经期间禁止坐浴。

(2)指导患者做好外阴部的护理，减少局部摩擦和混合感染的发生。

3. 健康教育

(1)讲解引起外阴炎症的原因及预防护理的相关知识。

(2)指导患者保持外阴部清洁、干燥，注意经期、妊娠期、产褥期卫生。

(3)指导患者纠正不正确的饮食及生活习惯。

二、前庭大腺炎

前庭大腺炎是前庭大腺的炎症，包括前庭大腺脓肿和前庭大腺囊肿。

(一)病因及发病机制

1. 病原体常为葡萄球菌、大肠埃希菌、链球菌、肠球菌、淋病奈瑟菌及厌氧菌的混合感染。

2. 急性炎症发作时细菌先侵犯腺管，管口因炎症肿胀阻塞，渗出物不能外流，积存而形成脓肿。

3. 急性炎症消退后腺管口粘连闭塞，分泌物不能排出，脓液逐渐转为清液而形成前庭大腺囊肿。

(二)临床表现

1. 症状　局部皮肤红肿、疼痛、灼热感、行走不便，可出现发热等全身症状。

2. 体征　局部皮肤红肿、发热、压痛明显，当脓肿形成时，表面皮肤发红、变薄，可触及波动感，周围组织水肿。

(三)治疗要点

1. 急性期卧床休息，给予抗生素治疗，局部使用 1∶5000 高锰酸钾溶液坐浴或热敷。

2. 手术治疗：脓肿形成后切开引流并行前庭大腺造口术。

(四)护理措施

1. 一般护理

(1)急性期嘱卧床休息，减少局部压迫和摩擦。

(2)指导患者做好会阴部的护理，保持外阴部清洁、干燥。

2. 疾病护理

(1)教会患者坐浴的方法及注意事项。

(2)遵医嘱给予抗生素及镇痛药。

(3)注意体温变化,协助医师进行检查、治疗。

(4)切开术后,局部用引流条引流,引流条需每日更换,保持外阴清洁。

3. 健康教育

(1)讲解引起前庭大腺炎的原因及预防护理的相关知识。

(2)指导患者保持外阴部清洁、干燥。

(3)指导患者做好外阴部的护理,减少局部压迫和摩擦。

(4)教育患者遵医嘱合理使用抗生素,避免阴道炎的发生。

第二节　阴道炎症

一、滴虫阴道炎

滴虫阴道炎是由阴道毛滴虫引起的常见的阴道炎症,属性传播疾病。

(一)病因及发病机制

滴虫呈梨形,后端尖,为多核白细胞的2～3倍大,虫体顶端有鞭毛纺根,体部有波动膜,后端有轴柱凸出。活的滴虫透明无色,呈水滴状,诸鞭毛随波动膜的波动而摆动。适宜滴虫生长的温度为25～40℃、pH为5.2～6.6的潮湿环境。滴虫的生活史简单,只有滋养体而无包囊期,滋养体生命力较强,能在3～5℃生存21d,46℃生存20～60min,在半干燥环境中约生存10h;在普通肥皂水中也能生存45～120min。在pH为5.0以下或7.5以上的环境中则不生长。滴虫阴道炎患者的阴道pH一般在5～6.6,多数>6.0。月经前后阴道pH发生变化,经后接近中性,故隐藏在腺体及阴道皱襞中的滴虫于月经前后常得以繁殖,引起炎症的发作。它能消耗或吞噬阴道上皮细胞内的糖原,阻碍乳酸生成。滴虫不仅寄生于阴道,还常侵入尿道或尿道旁腺,甚至膀胱、肾盂及男性的包皮皱褶、尿道或前列腺中。

(二)传染方式

1. 经性交直接传播。

2. 经公共浴池、浴盆、浴巾、游泳池、坐式便器、衣物等间接传播。

3. 医源性传播:通过污染的器械及敷料传播。

(三)临床表现

1. 潜伏期　为4～28d。25%～50%患者感染初期无症状,其中1/3的患者将在6

个月内出现症状。

2. 症状　稀薄的泡沫状白带增多及外阴瘙痒,可伴有烧灼感、疼痛和性交痛,如伴尿道感染时,有尿频、尿急、尿痛或血尿。

3. 体征　阴道黏膜充血,严重者有散状出血斑点;白带呈灰白色、黄白色或黄绿色脓性泡沫状。

(四)辅助检查

1. 生理盐水悬滴法　低倍显微镜下找寻滴虫,阳性率可达60%~70%。

2. 培养法　可疑者但悬滴法多次未找到滴虫时,可送培养,阳性率可达98%左右。

3. 聚合酶链反应(PCR)　该方法较培养法简单,且敏感性、特异性与培养法相似。

(五)治疗要点

1. 全身用药　口服甲硝唑,治愈率为90%~95%。

2. 局部用药　甲硝唑泡腾片阴道放药,单独局部用药疗效较差,其治愈率≤50%。

3. 性伴侣治疗　性伴侣需要同时治疗,治疗期间禁止性交。

(六)护理措施

1. 一般护理

(1)保持外阴、阴道卫生,避免不洁的性生活。

(2)饮食指导:治疗期间避免进食辛辣等刺激性的食物。

(3)教会患者自我护理的方法,保持外阴部清洁、干燥,避免交叉感染。

2. 疾病护理

(1)治疗期间勤换内裤,避免性生活。

(2)指导患者注意局部用药前、后手的卫生,减少感染的机会。

(3)指导阴道用药的患者在放药前用酸性溶液灌洗阴道后,再采取下蹲位将药片送入阴道后穹部。

(4)指导患者配偶同时进行治疗,如口服甲硝唑或替硝唑2g顿服。并告知患者服药期间及停药24h内禁酒。

(5)因甲硝唑可透过胎盘到达胎儿体内,故妊娠20周前禁用此药。

(6)哺乳期全身用药,因甲硝唑可通过乳汁排泄,服药期间及服药后24h内不宜哺乳。

(7)及时发现用药后的不良反应,并报告医师停药。

(七)健康教育

1. 指导患者配合检查,讲解滴虫的特性,提高滴虫检出率。

2. 告诉患者治愈的标准及随访要求:滴虫阴道炎易于月经期后复发,应在月经干净后复查,连续3次滴虫检查阴性者为治愈。

3. 教育患者养成良好的卫生习惯,避免无保护性交,减少疾病的发生。

二、外阴阴道假丝酵母菌病

外阴阴道假丝酵母菌病(VVC)是假丝酵母菌在一定条件下侵犯人体组织引起阴道、外阴的炎症。

(一)病因及发病机制

引起VVC的病原体80%～90%为白假丝酵母菌,10%～20%为光滑假丝酵母菌、近平滑假丝酵母菌等。假丝酵母菌是一种条件致病菌,其适宜在温度为25～40℃、酸性、潮湿环境中生长。当机体抵抗力下降,阴道内糖原增加,阴道pH下降或性激素水平增高时,均可引起假丝酵母菌的生长繁殖。常见于妊娠、糖尿病患者及大量接受雌激素或大量应用免疫抑制药治疗者。VVC可通过自身传染、性交直接传染、接触被污染的衣物间接传染。

(二)传染途径

1. 内源性传染　VVC主要通过自身传染。

2. 性交直接传染　少部分患者可通过性交直接传染。

3. 接触性传染　接触被污染的衣物间接传染。

(三)临床表现

1. 症状　外阴瘙痒、灼痛,可伴有尿频、尿痛及性交痛,部分患者阴道分泌物增多。外阴瘙痒的程度居各种阴道炎症之首。VVC患者的白带呈豆渣样。

2. 体征　外阴有抓痕,黏膜有白色膜状物,急性期可见糜烂及浅表溃疡。

(四)辅助检查

1. 悬滴法　将阴道分泌物涂片滴入10% KOH,显微镜下找芽孢和假菌丝。阳性率为70%～80%。

2. 革兰染色法　阳性率为80%。

3. 培养法　阳性率很高,多用于难治性VVC或复发性VVC患者的检查。

(五)治疗要点

1. 消除诱因　积极治疗糖尿病,及时停用广谱抗生素、雌激素、皮质类固醇激素。

2. 局部用药　2%～4%碳酸氢钠溶液坐浴或冲洗阴道并阴道上药。

3. 全身用药　适用于未婚无性生活女性；外出不方便局部用药或月经来潮者。

4. 性伴侣的治疗　对于难治性VVC、复发性VVC患者或性伴侣有真菌性龟头炎者应给予该项治疗。

（六）护理措施

1. 一般护理

（1）用温水清洗外阴，避免使用刺激性洗液。

（2）保持外阴部清洁、干燥，非月经期不使用卫生护垫，选择使用棉质且通透性好的内裤。

（3）饮食指导：患病期间避免进食辛辣等刺激性的食物。

2. 疾病护理

（1）基本同滴虫性阴道炎，强调坚持用药，按时复查。

（2）妊娠期合并感染者，为避免胎儿感染，应坚持局部治疗。

（3）患者治疗的同时性伴侣也应进行假丝酵母菌的检查和治疗，以免重复感染。

（4）注意糖尿病患者的血糖变化，消除病因、减少刺激。

（七）健康教育

1. 向患者讲解引起VVC发生的因素及疾病治疗、护理的相关知识。

2. 为妊娠患病妇女讲解坚持治疗的意义，消除顾虑，配合治疗。

3. 教育患者养成良好的卫生习惯，平日切勿进行阴道冲洗。

4. 教育患者避免长期使用或滥用抗生素。

5. 告诉患者随访要求：VVC容易在月经前复发，经过治疗后应在月经前复查阴道分泌物。

三、细菌性阴道病

细菌性阴道病（BV）是生育年龄妇女最常见的阴道感染，其自然病史表现为自愈性或复发性。未予治疗，部分BV患者可自愈。BV不是性传播疾病，无性经历女性也可发生BV。

（一）病因及发病机制

细菌性阴道病为阴道内菌群失调所致的一种混合感染，当阴道内的优势菌乳酸杆菌减少，其他细菌如加德纳菌、各种厌氧菌等大量繁殖，破坏了正常阴道菌群之间的相互平衡时将引起阴道疾病。

（二）临床表现

1. 症状　10%～40%的患者无任何症状，有症状者主诉白带增多并有难闻的臭味或鱼腥味。可有轻度外阴瘙痒或烧灼感。

2. 体征　白带为均匀一致的量较多的稀薄白带，阴道黏膜无红肿或充血等炎症表现。

(三)辅助检查

1. 氨试验　将阴道分泌物涂抹在玻片上，滴1～2滴KOH产生烂鱼样腥臭味即为阳性。

2. 线索细胞检查　将阴道分泌物涂抹在玻片上，滴1滴生理盐水混合后，高倍显微镜下寻找线索细胞，当线索细胞＞20%时为阳性。

3. 阴道pH检查　pH在4.7～5.7。

(四)治疗要点

1. 全身用药　口服甲硝唑连续7d。

2. 局部用药　甲硝唑置于阴道内，连续7d。

3. 性伴侣治疗　对于反复发作或难治性BV患者，方给予性伴侣治疗。

4. 妊娠妇女的治疗　因本病在妊娠期有合并上生殖道感染的可能，故对于有无症状的孕妇都应给予治疗。

(五)护理措施

1. 一般护理

(1)注意性卫生，避免过频或无保护的性生活。

(2)妊娠期注意个人卫生，保持外阴、阴道卫生。

(3)教会患者自我护理的方法，保持外阴部清洁、干燥，避免交叉感染。

2. 疾病护理　同滴虫阴道炎。

四、老年性阴道炎

老年性阴道炎常见于自然绝经及卵巢去势后妇女。

(一)病因及发病机制

绝经后妇女卵巢功能减退，雌激素水平降低，阴道黏膜萎缩变薄，乳酸杆菌减少，阴道pH上升，局部抵抗力下降，引起致病菌的侵入和繁殖，从而引发阴道炎症。

(二)临床表现

1. 症状　阴道分泌物增多，白带呈稀薄淡黄色或血性白带，外阴瘙痒、灼热感。

2. 体征　检查见阴道呈老年性改变；上皮皱襞消失，萎缩，菲薄；阴道黏膜充血，常有散在小出血点或点状出血斑。

(三)实验室检查

1. 阴道分泌物检查　显微镜下可见大量白细胞及基底层细胞，无滴虫及假丝酵母菌。

2. 子宫颈防癌涂片检查 与子宫恶性肿瘤相鉴别。

3. 局部活组织检查 阴道溃疡者与阴道癌相鉴别。

(四)治疗要点

治疗原则:增加阴道抵抗力,抑制细菌的生长繁殖。

1. 增加阴道酸度 1%乳酸或0.1%~0.5%醋酸液冲洗阴道,每日1次。

2. 局部用药 甲硝唑200mg阴道内放药,共用7~10d。

3. 雌激素替代疗法 乳腺癌及子宫内膜癌者禁用。

(五)护理措施

1. 一般护理

(1)注意个人卫生,常换内裤,保持会阴部清洁、干燥。

(2)加强锻炼,增强机体抵抗力。

(3)不用过热或有刺激性的清洗液清洗外阴。

2. 疾病护理 基本同滴虫阴道炎护理常规,由于老年人阴道放药有一些困难,应将放药的方法告诉家属或护士,遵医嘱给药。

五、婴幼儿外阴阴道炎

婴幼儿阴道炎是由大肠埃希菌及葡萄球菌、链球菌、淋病奈瑟菌、滴虫等病原体通过患病母亲或保育员的手、衣物、浴盆、毛巾等引起的炎症,多与外阴炎同时存在。常见于5岁以下幼女。

(一)病因及发病机制

婴幼儿外阴未发育,不能遮盖尿道口及阴道前庭,加之缺乏雌激素,阴道上皮较薄,细菌极易侵入;阴道pH呈中性,适合病原菌的生长和繁殖;婴幼儿卫生习惯不良,大便污染、外阴不洁、外阴损伤或蛲虫感染、阴道异物等都会引起炎症。

(二)临床表现

1. 外阴痛痒,患儿烦躁不安、哭闹不止或手抓外阴部。

2. 分泌物增多,外阴、阴蒂、尿道口、阴道口黏膜充血、水肿,有脓性分泌物自阴道口流出。

(三)实验室检查

1. 阴道分泌物检查 找滴虫或假丝酵母菌。

2. 阴道分泌物涂片染色 做病原学检查。

3. 阴道分泌物培养 细菌培养。

(四)治疗要点

1. 针对病原体选择相应的口服抗生素治疗。

2. 局部用0.5%～1%乳酸液通过小号导尿管做阴道冲洗。

3. 如有异物,可在麻醉下取出。

(五)护理措施

1. 一般护理

(1)保持外阴清洁、干燥,减少摩擦。

(2)避免穿开裆裤,减少污染机会。

(3)养成良好的卫生习惯,便后清洗外阴。

(4)防止交叉感染,专盆专用。

2. 疾病护理

(1)指导家长对患儿外阴护理。

(2)指导家长用药的方法。

第三节　子宫颈炎症

子宫颈炎症包括子宫颈阴道部及子宫颈管黏膜炎症,是妇科最常见的疾病,约有50%的已婚妇女患过此病,临床有急性子宫颈炎和慢性子宫颈炎两种,急性子宫颈炎症常与急性子宫内膜炎或急性阴道炎同时发生,临床上以慢性子宫颈炎为常见。

一、病因及发病机制

(一)急性子宫颈炎

急性子宫颈炎的常见病原体是淋病奈瑟菌、沙眼衣原体,其感染子宫颈柱状上皮,可累及子宫颈黏膜的腺体,并沿着黏膜表面扩散或致浅层感染,以子宫颈病变最为明显。淋病奈瑟菌同时还会侵袭尿道上皮、尿道旁腺及前庭大腺,其他病原体如链球菌、葡萄球菌和肠球菌等可直接侵入子宫颈间质深部,通过子宫颈淋巴管引起急性盆腔结缔组织炎,常见于感染性流产和产褥感染。

(二)慢性宫颈炎

慢性子宫颈炎的病原体主要为葡萄球菌、链球菌、大肠埃希菌及厌氧菌,近年来淋病奈瑟菌及沙眼衣原体也已成为常见的病原体。慢性子宫颈炎是最常见的妇科疾病,多由急性子宫颈炎治疗不彻底转变而来,多见于流产、分娩或手术损伤宫颈后,病原体侵入而引起感染。此外,局部卫生不良或雌激素缺乏及局部抵抗力差,也会引起慢性子宫颈炎。

二、临床表现

(一)急性子宫颈炎

大量脓性白带;腰酸、下腹坠痛;尿频、尿急;体温升高。检查见子宫颈充血、肿大，有脓性白带从子宫颈口流出。

(二)慢性宫颈炎

1. 症状　白带增多,腰骶部疼痛,盆腔部下坠痛或不孕,尿路刺激症状。

2. 体征　妇科检查可见子宫颈糜烂、肥大,有时质较硬,有时可见息肉、裂伤、外翻及子宫颈腺囊肿。

(三)子宫颈糜烂分度和分型

根据糜烂面积大小,将子宫颈糜烂分为 3 度。

1. 轻度　糜烂面积小于整个子宫颈面积的 1/3。

2. 中度　糜烂面积占整个子宫颈面积的 1/3～2/3。

3. 重度　糜烂面积占整个子宫颈面积的 2/3 以上。

根据子宫颈糜烂的深浅程度,分为单纯型糜烂、颗粒型糜烂和乳突型糜烂。

三、辅助检查

1. 阴道分泌物悬滴法　显微镜下找滴虫及多形核白细胞。

2. 子宫颈分泌物涂片检查　行革兰染色查找淋病奈瑟菌,此法女性患者的检出率低。

3. 培养法　阳性率较高,同时可做药物敏感试验。

4. 聚合酶链反应(PCR)　此方法敏感性高,特异性强,是检测和确诊淋病奈瑟菌感染的主要方法。

5. 子宫颈脱落细胞学检查

(1)已婚妇女每年 1 次子宫颈癌筛查。

(2)子宫颈及子宫颈管炎症须除外恶变者。

四、治疗要点

(一)急性子宫颈炎

针对病原体给予全身抗生素治疗,治疗期间禁止性生活。

(二)慢性子宫颈炎

以局部治疗为主。

1. 物理治疗　激光治疗、冷冻治疗、微波治疗。

2. 药物治疗　局部上药。

3. 手术治疗　子宫颈锥切术。

五、护理问题

1. 舒适的改变　与腰骶部疼痛及下坠感有关。

2. 焦虑　与月经间期和接触性出血有关。

3. 排尿形态改变　与炎症刺激有关。

4. 知识缺乏　与缺乏疾病相关知识有关。

六、护理措施

1. 急性子宫颈炎

(1)做好生活护理,保证患者充分休息。

(2)及时更换内衣物,保持外阴及阴道清洁。

(3)给予高蛋白质、高维生素饮食。

(4)密切观察病情变化,及时给予心理上的关怀。

(5)积极治疗急性子宫颈炎,预防慢性子宫颈炎。

(6)遵医嘱针对病原体给予全身抗生素治疗,不用局部治疗,避免因炎症扩散而引起急性盆腔炎。注意观察病情变化及用药后反应。体温升高者给予物理降温。

2. 慢性宫颈炎

(1)注意个人卫生,保持局部清洁、干燥。

(2)指导育龄妇女如何采取避孕措施,减少人工流产的发生。

(3)指导患者注意局部用药前、后手的卫生,减少感染发生。

(4)教会患者正确的阴道放药方法,使药物送达准确位置。

(5)手术治疗及物理治疗术前、后护理。

1)术前:月经干净3～7d,无同房史,无急性生殖器炎症,子宫颈防癌涂片正常者方可治疗;做好心理疏导,消除患者恐惧心理。

2)术后:保持外阴清洁,每日清洗外阴2次;嘱患者于手术后次日晨将阴道内尾纱取出;术后10d左右为局部脱痂期,应避免剧烈活动及搬运重物,以免引起出血量过多;禁同房和盆浴2个月,并于术后2周、4周、2个月复查。

第四节　盆 腔 炎

盆腔炎是女性内生殖器及其周围结缔组织、盆腔腹膜发生的炎症。盆腔炎多发生在性活跃期及未绝经的妇女。炎症可局限 1 个部位，也可累及多个部位。盆腔炎分为急性盆腔炎和慢性盆腔炎 2 类。急性盆腔炎治疗不及时，可引起弥漫性腹膜炎、败血症、感染性休克，甚至危及生命。慢性盆腔炎可反复发作，久治不愈，导致不孕、异位妊娠、慢性盆腔痛，严重影响患者的身心健康和生活质量。

一、病因及发病机制

导致盆腔炎的病原体有两个来源：一是来自原寄生在阴道的菌群，二是来自外界的病原体。当机体抵抗力下降、内分泌失调或组织损伤、性交等外来因素，破坏了阴道正常的生态平衡时，寄生在阴道的菌群上行，成为致病菌引起感染。急性盆腔炎常见于产后感染、子宫腔内手术操作后感染、性生活不洁或过频、经期不注意卫生、邻近器官炎症蔓延等。慢性盆腔炎常见于急性盆腔炎治疗不彻底或机体抵抗力低下、病程迁延不愈以及慢性输卵管、卵巢、盆腔组织的炎症而形成的瘢痕粘连、盆腔充血。

二、感染途径

1. 沿着生殖道黏膜上行蔓延　是非妊娠期和非产褥期盆腔炎的主要感染途径，淋病奈瑟菌及葡萄球菌常沿此途径扩散。

2. 经淋巴系统蔓延　是产褥感染、产后感染及宫内节育器放置后感染的主要途径，厌氧菌、大肠埃希菌、链球菌多沿此途径蔓延。

3. 经血传播　病原体首先侵入身体其他系统，然后再经血液循环感染生殖器官，其为结核菌的主要感染途径。

4. 直接蔓延　腹腔内的其他脏器感染后，直接蔓延到内生殖器，如阑尾炎可直接感染右输卵管引起输卵管炎。

三、临床表现

(一)急性盆腔炎

1. 症状　下腹痛伴发热，严重者可出现高热、寒战等，消化系统症状(腹膜炎时)、膀胱刺激症状或直肠刺激症状。

2. 体征　患者呈急性病容，体温升高，心率加快，下腹有压痛、反跳痛，子宫颈充血、有举痛,子宫体增大、有压痛,活动受限,双侧附件压痛明显。

(二)慢性盆腔炎

1. 症状　下腹坠痛、腰骶部酸痛、月经前后加重;月经量增多,可伴有不孕。

2. 体征　子宫及双侧附件有轻度压痛,子宫一侧或双侧有增厚、压痛,子宫骶韧带增粗、变硬、有触痛。

四、辅助检查

1. 子宫颈或阴道分泌物检查　有淋病奈瑟菌和(或)结核菌感染。

2. 血液检查　红细胞沉降率增快,白细胞计数增加,C反应蛋白增高。

3. 影像学检查　有盆腔或输卵管积液,输卵管卵巢肿物。

五、治疗要点

1. 支持疗法　卧床休息,取半坐卧位以利于脓液积聚于直肠子宫陷凹,给予高热量、高蛋白、高维生素流质饮食,高热者给予物理降温。

2. 抗生素药物治疗　及时正确的抗生素治疗可清除病原菌,改善症状及体征,减少后遗症。

3. 手术治疗　主要用于治疗抗生素控制不满意的输卵管卵巢脓肿或盆腔脓肿。手术方式可选择开腹手术或腹腔镜手术。手术原则以切除病灶为主,但应根据病变范围、患者年龄、一般情况等全面考虑。

4. 中药治疗　主要应用活血化瘀、清热解毒药物。

5. 物理治疗　改善局部血液循环,促进炎症的吸收和消退。

六、护理问题

1. 高热　与脓肿形成有关。

2. 舒适的改变　与腰骶部疼痛及下坠感有关。

3. 焦虑　与病程长、治疗效果不明显有关。

七、护理措施

1. 急性盆腔炎

(1)做好生活护理,保证患者充分休息,避免着凉。

(2)给予高蛋白质、高热量、高维生素、易消化的饮食。

(3)勤更换衣裤,保持内衣清洁、干燥。

(4)注意患者病情变化,及时给予心理支持。

(5)严格执行无菌操作,防止医源性感染。

(6)患病期间协助患者保持半坐卧位,以促进脓液局限,减少炎症扩散。

(7)遵医嘱静脉给予足量抗生素,注意观察输液反应,及时发现电解质紊乱及酸碱平衡失调情况。

(8)高热患者给予物理降温,注意观察体温变化及不适。

(9)观察患者疼痛的改变,及早发现病情恶化并给予积极处理。

(10)对腹胀严重的患者给予胃肠减压,注意保持减压管通畅。

(11)预防炎症扩散,禁止阴道冲洗,尽量避免阴道检查。

(12)为需要手术的患者做好术前准备、术后护理。

2. 慢性盆腔炎

(1)为患者提供心理支持,减轻患者心理压力,增强战胜疾病的细心。

(2)指导患者遵医嘱用药,不中途停药,确保疗效。

(3)减轻患者不适,遵医嘱给予镇静、镇痛药,注意观察用药后反应。

(4)为需手术治疗的患者提供手术前、后的护理。

第4章

性传播疾病妇女的护理

第一节　尖锐湿疣

尖锐湿疣是由人乳头瘤病毒(HPV)感染引起的鳞状上皮增生性疣状病变,属性传播性疾病。近年来尖锐湿疣发病率呈上升趋势,其常与多重性传播疾病如滴虫、淋病、外阴阴道假丝酵母菌病等并存。

一、病因及发病机制

尖锐湿疣是由 HPV 感染引起的鳞状上皮增生性疣状病变。HPV 约有 100 多个型别,其中 30 多个型别与生殖道感染及生殖道恶性肿瘤有关。生殖道尖锐湿疣主要与低危型 HPV6、HPV11 有关。HPV 可通过性交损伤的皮肤黏膜到达基底层细胞,其 DNA 游离于宿主染色体外,随细胞分化,复制大量病毒,使表皮增生、变厚。过早性交、多个性伴侣、性激素水平过高、免疫功能低下、吸烟等是 HPV 感染的高危因素。

二、传播途径

1. 性交直接传播　为主要的传播途径。
2. 间接传播　主要通过污染的物品传播。
3. 母婴传播　通过母亲软产道感染。

三、临床表现

尖锐湿疣潜伏期 0.5～8 个月,平均 3 个月。好发部位为舟状窝附近、大小阴唇、肛门周围、阴道前庭、尿道口、阴道和宫颈。

1. 症状　临床症状不明显,部分患者有外阴瘙痒、烧灼痛或性交后疼痛。

2. 体征　初为微小、散在的乳头状疣,病灶逐渐增大、增多,互相融合成鸡冠状或菜花状,表面凹凸不平,疣体常呈白色、粉红色或污灰色,质脆,表面可有溃疡或感染。

3. 对妊娠、分娩及胎儿的影响

(1)尖锐湿疣病灶易寄生细菌,上行感染可导致绒毛膜炎、羊膜炎、胎盘炎,或导致会阴伤口感染。

(2)个别患者病毒可通过胎盘、羊水、血液及分泌物使胎儿感染,出现畸胎或死胎。

(3)新生儿感染该病毒后可引起幼儿喉乳头瘤。

(4)阴道内疣疣体过大,可因损伤而大出血。

四、辅助检查

1. 细胞学检查　细胞学涂片可见挖空细胞。该项检查特异性高,但敏感性低。

2. 醋酸发白试验　局部涂抹 3%～5%醋酸液,3～5min 感染组织变白即为阳性。

3. 阴道镜检查　有助于发现亚临床病变,尤其对宫颈病变颇有帮助。辅以醋酸试验可提高阳性率。

4. 病理检查　主要表现为鳞状上皮增生。

5. 核酸检查　PCR 及核酸 DNA 探针杂交。该方法简便、快速,敏感性高、特异性强。

五、治疗要点

目前尚无根除 HPV 方法,治疗仅为去除外生疣体,改善症状和体征。

1. 局部药物治疗　消除疣体。

2. 物理治疗或手术治疗　适合于任何部位的病灶。物理治疗有微波、激光、冷冻。对数目多、面积广及对其他治疗失败的尖锐湿疣可用微波刀或手术切除。

3. 干扰素治疗　干扰素有抗病毒及调节免疫的作用,适用于病情严重或反复发作的患者。

4. 剖宫产　孕妇若病灶过大影响阴道分娩者,可行剖宫产手术。

六、护理问题

1. 焦虑　与疾病本身及担心治疗效果有关。

2. 组织完整性受损　与病变组织破溃、湿疹等改变有关。

七、护理措施

1. 一般护理

(1)尊重患者,了解患者的心理状况,减轻患者思想负担。

(2)保持外阴清洁,每日清洗外阴。

(3)内裤及毛巾进行煮沸消毒,防止交叉感染。

(4)保护患者隐私,做好心理疏导,提高患者的复诊率。

2. 疾病护理

(1)指导患者治疗后用药及伤口的护理,促进伤口愈合。

(2)手术治疗时应严格执行无菌操作,防止感染。

(3)手术后每日清洗外阴,按时涂药,定期随访。

(4)患病孕妇的护理:由于分娩后病灶有可能消退,故妊娠期可暂不处理。

第二节 淋 病

淋病是由淋病奈瑟菌(简称淋球菌)引起的感染,它是以侵袭泌尿、生殖系统黏膜的柱状上皮和移行上皮为特点的性传播性疾病。近年其发病率在我国性传播疾病中位居榜首。

一、病因及发病机制

淋病奈瑟菌对柱状上皮和移行上皮有特殊的亲和力,淋病奈瑟菌在上皮细胞内大量繁殖,引起细胞损伤崩解,同时淋病奈瑟菌的脂多糖内毒素与体内补体协同作用,共同引起局部反应,形成脓液。女性感染淋病奈瑟菌后首先侵犯子宫颈管、尿道、尿道旁腺和前庭大腺,然后沿生殖道黏膜上行感染,引起子宫内膜炎、输卵管炎、盆腔腹膜炎等。任何年龄均可发生,以20~30岁居多。淋病奈瑟菌喜潮湿,怕干燥,最适宜的培养温度为35~36℃,在潮湿的环境中可生存10~17h,完全干燥情况下1~2h死亡。一般消毒剂或肥皂均能使其迅速灭活。

二、临床表现

潜伏期1~10d,平均3~5d,约60%的患者无临床症状,但仍具有很强的传染性。按病理过程分为急性淋菌和慢性淋菌两种。

1. 急性淋病　首先表现为子宫颈黏膜炎、急性尿道炎、前庭大腺炎,继而病情发展至上生殖道。

(1)子宫颈黏膜炎:阴道分泌物增多,外阴烧灼感或外阴瘙痒,偶有下腹痛。体检发现子宫颈充血、水肿、糜烂,子宫颈口有脓性分泌物排出,触及子宫颈易出血及触痛。

(2)急性尿道炎:尿频、尿急、尿痛,排尿时尿道口有烧灼感。检查可见尿道口红肿、触痛,挤压尿道或尿道旁腺有脓性分泌物流出。

(3)前庭大腺炎：腺体开口处红肿、触痛、溢脓，当腺口阻塞时可形成前庭大腺脓肿。

(4)上生殖道感染：患者主要表现为发热、寒战、恶心、呕吐、下腹部疼痛等。

2. 慢性淋病　表现为慢性尿道炎、尿道旁腺炎、前庭大腺炎、慢性子宫颈炎、慢性输卵管炎、输卵管积水等。此期阴道分泌物中可无淋病奈瑟菌，但可长期潜伏在尿道旁腺、前庭大腺或子宫颈黏膜腺体中引起反复急性发作。

3. 妊娠期感染淋病奈瑟菌　可引起不良后果。妊娠早期感染，可导致感染性流产与流产后感染。妊娠晚期感染，易发生胎膜早破，羊膜腔感染综合征引起滞产，分娩后产妇抵抗力下降，可出现播散性淋病；胎儿感染淋病奈瑟菌易发生胎儿窘迫、胎儿宫内发育迟缓，甚至死胎、死产。

三、实验室检查

1. 分泌物涂片检查　子宫颈管分泌物涂片并行革兰染色。

2. 淋病奈瑟菌培养　阳性率为 80%～90.5%，同时可做药物敏感试验。

3. 核酸检测　PCR 技术检测淋病奈瑟菌 DNA 片段，此方法特异性及敏感性高。

四、治疗要点

以及时、足量、规范应用抗生素为治疗原则。急性期以药物治疗为主，性伴侣同时治疗。慢性淋病需采用综合治疗方案，如对症疗法、支持疗法、物理疗法及手术治疗等。

五、护理问题

1. 焦虑　与疾病本身及担心预后有关。

2. 舒适的改变　与尿道刺激征、下腹部不适等症状有关。

3. 知识缺乏　缺乏疾病相关知识。

六、护理措施

1. 一般护理

(1)做好患者的心理护理，向患者讲解有关疾病的常识，解除患者思想顾虑，积极配合治疗。

(2)做好生活护理，急性患者绝对卧床休息。

(3)做好严密的床旁隔离，对患者接触过的物品严格消毒灭菌，防止交叉感染。

2. 疾病护理

(1)急性期积极治疗,指导患者及时、足量、规范用药,确保疗效。

(2)指导患者患病期间禁止性生活,防止播散性淋病的发生。

(3)患病孕妇的护理:妊娠早期常规筛查淋病奈瑟菌,争取早发现、早治疗。

(4)做好淋病孕妇分娩后新生儿的护理,特别是新生儿眼部护理。

第三节 梅 毒

梅毒是由梅毒螺旋体(又称苍白密螺旋体)引起的慢性全身性的性传播性疾病。梅毒螺旋体在体外干燥条件下不易生存,一般消毒剂和肥皂即可将其杀灭。

一、病因及发病机制

梅毒可累及全身各器官,产生各种症状和体征,并可通过胎盘传染给胎儿,导致流产、早产、死产及先天梅毒。梅毒螺旋体在体外干燥条件下不易生存,一般消毒剂和肥皂即可将它杀灭。其耐寒力强,4℃存活 3d。90%的梅毒患者通过性交经皮肤、黏膜破损处被传染,潜伏期平均为 6~8 周。未经治疗的患者在感染后 1 年内最具传染性,随着病程的延长,传染性越来越小,病程超过 4 年者基本无传染性。但孕妇仍可通过胎盘传染给胎儿。孕妇软产道有梅毒病灶时,新生儿也可以通过软产道而被感染。偶有经过哺乳、输血、衣物等间接传播。

二、临床表现

潜伏期平均为 6~8 周。

1. 早期梅毒

(1)硬下疳(Ⅰ期梅毒):大、小阴唇内侧或子宫颈可见圆形或椭圆形硬结,表面糜烂,有浆液性分泌物,内有大量梅毒螺旋体,具有很强的传染性。

(2)丘疹斑、脓疱等皮疹(Ⅱ期梅毒):此期梅毒螺旋体侵入血液及淋巴液中引起全身发疹,外阴丘疹形成小圆形糜烂面。Ⅱ期梅毒晚期,外阴及肛门周围出现扁平疣,其表面湿润,有黏液分泌物,内有大量梅毒螺旋体,传染性很强。

2. 晚期梅毒(Ⅲ期梅毒) 病变累及多个系统的组织和器官,形成神经系统梅毒、梅毒瘤、马鞍鼻等。

3. 潜伏期梅毒 无临床表现,只有血清梅毒检查阳性。1 年内为早期潜伏梅毒,1 年以上者为晚期潜伏梅毒。

三、实验室检查

1. 涂片检查　取病损处分泌物涂片，经银染色法染色后镜检。

2. 梅毒血清学检查　梅素螺旋体进入机体后产生 2 种抗体，非特异的抗心脂质抗体和抗梅毒螺旋体特异抗体。可进行非螺旋体抗原试验及血清螺旋体抗原试验。

3. 脑脊液检查　此检查用于怀疑神经梅毒者。神经梅毒患者脑脊液中淋巴细胞$\geqslant 10\times 10^6$/L，蛋白质$>$500mg/L，为阳性。

四、治疗要点

1. 药物治疗　以青霉素治疗为主，用药应尽早、足量、规范。

2. 性伴侣治疗　治疗期间，性伴侣也应同时进行检查和治疗。治疗期间应禁止性生活。

五、护理问题

1. 焦虑　与担心疾病预后有关。

2. 知识缺乏　缺乏与疾病相关的治疗、预防及护理知识。

3. 组织完整性受损　与疾病引起外阴局部组织糜烂有关。

六、护理措施

1. 一般护理

(1)尊重患者，讲解有关疾病的常识，帮助患者建立治愈疾病的信心。

(2)严格执行消毒隔离制度，对患者污染的用物进行严格终末消毒，防止交叉感染。

(3)做好染病孕妇的心理护理，及早接受正规、足量治疗。

2. 疾病护理

(1)注意观察患者用药后的反应，积极预防过敏反应。

(2)孕妇治疗时禁止使用四环素类药物。

(3)复查，如发现血清学复发或症状复发应及时治疗。

第 5 章

妇产科疼痛症状护理

第一节　概　论

一、疼痛的概述

疼痛是一种令人不快的感觉和情绪上的感受，伴随着现有的或潜在的组织损伤，疼痛是主观的(1979 年国际疼痛研究协会给出的疼痛定义)。

疼痛包含 2 层意思：痛觉和痛反应。①痛觉：一种意识现象，属于个人的主观知觉体验；②痛反应：是指身心对疼痛刺激产生的一系列生理病理变化和心理变化。

1. 疼痛的特征

(1)痛觉是一种复合感觉，往往和其他躯体感觉混杂在一起。

(2)痛觉是一种复杂的精神状态，常伴有强烈的情绪反应。

(3)痛觉感受程度或痛反应大小与疼痛性质、强度、范围、持续时间及机体内外环境因素关系密切。

2. 疼痛的影响因素

(1)客观因素：环境的变化，患者性别、年龄、社会文化背景、教育程度、道德修养等因素都会影响疼痛的反应。

(2)主观因素：主要是心理因素，包括性格、疼痛经验、注意力和情绪变化。

3. 疼痛对机体的影响

(1)精神心理反应：疼痛的产生本身就是一种极为复杂的精神心理活动，各类疼痛引起的精神心理反应改变差异颇大。短期急性剧痛可引起患者精神异常兴奋，烦躁不安；长期慢性疼痛可导致患者出现抑制状态，情绪低落。

(2)躯体反应：整体反应主要表现为机体在遭受伤害性刺激时所做出的躲避、反抗、防御性保护或攻击等整体行为，常带有强烈的情绪色彩。局部反应仅局限于受刺激部位对伤害性刺激做出的一种简单的反应。例如，受刺激部位血管扩张、皮肤潮红。

(3)内脏反应:以自主神经异常活动为先导,引起一系列器官、组织的反应,如呼吸急促、心率加快、血压升高、心律失常、恶心、呕吐、出汗、便意等,强烈疼痛甚至可出现心搏骤停。

(4)神经内分泌反应:达到一定强度和持续一定时间的痛刺激,使中枢神经系统、交感神经和肾上腺髓质兴奋,儿茶酚胺分泌增加,肾上腺素抑制胰岛素分泌的同时,促进胰高血糖素分泌,以及糖原分解和糖异生作用加强,结果造成血糖上升,机体消耗增加。慢性疼痛患者体内免疫球蛋白水平下降,吞噬细胞功能也有不同程度的下降,使机体免疫功能下降。

(5)生化反应:慢性疼痛和剧烈疼痛时机体内源性镇痛物质减少,而抗镇痛物质和致痛物质增加,血管活性物质和炎性物质的释放不但加重了原病灶的局部缺血、缺氧、炎性渗出和水肿,而且对组织器官功能产生影响,出现激素、酶类和代谢系统的生化紊乱,使病理变化向更加广泛、复杂、严重方向发展。

二、疼痛管理和疼痛护理管理

疼痛管理是指通过疼痛评估、记录、治疗和护理以控制疼痛的过程,包括缓解疼痛、提高生活质量和保持尊严。疼痛管理目标是控制疼痛,以最小的不良反应缓解最大程度的疼痛。

疼痛护理管理是使医院中与疼痛有关的护理人力、物力、技术、信息和时间等要素有机结合起来并最优运转,达到提高疼痛护理效果和效率的工作。

疼痛管理的意义:①良好的疼痛管理有利于患者的预后。合理、有效的镇痛可减轻或防止疼痛对身体和心理造成的一系列不利影响,促进康复进程。②良好的疼痛管理有利于提高患者的生活质量。疼痛是影响生活质量的首要因素。国外学者提出,对于癌症晚期患者应当采取综合管理手段,使其达到完全无痛;对于临终患者,则提倡使患者"无痛死亡"。也就是说,对于这部分患者,治疗是以减轻痛苦、提高生活质量为目的。③疼痛管理的效果作为评定医护服务质量的指标之一。2001年美国护理学会的一项调查表明,实行疼痛管理的健康机构工作效率、患者满意率、员工满意率均逐年上升。由此可见,良好的疼痛控制质量是提高医护服务质量的重要内容,是护理内涵质量的重要组成部分。

近年来,为了更好地控制疼痛,学者们对疼痛管理服务模式进行了有意义的探索。欧美国家的疼痛研究发生了2次转变:一是从疼痛控制转变为疼痛管理;二是疼痛管理专业的组成人员从以麻醉医师为主体的模式转向以护士为主体的模式。护士在疼痛管理中的作用日益显现。

1. 护士是疼痛的主要评估者　疼痛评估是进行有效疼痛管理的第一步。护士24h守护在患者身边，通过临床观察，判断患者是否存在疼痛，评估疼痛部位、性质和程度，判断镇痛效果，观察有无不良反应，根据评估结果制定相应的护理措施。

2. 护士是镇痛措施的具体落实者　大部分镇痛措施是由护士完成的。护士根据医嘱按时给予镇痛药或运用职权范围内可施行的非药物治疗方法减轻患者痛苦。

3. 护士是其他专业人员的协作者　护士作为患者整体身心健康的看护者，必须与其他医务人员密切协作，为患者提供最合适的服务。护理管理人员从避免和减少因医护人员操作所引起的疼痛、减少患者痛苦的角度出发，制订协调工作程序，如为多发创伤的患者换药、复位固定、创面引流等医疗操作和翻身、整理床单位等护理操作，安排在镇痛药物发挥作用后有序进行。护士参与疼痛治疗方案的制订，提出建议，以确保方案的合理性和个体化。疼痛专业护士除了协助医师完成各种常规治疗外，还要配合医师完成一些特殊镇痛操作，如神经阻滞。护士对患者的疼痛评估记录可为医师诊断、治疗提供重要的参考材料。

4. 护士是疼痛患者及其家属的教育者和指导者　疼痛管理包括对患者及其家属进行疼痛相关知识的教育，教育他们如何应用疼痛评估工具、如何表达疼痛，指导患者进行疼痛自我管理，护士负责宣教工作。

5. 护士是疼痛患者权益的维护者　2002年第十届国际疼痛大会上提出“消除疼痛是患者的基本权利”。护士作为患者最密切接触者，要根据患者病情、年龄、经济状况和环境等个体化因素，协助患者进行利弊分析，选择适合的镇痛措施。护士承担疼痛管理质量的保证和促进的职责，在镇痛效果保证和镇痛措施安全方面，及时动态地进行监测，使患者的疼痛管理达到满意状态。

第二节　疼痛的分类

疼痛涉及临床各科，病因也错综复杂，许多疼痛既是某些疾病的一组典型的症候群或综合征，又可随着疾病的发展而变化。所以，疼痛的分类至今尚无统一标准。临床常用分类方法如下。

一、一级分类

1. 生理性痛　机体的伤害性感受系统对即将作用于身体的损伤起预警作用。换言之，生理性疼痛是保护性的，是健康和生存所必需的反应。对于生理性疼痛，刺激的强度与伤害性感受的强度密切相关。

2. 病理性痛　持久的有害刺激对涉及区域内的周围伤害性感受器产生两种效应:①使伤害性感受器灵敏化,即反应阈降低,可被非伤害性刺激激活;②炎症使一群静息的伤害感受器激活。在上述 2 种机制的作用下,来自炎症区的传入信息显著增加,组织损伤和炎症所产生的伤害性输入,使得中枢神经系统进入一种更易兴奋的状态。

3. 神经性痛　周围神经损伤后,初级传入神经元的性质可以发生很多变化,如神经芽的自发活性和兴奋性升高、神经瘤形成、相邻的神经纤维间互相接触等,中枢神经系统由此接收到大量不正常的传入信息,并且重新调整中枢处理过程。

二、以疼痛病程分类

1. 急性痛　有一明确的开始时间,持续时间较短,常用镇痛方法可以控制。

2. 慢性痛　无明显组织损伤,持续 3 个月以上的疼痛。

三、以疼痛程度分类

1. 微痛　似痛非痛,常与其他感觉复合出现,如痒、酸麻、沉重、不适感等。

2. 轻痛　疼痛局限、轻微。

3. 甚痛　疼痛较著,痛反应出现。

4. 剧痛　疼痛较著,痛反应强烈。

四、以疼痛性质分类

1. 钝痛　酸痛、胀痛、闷痛。

2. 锐痛　刺痛、切割痛、灼痛、绞痛、撕裂样痛、爆裂样痛、钻顶样痛。

3. 其他　跳痛、压榨样痛、牵拉样痛等。

五、以疼痛部位分类

广义地讲,疼痛可分为躯体痛、内脏痛和心因痛三大类。其中按躯体解剖定位又可分为头痛、颌面痛、颈项痛、肩背痛、胸痛、上肢痛、腹痛、腰骶痛、骨盆痛、髂髋痛及下肢痛。

六、以疼痛系统分类

以疼痛系统分类,可分为神经系统疼痛、心血管系统疼痛、血液系统疼痛、呼吸系统疼痛、消化系统疼痛、内分泌系统疼痛、泌尿系统疼痛、运动系统疼痛、免疫系统疼痛和心理性疼痛。

第三节 疼痛的评估与记录

一、疼痛程度的评估

1. 0～10 数字疼痛量表(numerical rating scale,NRS) 此方法从 0～10 共 11 个点,表示从无痛到最痛。此表便于医务人员和患者理解并掌握,可以口述或视觉模拟,也可以记录。

2. 0～5 描述疼痛量表(vebal rating scale,VRS) 分 0 级到 5 级。0 级:无疼痛;1 级:轻度疼痛,可忍受,能正常生活、睡眠;2 级:中度疼痛,适当干扰睡眠,需用镇痛药;3 级:重度疼痛,干扰睡眠,需用麻醉镇痛药;4 级:剧烈疼痛,干扰睡眠较重,伴有其他症状;5 级:无法忍受的疼痛,严重干扰睡眠,伴有其他症状或被动体位。

3. 长海痛尺 长海痛尺将 NRS 的 0、2、4、6、8、10 的疼痛评分对应 VRS 的 0、1、2、3、4、5 的疼痛描述进行配对使用,是科学可行的。经过临床大样本应用,它符合疼痛学术界选择痛尺的标准;保留了 0～10 和 0～5 两个常用痛尺的功能和优点;解决了单用 0～10 痛尺评估时的困难和随意性过大这一突出问题;解决了单用 0～5 痛尺评估时的精度不够的问题。

4. 五指法 评估时向患者展示五指,小指表示无痛,环指为轻度痛,中指为中度痛,示指为重度痛,拇指为剧痛,由患者选择。

二、疼痛部位的评估

给患者提供人体正、反面线条图,请患者在感到疼痛的部位划上阴影,并在最痛的部位画“×”。

三、疼痛的综合评估

1. 性别和年龄 许多疼痛病症有明确的性别、年龄差别。如肋软骨炎多发生在 20 岁左右的青年女性,丛集性头痛初发大多是 20～30 岁的青年男性。同是腰背痛,在老年人,多见于退变性疾病、转移癌;中年人,多见于劳损、椎间盘突出、肌筋膜综合征;青少年,多见于外伤、畸形、结核、强直性脊柱炎。

2. 职业 在没有明显损伤时,颈、腰部的疼痛常由不正确用力、不合适体位或一种姿势保持过久引起。

3. 疼痛的诱发因素与起病情况　许多疼痛性疾病有明显的诱发因素，如功能性疼痛在潮、湿、凉的环境中易发病，神经血管性疼痛在精神紧张时易发病，偏头痛易在月经前发作。许多疼痛的出现或加重也有明显的诱发条件及因素，如咳嗽、大便、憋气时出现向肢体放射性疼痛的病变多来自椎管；韧带损伤及炎症在某种体位时疼痛明显加重，有时则有明显的压痛点或诱发点。

4. 疼痛的性质　疼痛性质对诊断具有重要意义，要认真评估。例如，软组织内血肿、脓肿、外伤后水肿为局部胀痛或跳痛；酸痛多为肌肉组织的功能性疼痛；神经根或神经干受压常引起放射痛；晚期肿瘤疼痛多呈部位固定、持续性且逐渐加重；风湿痛多为游走性；神经痛为阵发性剧痛；血管痉挛或肌痉挛性疼痛常有明显的间歇期，有时呈波浪形即时轻时重，并与诱发因素有关等。

5. 疼痛伴随症状　各种疼痛性疾病通常有各自的伴随症状，在疼痛疾病的诊断与鉴别诊断中非常重要。如关节疼痛伴有肿胀、晨僵者多为类风湿关节炎；疼痛伴有发热者考虑感染性疾病、风湿热等；丛集性头痛的特征是伴有痛侧流泪、睑结膜充血、鼻塞流涕。疼痛的伴随症状比较复杂，剧烈疼痛患者几乎均伴有烦躁不安、心率增快、呼吸加快、瞳孔缩小等交感神经兴奋的症状，常见伴随症状还有头晕、恶心、呕吐、视物模糊、眼前闪金星、耳鸣、鼻塞等。

6. 精神状态及有关心理社会因素　绝大多数癌痛患者都存在不同程度的恐惧、愤怒、抑郁、焦虑和孤独等心理障碍。如果不能及时发现并解除这些心理障碍，即使给患者足量镇痛药，其痛苦仍得不到满意解除。

7. 其他　过去史、家族史、婚姻史、感染史、肿瘤史及手术史、应用激素史、疼痛的诊断及治疗过程、效果等都应当引起重视。

四、镇痛效果的评估

镇痛效果的评估是有效疼痛管理的重要步骤，它包括对疼痛程度、性质和范围的重新估价，包括对治疗效果和引起的不良反应的评价，为下一步疼痛管理提供可靠依据。

1. 疼痛评估量表的选择　最简单、易行的方法用疼痛量表做动态评估，如0～10数字疼痛量表0～5描述疼痛量表长海痛尺等方法。

2. 镇痛效果评估量表的选择

(1)百分比量表。

(2)四级法。①完全缓解：疼痛完全消失。②部分缓解：疼痛明显减轻，睡眠基本不受干扰，能正常生活。③轻度缓解：疼痛有些减轻，但仍感到有明显疼痛，睡眠生活仍受干扰;④无效:疼痛没有减轻。

五、疼痛评估的记录

2002 年第十届国际疼痛大会提出:疼痛是继体温、呼吸、脉搏、血压之后的第五大生命体征。采用简单、易行的疼痛评估工具和记录表格来准确评估,记录疼痛的强度、疼痛缓解的程度及其与疼痛有关的指标,这也是有效疼痛管理的组成部分。

有些疾病的疼痛评估和记录需要有一定的连续性,如慢性癌痛、风湿性疼痛等;有些疾病的疼痛需要短期的评估和记录,如术后疼痛、创伤后疼痛、产后疼痛等。临床上可根据需要设计各种类型的疼痛记录表或将疼痛评估结果记录于体温单上。

第四节 镇痛治疗

一、药物镇痛

(一)药物种类

药物治疗是疼痛最基本、最常用的治疗方法。用于治疗疼痛的药物主要分为 3 类:①阿片类镇痛药;②非阿片类镇痛药,以非甾体类药物为代表;③其他辅助类药物,如激素、解痉药、维生素类药物、局部麻醉药和抗抑郁药等。

1. 阿片类镇痛药

(1)吗啡

【药理作用】 ①镇痛镇静;②呼吸抑制,呈剂量依赖性;③诱发哮喘;④中枢性镇咳;⑤血容量不足时造成低血容量性休克;⑥便秘;⑦胆道内压力增高;⑧尿量减少;⑨尿潴留等。

【临床应用】 用于中到重度各种急、慢性疼痛,癌性疼痛、麻醉前给药、术后镇痛以及血压正常的心肌梗死和内脏绞痛等。其特点是对内脏痛及深部软组织痛效果较好,对持续性钝痛的效力大于间歇性锐痛。

【不良反应】 皮肤瘙痒、恶心、呕吐,便秘、尿潴留,呼吸抑制、血压下降,胆道痉挛,药物依赖。

(2)可待因

【药理作用】 ①镇痛,作用强度为吗啡的 1/6,持续时间与吗啡相似,镇静作用不明显。②中枢性镇咳作用较强。

【临床应用】 主要用于中等程度的疼痛和较剧烈咳嗽的镇咳。

【不良反应】 与吗啡相比，可待因抑制呼吸、呕吐、欣快感及依赖性较弱。剂量较大时，可发生兴奋、烦躁不安等。

(3)哌替啶

【药理作用】 与吗啡相似，镇痛强度约为吗啡的1/10，作用时间为吗啡的1/2～3/4。镇静作用较吗啡稍弱，也可产生轻度欣快感。反复使用容易产生依赖性。有明显的呼吸抑制作用，程度与剂量相关。哌替啶有奎尼丁样作用，降低心肌应激性。

【临床应用】 与吗啡基本相同。另外，哌替啶与异丙嗪、氯丙嗪合用，称为冬眠合剂，可用于深低温麻醉或难治性晚期癌疼痛患者。

【不良反应】 类似阿托品中毒，少数患者发生恶心、呕吐、头晕、头痛、荨麻疹，尿潴留少见。不良反应轻于吗啡。

(4)芬太尼。

【药理作用】 镇痛效果强，是吗啡80～100倍，但持续时间短，仅为30min；有呼吸抑制作用，主要表现为呼吸频率减慢，注射后5～10min最明显，持续约10min。对血压无影响，但可引起心动过缓。

【临床应用】 主要用于临床麻醉，还用于术后镇痛。

【不良反应】 可引起恶心、呕吐、心动过缓或呼吸抑制。可产生依赖性，但较吗啡和哌替啶轻。

(5)盐酸羟考酮控释片

【药理作用】 中枢性镇痛作用。

【临床应用】 适用于中度和重度的慢性疼痛患者。

【不良反应】 便秘、恶心、呕吐、头痛、口干、出汗、虚弱和嗜睡等，随着用药时间的延长，不良反应逐渐减轻。

(6)喷他佐辛

【药理作用】 镇痛作用，强度为吗啡的1/4～1/3。

【临床应用】 临床用于中度和重度慢性疼痛患者，包括癌性疼痛和非癌性疼痛。

【不良反应】 呼吸抑制、嗜睡、抑制咳嗽反射、恶心、呕吐、幻觉等。长期使用后突然停药可引起严重戒断综合征。

(7)硫酸吗啡控释片

【药理作用】 强效中枢性镇痛药，作用时间可持续12h。

【临床应用】 主要用于晚期癌症患者第三阶梯镇痛。

【不良反应】 呼吸抑制、恶心、呕吐、便秘及排尿困难，长期应用可产生耐受性、生理依赖性和成瘾性。

(8)曲马朵:兼有弱阿片和非阿片两种性质。

【药理作用】 ①镇痛:镇痛效果与其他镇痛药相比,由弱至强分别为可待因、氨酚待因、喷他佐辛、美沙酮、曲马朵、丁丙诺啡、哌替啶、吗啡、芬太尼、双氢埃托啡;②镇咳:抑制咳嗽反射,产生镇咳效应,作用相当于可待因;③催吐:兴奋延脑催吐化学感受区,引起恶心、呕吐;④作用于循环系统:单纯静脉注射,心率、平均动脉压、心率收缩压乘积、体循环血管阻力指数呈一过性轻度增加,10～15min 恢复。

【临床应用】 适用于中、重度的急、慢性疼痛。

【不良反应】 可引起恶心、呕吐、口干、头晕及镇静、嗜睡等。当用量显著超过规定剂量时可有呼吸抑制,但与等效镇痛量的阿片类药物相比,曲马朵的呼吸抑制作用和便秘要少得多。

2. 非阿片类镇痛药

(1)阿司匹林(乙酰水杨酸)

【药理作用】 解热、镇痛、抗炎、抗血小板聚集。

【临床应用】 ①解热镇痛:有中等程度的镇痛作用;②抗风湿:目前仍是首选药;③预防术后疼痛,术前给药可改善术后镇痛效果;④预防冠状动脉粥样硬化性心脏病,临床常用小剂量肠溶阿司匹林口服。

【不良反应】 ①胃肠道反应最为常见;②通气频率和深度的增加,出现呼吸性碱中毒;③可出现头痛、耳鸣、恶心和呕吐,甚至出现可逆性失明、幻觉、抽搐;④毒性剂量引起循环和血管运动中枢抑制;⑤出血倾向;⑥抑制合成前列腺环素内过氧化物酶的环氧酶。

(2)对乙酰氨基酚

【药理作用】 对乙酰氨基酚抑制中枢前列腺素(PG)合成酶的作用强度与阿司匹林相似,但在外周,对此酶的抑制远比阿司匹林弱。

【临床作用】 解热镇痛作用缓和、持久,强度类似阿司匹林;抗炎作用弱,无抗血小板功能。

【不良反应】 患慢性酒精中毒和肝病的患者使用常规剂量能够发生严重肝中毒,包括黄疸;过量也可产生高铁血红蛋白血症、溶血性贫血。

(3)保泰松

【药理作用】 较强的抗炎、抗风湿作用,解热镇痛作用较弱。

【临床应用】 主要用于风湿性关节炎和类风湿关节炎、强直性脊柱炎。

【不良反应】 发生率高,胃肠道反应最为常见,还可抑制骨髓使白细胞和血小板减少,引起水钠潴留等。

(4)吲哚美辛

【药理作用】　吲哚美辛是最强有力PG合成酶抑制药之一,有显著消炎及解热作用,对炎性疼痛也有明显镇痛效果,它也是白细胞移动的抑制药。

【临床应用】　用于急性痛风性关节炎、骨关节炎及强直性脊柱炎,用于治疗顽固性发热和恶性肿瘤发热。

【不良反应】　不良反应较多,主要是消化道反应,如食欲缺乏、上腹部不适等。另外,中枢神经系统症状也多见,如头痛、头晕、幻觉、精神错乱等。同时对肝、造血系统也有损害。

(5)布洛芬(异丁苯丙酸)

【药理作用】　是PG合成酶抑制药,具有消炎、解热及镇痛作用,且作用比阿司匹林、保泰松、对乙酰氨基酚强。

【临床应用】　主要用于治疗风湿性关节炎和类风湿关节炎,也可用于软组织损伤,治疗炎性疼痛效果良好。对于轻、中度疼痛,通常成人的剂量每4～6小时200mg或400mg,对于类风湿关节炎患者的镇痛,每日最大剂量不超过3200mg。

【不良反应】　消化道症状少,患者大多能耐受。但严重者也可以引起消化道溃疡、出血和穿孔。

(6)酮咯酸

【药理作用】　①镇痛作用:酮咯酸抑制外周或中枢PG合成而产生,镇痛效应比其他非甾体类药物强;②消炎、解热作用:抑制炎症组织合成和释放PG;③胃肠道作用:可致胃黏膜损伤而诱发溃疡和出血;④血液系统作用:出血时间延长,但不影响血小板计数、凝血酶原时间或部分凝血酶原激酶时间;⑤其他作用:连续应用酮咯酸不产生戒断症状,也不引起呼吸抑制,不影响心脑和血流动力学,也不影响精神运动功能。

【临床应用】　①中度至重度疼痛的短期治疗;②术后疼痛、急性肌肉骨骼疼痛;③产后痛;④其他疼痛情况,如癌症的疼痛、坐骨神经痛、纤维肌痛、非关节慢性软组织痛综合征、骨关节病,以及作为肾绞痛和胆绞痛的辅药。

【不良反应】　与其他非甾体类药物相似,主要表现在神经系统和胃肠道。

(7)吡罗昔康

【药理作用】　抑制PG合成,并通过抑制白细胞凝集及钙的移动而发挥抗炎作用,是一长效非甾体类抗风湿药,具有抗炎、镇痛作用,长期服用耐受性较好。

【临床应用】　主要治疗风湿性关节炎、类风湿关节炎,对骨关节炎、粘连性脊柱炎、急性痛风也有效;也可用于治疗腰肌劳损、肩周炎等。

【不良反应】　少数患者出现消化道和中枢神经系统症状,停药后即可消失。

3. 局部麻醉药　简称局麻药，是一种能暂时、完全和可逆地阻断神经传导功能的药物。按化学结构分类，可分为酯类局部麻醉药和酰胺类局部麻醉药，前者如普鲁卡因，后者如利多卡因；按作用时效的长短分类，可分为短效局部麻醉药（如普鲁卡因、氯普鲁卡因）、中效局部麻醉药（如利多卡因、甲哌卡因和丙胺卡因）、长效局部麻醉药（如丁哌卡因、丁卡因、依替卡因和罗哌卡因）。

(1)不良反应

1)接触性不良反应：有组织毒性、神经毒性和细胞毒性反应。①组织毒性主要是指局部麻醉药引起肌毒性反应，临床罕见；②神经毒性是指局部麻醉药产生的神经组织损害，导致神经功能或结构上的改变；③局部麻醉药的细胞毒性主要与其浓度有关，表现为红细胞溶解。

2)全身性不良反应：主要有高敏反应和变态反应。①应用小剂量局部麻醉药或用量低于正常用量或极量时患者就发生毒性反应的征兆，则考虑为高敏反应。②变态反应非常罕见，但一旦发生则后果严重，临床上可出现荨麻疹、呼吸道水肿、支气管痉挛、呼吸困难、低血压甚至危及生命。

3)中枢神经系统毒性反应：当血中局部麻醉药浓度骤升时，可出现一系列毒性症状，如头痛、头晕、舌唇麻木、耳鸣、嗜睡、视物模糊、注视困难、言语不清、精神失常、肌肉震颤和惊厥等。

(2)毒性反应的预防和治疗

1)预防：①选择合适的局部麻醉药并严格控制用量；②局部麻醉药中加用肾上腺素；③注射时常规回抽，以防局部麻醉药直接注入血管内；④边注射边观察有无毒性反应先兆；⑤注药前应用非抑制量的巴比妥类药物。

2)治疗：一旦发生惊厥，立即采取以下措施。①保护患者，防止意外损伤；②吸氧；③维持血压稳定，患者宜取平卧位、头稍低，及时补液或给予升压药；④静脉注射地西泮 2.5～5mg 或硫喷妥钠 50～100mg，必要时注射肌肉松弛药，控制肌肉阵挛性收缩，同时行人工通气控制呼吸。

4. 神经破坏药　神经破坏药对周围神经有破坏作用，毁损其结构，使神经细胞脱水、变性，导致神经组织的传导功能中断，从而出现较长时间的镇痛。常用药物主要有苯酚和乙醇，此外，单纯甘油、冷盐水、高张盐水与亚甲蓝亦有暂时性镇痛作用。

(1)主要药物

1)苯酚：1%～2%苯酚溶液具有局部麻醉作用，5%溶液可使组织蛋白凝固，剂量超过 8g 则出现痉挛等毒性反应。苯酚主要作用于神经根，而不是脊髓，脊神经后根变化明显。

2)乙醇:乙醇的作用与苯酚类似,注射后神经根和髓鞘产生退行性变。

(2)临床应用:①癌性疼痛;②顽固性或复发性剧烈疼痛应用各种方法难以抑制者,如三叉神经痛等;③某些需多次重复进行神经阻滞的疾病,如反射性交感神经萎缩症(营养不良症)或严重的血栓闭塞性脉管炎,可行腰交感神经节破坏术。

(3)注意事项:①定位精确,严格限制药物用量;②注药前先注少量局部麻醉药,以减轻药物本身所致的疼痛;③双侧疼痛或需双侧阻滞治疗的疼痛宜分侧进行,间隔3~5d;④蛛网膜下腔注射神经破坏药时,必须精确调整患者体位,避免损伤脊神经前根和运动神经纤维。

5. 糖皮质激素

(1)药理作用

1)抗炎作用:能减轻炎症早期的渗出、水肿、毛细血管舒张、白细胞浸润及吞噬反应,从而改善红、肿、热、痛等症状。

2)免疫抑制作用:影响免疫反应的多个环节。

3)抗毒素作用:可提高人体对有害刺激的应激能力。

4)抗休克作用:解除小动脉痉挛,增强心肌收缩力,改善微循环。

5)对代谢的影响:影响水和电解质代谢,但作用较弱;能使肝糖原、肌糖原增高,血糖升高;促进肝外组织蛋白的分解,促进脂肪组织中脂肪的分解。

(2)临床应用

1)癌痛治疗:晚期癌痛患者应用糖皮质激素,可通过抑制前列腺素的合成与释放,产生和加强镇痛作用,并可增加食欲、振奋精神。由于其消炎作用,有助于消除肿瘤周围炎症,缓解肿瘤引起的软组织肿胀的疼痛,并减轻脊髓受压及颅内压升高引起的骨痛和头痛,以及因肿瘤侵及支气管丛、肋间神经或腰骶丛所致的疼痛。

2)慢性炎症性疼痛的治疗:因具有显著的抗炎作用常被用于治疗慢性炎症性疼痛,一般用其混悬液,要求制剂体积小、浓度高,以减慢其吸收过程,延长作用时间,一次注射可维持12~24h,若用于关节腔或硬膜外腔,则可持续1周。临床上常用的有醋酸氢化可的松、醋酸泼尼松龙混悬剂、曲安奈德、地塞米松、利美达松(地塞米松棕榈酸酯)和倍他米松等。

(3)不良反应:长期使用可产生①类肾上腺皮质功能亢进综合征、高血压、糖尿病等;②诱发和加重感染;③诱发和加重胃、十二指肠溃疡,甚至出血和穿孔;④骨质疏松、肌肉萎缩等。

(4)禁忌证:①严重精神疾病患者;②胃、十二指肠溃疡,角膜溃疡等患者;③骨折或伤口修复期患者;④有严重高血压、糖尿病患者;⑤有严重感染者;⑥孕妇。

(二)药物镇痛注意事项

1. 诊断要明确,以免因镇痛而掩盖病情,延误病情诊断,如急腹症。

2. 要明确疼痛的病因、性质、部位,以及对镇痛药的反应,选择有效的镇痛药或联合用药,以达到满意的治疗效果。

3. 治疗的同时,还应密切观察用药后的情况,评估药效,使用药量要更加个体化。积极处理药物不良反应,以免患者因不适而拒绝用药。

(三)药物输注泵

药物输注泵是一种将药物或液体以预定的速度或容量输注的装置。本节主要介绍患者自控镇痛泵(patient controlled analgesia,PCA)。

长期以来,临床镇痛方法采用口服、肌内注射、静脉注射或椎管内给药,这些给药方法的缺点是:①不灵活:患者个体差异大;②依赖性:患者需要镇痛时,必须依赖医护人员的处方和给药;③不及时。采用 PCA 技术可以有效克服这些缺点。

1. PCA 泵简介

(1)原理:PCA 泵按照负反馈控制技术设计,医师根据患者情况设定药物配方,利用反馈调节,患者自己支配给药镇痛,把错误的指令减少到最低限度,力求在没有医护人员参与的情况下保证患者安全。

(2)种类

1)电子泵:即装有电子计算机的容量型输液泵。①基本设置和特征:储药盒(袋)、输注设备、自控按钮、可以设置单次剂量的电子程序、可以设置锁定时间、管道连接系统;②优点:最大限度满足个体镇痛要求,可以保存记录药物使用情况,具有多种情况的报警,安全系数大。

2)机械泵:即一次性便携式输注系统,以机械弹性原理将储药囊内的药液经流量限速器,恒定输入患者体内。①基本设置:储药囊、流量限速器、患者自控表;②优点:携带方便轻巧,操作简单,价格低廉。

(3)PCA 技术参数

1)负荷量:给予负荷量,旨在迅速达到镇痛所需要的血药浓度,即最低有效镇痛浓度,使患者迅速达到无痛状态。

2)单次给药剂量:患者每次按压 PCA 泵所给的镇痛药剂量,单次给药剂量过大或过小均可能导致并发症或镇痛效果欠佳。

3)锁定时间:即 2 次用药的时间间隔。设置锁定时间的目的在于防止前次所用药物峰效应之前重复用药而造成过量中毒。

4)背景剂量:PCA 泵向患者体内持续输注的镇痛药剂量。背景剂量的给予使血浆镇痛药浓度更为恒定,能够改善镇痛效果。

5)单位时间最大剂量:为防止反复用药而造成药物过量中毒,PCA 期间多以 1h 或 4h 为间隔限定最大单位时间使用量。

2. PCA 临床分类及应用

(1)静脉 PCA(PCIA):操作简单,起效快,效果可靠,适应证广。

(2)硬膜外腔 PCA(PCEA):镇痛效果可靠,持续时间长,作用范围局限,全身影响小。

(3)皮下 PCA(PCSA):适用于外周静脉不好或难以长久置管者。

(4)外周神经根、丛 PCA(PCNA):适用于臂丛神经、股神经等外周神经的阻滞镇痛。

3. PCA 禁忌证　①既往曾经对镇痛药物过敏者;②患者主观不愿接受 PCA 治疗或无法自己按压键钮给药者,如瘫痪、精神不正常者;③既往有滥用药物史者。

4. PCA 的护理　①评估患者基本情况,协助医师确定患者是否适合使用 PCA;②掌握 PCA 泵的使用方法、参数设定和镇痛药特性;③实施 PCA 前,向患者及其家属解释 PCA 的作用原理,说明可能出现的不良反应,征得患者及其家属同意后方可使用,使用期间做好宣教工作,指导患者正确使用 PCA 泵,及时汇报不良反应;④确保 PCA 泵给药装置正常运行,熟悉 PCA 泵常见的报警原因和处理方法,对不能处理的故障,及时通知麻醉医师;⑤使用硬膜外 PCA 泵时,嘱患者保持正确卧姿,防止导管受压、牵拉、折断,导致管道不通或导管脱出,保持导管通畅;⑥使用静脉 PCA 泵时,尽可能使用单独静脉通道。如确需连接三通接头,应将 PCA 泵接在延长管近端,严禁接在延长管远端;⑦PCA 泵应低于患者心脏水平放置,电子 PCA 泵勿接近磁共振仪,不可在高压氧舱内使用;⑧自控键应由患者决定何时按压,家属或护士不应随意按压,除非患者要求帮助时;⑨PCA 泵使用期间给予患者一级护理,密切观察用药量、药物浓度、镇痛效果及其不良反应,定时监测呼吸、血压和脉搏,并做好详细记录,尤其对老年患者;⑩详细记录 PCA 镇痛治疗方案、用药剂量及镇痛效果,如果出现镇痛不全,应及时通知有关医师,酌情追加镇痛药。

5. 防治感染　PCA 是一种有创的治疗措施,有发生穿刺点感染和硬膜外腔感染的可能性,因此,穿刺时一定注意无菌操作,穿刺点应消毒密封,定期检查,一般每 48h 更换一次 PCA 通道。若已经出现感染征象,可用抗生素软膏涂抹穿刺点皮肤。如发现硬膜外腔有感染征象,则应立即拔除导管,进行抗感染治疗。导管留置时间一般不超过 2 周,2 周以后宜重新穿刺置管。

6. 防治并发症　护士必须注意用药量、药物浓度和用药速度有无异常,防止药物过量引起或加重各种不良反应。同时，严密观察 PCA 使用不良反应，配合医师及时处理。

(四)镇痛药物依赖

世界卫生组织将药物依赖性定义为：药物与机体相互作用所造成的一种精神状态，有时也包括身体状态，它表现出一种强迫需要连续或定期使用该药的行为和其他反应，其目的是为了感受它的精神效应，或是为了避免由于断药所引起的不适感。

1. 分类　一般将药物依赖性分为生理依赖性和精神依赖性。

(1)生理依赖性：又称身体依赖性，是指长期使用依赖性药物使机体产生一种适应状态，必须有足量甚至超量的药物维持，才能使机体处于一种平衡或相对正常状态。如果突然停药，生理功能将发生紊乱，从而产生一种不适感或出现一系列严重反应，此种反应称为戒断症状或戒断综合征。

(2)精神依赖性：又称心理依赖性，是由某些药物对中枢神经系统的作用所产生的一种特殊的精神效应，药物受用者产生一种希望和追求用药的强烈欲望。精神依赖性和生理依赖性的不同点是在断药后是否产生明显的戒断症状。

国际禁毒组织将具有依赖性的药物分为麻醉药品和精神药品两大类。麻醉药品主要包括阿片类药物、可卡因和大麻；精神药品主要包括镇静催眠药和抗焦虑药、中枢兴奋药和致幻药。本节介绍阿片类药物的药物依赖性。

2. 临床表现

(1)戒断症状：滥用阿片类药物的种类、剂量、时间、途径、停药速度不同，戒断症状的严重程度也不同。典型症状分为 2 类①客观体征，如血压升高、脉搏加快、体温升高、立毛肌收缩、瞳孔扩大、流涕、震颤、腹泻、呕吐、失眠等；②主观症状，如肌肉骨骼疼痛、腹痛、食欲缺乏、无力、疲乏、不安、打喷嚏、发冷、发热、渴求药物等。

(2)急性中毒症状：在大剂量滥用阿片类药物后，出现精神运动性抑制，言语不清、昏睡甚至昏迷。体征有针尖样瞳孔(深昏迷时也可能由于缺氧瞳孔扩大)、呼吸抑制、肺水肿、心率减慢、心律失常等。

(3)其他症状：可出现精神障碍或存在不同程度的社会功能损害，表现为工作学习困难、逃学、不负责任和不履行家庭责任等。

3. 诊断　在以往 12 个月内发生或存在以下 3 项以上即可诊断为阿片类药物依赖：①对阿片类药物有强烈的渴求及强迫性觅药行为；②对阿片类药物滥用行为的开始、结束及剂量难以控制；③减少或停止滥用阿片类药物时出现生理戒断症状；④耐受性增加，必须使用较高剂量药物才能获得原来较低剂量的感受；⑤因滥用阿片类药物而逐渐丧失原有的兴趣爱好，并影响到家庭和社会关系；⑥不顾身体损害及社会危害，固执地滥用阿片类药物。

4. 治疗　阿片类药物依赖的治疗是一个长期过程，目前推荐采用医学治疗、心理治疗、社会治疗等综合措施。

(1)脱毒治疗：是指通过治疗减轻由于突然停药导致的躯体戒断症状。阿片类药物依赖的脱毒治疗分为替代治疗与非替代治疗，两者可以结合使用。对于戒断症状较轻、合作较好的滥用药物人员可单独使用非替代治疗。

1)替代治疗：利用与阿片类药物有相似药理作用的其他药物替代原使用药物，在一定的时间内逐渐减少并停止使用替代药物，以减轻戒断症状的严重程度。①美沙酮替代治疗。美沙酮是一种人工合成的强镇痛药，对控制阿片类药物依赖者的戒断症状效果明显，而且作用持久(可维持 8～12h)，已成为阿片类药物依赖的主要治疗药物。美沙酮替代治疗的原则是逐日递减、先快后慢、只减不加、停药坚决，在用药中和停药后对症处理各种症状。②丁丙诺啡替代治疗。丁丙诺啡属于阿片受体的激动-拮抗药，是作为镇痛药开发应用的，适用于术后镇痛。在阿片类药物的戒断治疗中"脱瘾"作用比美沙酮强，在我国已逐渐应用于戒毒治疗中。

替代治疗的护理与观察：根据滥用药物人员的病情定时巡视；严密观察治疗药物的起效过程与不良反应，及时处理；治疗期间严格管理，防止滥用药物人员再次滥用阿片类药物；治疗期间鼓励滥用药物人员进食，不应过早安排体育锻炼，以减少体力消耗。

2)非替代治疗：指应用中枢 α_2 受体激动药来减轻阿片类药物依赖的戒断症状。该类药物以可乐定和洛非西定为代表，其控制戒断症状的作用比美沙酮和盐酸丁丙诺啡弱。洛非西定不良反应较可乐定轻。

非替代治疗的护理与观察：①血压维护。定时监测血压，治疗前 4d 宜卧床，缓慢改变体位，如出现直立性低血压应使滥用药物人员平卧，置头低足高位。如连续发生直立性低血压或血压持续≤12/67kPa(90/50 mmHg)，应适当减药，可减当日剂量的 1/4，必要时停药。②鼓励患者进食，保证营养摄入。

3)中药脱毒治疗：目前经国家食品药品监督管理局批准的戒毒中药近 10 种，适用于轻、中度阿片类药物依赖的滥用药物人员，对重度依赖的吸毒人员单纯使用中药治疗，疗效尚不够理想，需要与其他药物联合使用。

4)其他脱毒治疗：如针灸、电针等，疗效需进一步验证。

(2)纳曲酮防复吸治疗

1)适应证：适用于已解除阿片类药物依赖的康复期辅助治疗，以防止或减少复吸。用药前应做好以下准备。①阿片类药物依赖者应停止使用阿片类药物 7～10d 或以上，如使用美沙酮则停药时间应延长至2周以上；②尿吗啡检测结果阴性；③服药前纳洛酮激发试验阴性；④肝功能检查基本正常。

2)用法与剂量：小剂量开始，一般为口服10～20mg/d，3～5d达到口服维持剂量50mg/d，连续服药时间为3～6个月。

3)不良反应：少数滥用药物人员服药后出现恶心、呕吐、胃肠道不适、食欲缺乏、口渴和头晕等症状，也可出现睡眠困难、焦虑、易激动、关节肌肉痛和头痛等。

4)注意事项：①纳曲酮具有肝毒性，可引起转氨酶一过性升高，使用前和使用中需检查肝功能，肝功能不全者慎用。如治疗期间出现肝功能异常，应停止使用。②未经过脱毒治疗的滥用药物人员服用纳曲酮会引起严重的戒断综合征。③治疗期间要进行尿吗啡检测，督促滥用药物人员治疗依从性。④治疗期间如需使用镇痛药，应避免使用阿片类镇痛药，防止降低药效或产生戒断症状。

(3)心理行为治疗

1)动机强化治疗：帮助滥用药物人员认识问题，制订治疗计划并帮助滥用药物人员坚持治疗，提高戒毒治疗的成功率。

2)认知疗法：改变滥用药物人员的不良认知方式，帮助其人员正确应对急、慢性药物渴求。

3)预防复吸治疗：帮助滥用药物人员提高自我效能与应对复吸高危情景的能力，识别诱发药物渴求、复吸的心理因素及环境因素，找出有效应对的方法，降低复吸率。

4)行为治疗：通过各种行为治疗技术强化不滥用药物行为及其他健康行为，降低复吸的可能性。

5)集体治疗：通过交流发现滥用药物人员间的共同问题，增进滥用药物人员间的交流和理解，制定出切实可行的治疗方案。也可使滥用药物人员在治疗期间相互监督、相互支持，增进其与医师间的接触和配合。

6)家庭治疗：通过滥用药物吸毒人员的人际关系，特别是与其家庭成员间的关系，促进家庭成员间的感情交流，提高治疗支持程度。

二、非药物镇痛

(一)物理镇痛

物理镇痛是应用自然界中及人工的各种物理因子作用于人体，以治疗和预防疼痛为目的的一门学科，简称理疗镇痛。狭义的物理镇痛仅指应用各种人工的物理因子作用于患病机体，引起机体的一系列生物学效应，使疾病得以康复。

1. 物理镇痛的基本分类　①电疗法：直流电及药物离子导入疗法、低频电疗法、中频电疗法、高频电疗法;②光疗法:红外线疗法、紫外线疗法、激光疗法、可见光线疗法;③超声波疗法和冲击波疗法;④冷疗和温热疗法;⑤磁疗法;⑥水疗法;⑦生物反馈疗法等。

物理镇痛要收到预期的效果,除了考虑病情和病程及患者机体状态外,还应正确掌握物理因子的种类、剂量及使用方法,并根据治疗的进展及时调整,方能收到较好的效果。

2. 物理镇痛的注意事项

(1)部位:根据不同疾病选择物理因子的种类后,应首先决定采用什么部位,是用局部治疗还是用反射疗法,然后根据各部位的敏感性考虑物理因子剂量的大小。

(2)时间、频度和疗程:时间是构成治疗剂量的第一因素,时间的长短同剂量成正比;频度是影响治疗剂量的另一因素,物理治疗应用一两次往往不见效果,一般要连续治疗多次,而每次治疗间隔的时间因物理因子种类而不同;疗程的长短同样影响治疗效果,疗程的间歇期尚应考虑物理因子的痕迹效应。

(3)环境、条件和休息:物理治疗时应尽可能做到定时、定床、定机器和定工作人员,尽量减少环境和条件的变化,加强物理因子的作用。治疗后的休息既可以维持物理因子的治疗效应,延长其反应时间,又有利于预防疾病,如热疗后感冒的预防。

(4)综合应用:综合应用几种物理因子可以提高疗效、缩短病程,但需注意物理因子应用的顺序、配伍的禁忌,过多、过频的应用可能导致事倍功半。

(5)掌握禁忌证:多数物理因子无绝对禁忌证,但有的物理因子可促使疾病恶化,应严格掌握。

(二)针灸镇痛

中医学认为"通则不痛,痛则不通",针灸通过刺激人体的经络和腧穴而起到疏通经络、调和气血、扶正祛邪的作用,从而达到防治病痛的目的。常用的针灸疗法有耳针疗法、电针疗法、穴位注射法和腕踝针。

1. 耳针疗法　耳穴是机体各个器官系统在耳郭上的投射区,当人体发生疾病时,在相应耳穴上出现阳性反应点,如压痛、变形、变色、脱屑、充血、丘疹、结节、电阻改变等一系列病理反应。针刺这些反应点,就能治疗相应组织器官的疾病。耳穴的分布有一定的规律,一般来说耳郭好像一个倒置的胎儿,头部朝下,臀部朝上。大体上耳垂部为头面区,对耳轮部为躯干区,耳舟为上肢区,三角窝周围为下肢区,耳甲腔为胸腔区,耳甲艇为腹腔区,消化道在耳轮脚周围环形排列。

2. 电针疗法　电针疗法是指在针刺"得气"后,在针上通以接近人体生物电的微量电流,利用电流对穴位的刺激而产生治疗作用。

3. 穴位注射法　穴位注射法是一种针刺和药物并用的中西医结合治疗方法，是将某些适应于肌内注射的药液注入与疾病有关的穴位内，利用针刺和药液对穴位的刺激或小剂量药液的药理作用，以达到治病的目的。

4. 腕踝针疗法　腕踝针疗法是根据人体疾病发生的部位，在腕、踝部的有关穴位或相应点用毫针进行皮下针刺以治疗疾病的一种简易方法。这种疗法其针刺部位仅限在上肢的腕部和下肢的踝部，其优点是应用面广、安全方便、简明易学。

腕踝针疗法特点：将身体两侧各分6个纵区，由前向后排列，用数字1～6编号，用于疾病的症状定位；腕部和踝部各定6个针刺点，也用1～6编号，与区的编号相同。四肢分区：当两上、下肢处于内侧面向前的外旋位、两下肢靠拢时，四肢的内侧面相当于躯干的前面；外侧面相当于躯干的后面；前面靠拢的缝相当于前正中线；后面靠拢的缝相当于后正中线，这样四肢的分区就可按躯干的分区类推。又以胸骨末端和肋弓交界处为中心画一条环绕身体的水平线（称横膈线），将身体6区分成上、下两半，横膈线以上各区加“上”字，横膈线以下各区加“下”字。如上1区、下1区，以此类推，用称各区。应用时按疾病症状所在区选取编号相同的针刺点。

（三）心理疗法

心理治疗又称精神治疗，是应用心理学的原则与方法，治疗患者心理、焦虑、认识与行为有关的问题。疼痛作为一种主观感觉，受心理社会因素影响较大。因此，心理治疗在疼痛的控制中具有其特有的重要地位。

1. 常用心理疗法

（1）安慰剂治疗：安慰剂是指形式上采取某种治疗措施，而实际上并未真正给予该治疗，安慰剂治疗是通过患者的信念起作用的。

（2）暗示疗法：暗示疗法是通过给患者积极暗示来消除或减轻疾病症状的一种治疗方法。在非对抗的条件下，暗示者通过语言、表情、姿势及其他符号刺激患者第二信号系统，影响其心理与行为。

（3）催眠疗法：催眠状态是指介于清醒与睡眠之间的一种状态。患者被催眠后，意识范围缩小，暗示感受性增强，因此医学上常将暗示和催眠联合应用，甚至作为一种治疗措施。

（4）松静疗法与生物反馈疗法：松静疗法又称松弛疗法，通过锻炼放松肌肉，缓解血管痉挛，消除患者紧张、焦虑情绪，普遍降低交感神经系统及代谢活性，以达到减轻疼痛的效果。生物反馈疗法是在松静疗法的基础上发展起来的，旨在提高患者自我控制自主神经功能的能力，并帮助其更好地摆脱不良情绪。

（5）认知疗法

1)意念分散:引导患者摆脱疼痛意境,分散疼痛感知-疼痛心境-疼痛反应的轴线,即痛轴,使患者充分发挥想象力,进入一种欣悦境界中。

2)转化疼痛概念:帮助患者转化疼痛含义,根据患者对疼痛特点的描述,启发他将痛的感觉转化为“压迫感”“震动感”和“冷热感”等。

3)转移注意力:帮助患者集中精力从事某项活动,形成疼痛以外的专注力。

(6)行为疗法:使某种行为增加称为正加强作用,减少某种行为称为负加强作用。对疼痛行为具有正加强作用的因素有休息、服镇痛药、外界过分的关心与同情等。行为疗法就是要减少正加强作用,增加负加强作用。

(7)认知-行为疗法:治疗方案包括 5 个阶段,即①初始评估;②医患联合,使患者对疼痛形成新概念;③让患者获得,巩固应付疾病的技巧,包括认知-行为方法的预演训练;④全面推广治疗,坚持治疗,预防复发;⑤巩固提高阶段和随诊。

2. 心理治疗的注意事项

(1)明确诊断:一时难以明确病因时,切忌轻易扩大疼痛的心理因素成分。

(2)建立良好的医患关系:同情和信任是所有心理治疗成功的基础。

(3)帮助患者树立信心:暗示治疗中,患者本人对治疗的信心对治疗效果具有决定性作用。

(4)减少患者的紧张情绪:患者处于松弛状态,暗示治疗效果比较好,对一般松弛治疗效果无效者,可预先给予抗焦虑药或起效比较快的催眠药。

(5)注意多种方法的配合使用:很多情况下,需要 2 种或 2 种以上的心理疗法联合应用才能获得理想的效果。

第五节　疼痛控制标准的研究与推荐

疼痛控制标准是疼痛管理中的重要概念,患者疼痛程度控制目标的确立,可帮助医务人员、患者及其家属明确疼痛程度控制的目标水平,以指导患者的疼痛管理,提高疼痛控制质量和患者的生活质量,促进患者康复。

一、癌性疼痛的控制标准

要求达到睡眠、休息、活动和工作时无疼痛。这是一个比较明确和完美的目标,但临床实际中有时较难达到。近年来逐渐形成并被学术界接受并应用的观点是“3 个 3 的标准”。它作为规范性癌痛管理的目标,即依据 0～10 数字评分量表(0～10NRS),将疼痛评分控制在 3 分以下,3d 内完成药物剂量滴定,每天爆发痛和药物解救次数不超过3次。

二、非癌性疼痛控制的推荐标准

研究患者术后疼痛程度与活动、咳嗽、深呼吸、进食、睡眠、情绪、满意度之间的相关性，分析疼痛程度与疼痛受各因素影响程度之间的关系，结合文献研究，推荐术后和创伤后疼痛程度控制目标，即当患者疼痛≥5分时，临床医务人员应考虑使用有效的镇痛药物对患者进行镇痛治疗，在疼痛≤4分时，则可根据患者的需要，在护士权限范围内采取冷敷、热敷、体位改变、音乐疗法等物理方式去缓解患者的疼痛。

第六节　急性疼痛的管理

国际疼痛研究学会将急性疼痛定义为近期产生且持续时间较短的疼痛。术后疼痛是一种急性疼痛，是困扰外科手术患者的一个突出问题。据统计，75%的手术患者有比较明显的术后疼痛。本节以术后疼痛为例介绍急性疼痛管理。

一、术后疼痛原因

术后疼痛是机体在手术后对有害刺激的一种主观感受，术后麻醉药药效消失后就会出现疼痛感觉。引起术后疼痛的常见因素有化学因素和物理因素。化学因素包括内源性致痛化学物质和降低痛阈的化学物质。物理因素包括组织损伤、撕裂、肿胀、梗阻、挛缩、张力、炎症等。每一类型疼痛可由多种因素作用引起，但多以某种因素为主，疼痛的多因素性增加术后疼痛研究和管理的困难。

二、手术情况对术后疼痛程度的影响

术后疼痛程度与手术损伤范围、切口大小、手术及麻醉时间等呈正相关，与手术部位亦有关。上腹部腹腔内手术操作涉及范围广，部位较深，加之深呼吸和咳嗽动作均牵涉腹肌活动，手术后疼痛剧烈。胸腔内手术，因切口较长，又撑开肋间隙或切断肋骨，胸壁创伤大，手术部位邻近横膈，正常呼吸运动胸廓与膈肌参与，术后伤口疼痛敏感而剧烈。胸、腹部手术术后疼痛最为剧烈，肛门直肠手术其次，这些部位的疼痛与肌肉痉挛有关，而头部、颈部、四肢和体表手术后疼痛相对稍轻。

三、术后镇痛的意义

术后镇痛不仅旨在减轻患者手术后的痛苦，而且在于提高患者防止术后并发症的能力。

术后镇痛治疗可以减少术后患者体内儿茶酚胺和其他应激性激素的释放。此外，尚可通过降低患者心率，防止术后高血压，从而减少心肌做功和耗氧量。对心功能正常的患者，采用术后硬膜外镇痛对其左心室射血分数影响不大，而在慢性稳定型心绞痛患者，术后镇痛使得其左心室射血分数明显改善。镇痛治疗可以减少患者自主呼吸做功，减少术后患者对抗机械通气，从而减少术后患者呼吸系统的并发症。对血管手术患者，术后镇痛可避免体内高凝状态的出现，减少术后深静脉血栓的发生。

四、术后镇痛治疗及其原则

1. 术后疼痛治疗原则

(1)应在维护患者重要脏器功能的前提下，提供完善的镇痛措施，最大限度地减少患者的痛苦和改善重要脏器的功能。

(2)根据手术部位和性质，若估计术后疼痛较剧的患者，在麻醉药物作用未完全消失前，应主动行预防给药。

(3)当患者术后疼痛评分≥5 分时，应及时给予镇痛处理，把疼痛控制在≤4 分的水平。

(4)术后应用镇痛药的患者，应首先采用非麻醉性镇痛药和镇静药联合应用，视镇痛效果而决定是否加用麻醉性镇痛药。

(5)手术后应用镇痛药物期间，应首先注意观察和检查手术局部情况，明确疼痛发生的原因。

(6)应选用毒性低、对生理指标影响小、药物依赖性较低的镇痛药物，用药期间注意生命体征的观察。

2. 术后疼痛治疗　术后疼痛治疗的方式包括药物镇痛和非药物镇痛。临床上，应根据患者的疼痛类型、程度以及环境因素的不同，采用相应的镇痛方法。

疼痛治疗措施的基本要求：①良好的镇痛效能；②起效快，可控性强；③不良反应小，不影响重要脏器功能；④不妨碍病情观察和检查、治疗；⑤操作简单，易于掌握。

五、术后疼痛护理

1. 术后疼痛护理的特殊性

(1)治疗的非主动性：由于疼痛的主观属性，护士和患者对疼痛治疗的给予和接受都存在着非主动性。

(2)评估的偏差性：护士对疼痛的评估与患者对疼痛的主诉之间往往存在较大的

偏差。

(3)反应的差异性:患者对疼痛的反应常存在很大差异,而这常被医护人员忽视。

(4)影响因素的多样性:患者的个体特征如性别、年龄和个人经历,影响着护士对患者疼痛程度和治疗需要的判断。

(5)疼痛知识的局限性:患者对疼痛及其治疗的观念左右着疼痛处理的有效性,约2/3的患者在主动寻求疼痛治疗时已达到严重疼痛程度。

2. 疼痛护理的实施

(1)注意倾听患者主诉,准确评估记录疼痛性质和程度:患者主诉是评估术后急性疼痛及其剧烈程度的唯一可靠方法,因此,护士应注意倾听患者的疼痛主诉,同时要主动询问患者的疼痛感受。对于无法用语言表达疼痛的患者,应采用多种方法进行综合评估。另外,要采用标准文书记录方法对疼痛评估结果做好记录,便于医护人员更系统地了解患者的疼痛及其治疗情况。

(2)超前镇痛,避免疼痛对机体的不利影响:疼痛研究表明,早期预防疼痛的治疗方法可有效缓解随后发生的长时间的疼痛。超前镇痛法的临床应用提高了患者的疼痛阈值,使阿片类的需求量减少。术后麻醉药物药效尚未消失时就应按计划根据医嘱及时使用镇痛药。

(3)选择有效镇痛措施,切实缓解疼痛:镇痛措施的选择对于保证有效疼痛治疗至关重要,护士根据疼痛评估结果,为特定的患者选择有效的镇痛措施。出现以下情况时提出建议:①患者主诉疼痛评分≥5分;②术后24h内经胃肠道外给药,24h后未改用口服镇痛药和抗生素,而胃肠道外给药量过小,不能发挥应有药效;③术后单纯用非类固醇类抗生素,以期同时发挥镇痛和抗菌作用,但实际未能达到良好的镇痛效果;④术后用镇静药进行疼痛治疗,而镇静药不具有镇痛作用,也不会增强镇痛药镇痛作用,反而可能增加镇痛药对患者镇静的不良反应。

(4)避免激发或加剧术后疼痛的因素:①创造安静的休养环境,调节光线,减少噪声,去除异味,注意保持适宜的温度和湿度;②加强心理护理,寻找并消除精神因素,保持患者安定、镇静;③保持良好的体位姿势,定时更换卧位,尽量保持舒适;④通过躯体或精神上的活动,使患者转移对疼痛的注意力;⑤对于胸痛影响呼吸者,应协助其翻身、叩背、咳嗽,防止并发症发生。

(5)早期观察并及时处理镇痛治疗的并发症:①呼吸抑制,临床表现为患者的意识状态改变、嗜睡、呼吸深度减弱。因此,接受疼痛治疗的患者应尽量行氧饱和度监测,对使用硬膜外或PCA泵镇痛的患者应定期监测生命体征,以确保患者安全。初次将麻醉性镇痛药注入硬膜外腔后,第1个4h应每小时监测呼吸频率1次,之后可改为每

2 小时监测 1 次，连续 16h，以后只要继续硬膜外给药，就应每 4 小时监测 1 次。当患者呼吸频率＜8 次/分，氧饱和度＜0.90、收缩压＜12kPa(90mmHg)时，应及时向医师汇报，同时面罩给氧 6L/min，唤醒并鼓励患者进行呼吸，病情严重者则需进行辅助呼吸或控制呼吸，同时使用纳洛酮。呼吸抑制是硬膜外镇痛令人担心的并发症之一，对此类患者应建立护理常规，对年龄较大(＞60 岁)、镇痛药用量大及全身情况较差(尤其有肺功能减退和肝、肾功能障碍)的患者，应特别警惕呼吸抑制的发生。②尿潴留，多见于男性，多发生于镇痛治疗后的 24～48h。临床表现为患者排尿困难、下腹部胀满。尿潴留的处理包括留置导尿，根据医嘱静脉注射纳洛酮等。③恶心、呕吐：常出现于给药后 4～6h，可用甲氧氯普胺、东莨菪碱等治疗，恶心有时与体位有关，保持静止不动可减轻恶心。④便秘：镇痛药物会减慢胃肠蠕动，造成患者便秘，对于使用镇痛药物的患者应常规使用通便药。⑤皮肤瘙痒：发生率较高，尤其当阿片类镇痛药用量增大时，其发生率更高，症状随时间推移而逐渐减轻。确诊为与镇痛药过敏有关的皮肤瘙痒后进行对症处理。⑥直立性低血压：造成术后直立性低血压的因素是多方面的，如麻醉的影响、有效循环血量不足、心功能下降、术后长时间卧床等，采用硬膜外镇痛会增加其发生率。临床上对这类患者应查明原因，进行针对性处理。⑦过度镇静：硬膜外腔使用麻醉性镇痛药后还需定时进行镇静评分，第一个 4h 应每小时监测 1 次，然后每 2 小时监测 1 次，连续 8h，以后只要继续硬膜外给药，就每 4 小时监测 1 次镇静程度。临床可采用镇静程度评分标准，2～3 分为镇静药物剂量较为适宜的状态。镇痛治疗期间应及时根据评分结果调整镇痛药剂量。⑧硬膜外感染：与硬膜外导管有关的感染并不常见，要注意置管操作的严格无菌，术后留管期间，每日查看置管局部并保持无菌，更换针眼处敷料，每天 1 次，一旦疑有感染时立即终止硬膜外镇痛，必要时采取相应的对症处理。

(6)避免护理操作增加患者疼痛程度。术后患者主诉切口疼痛，它往往与咳嗽、深呼吸、上下床和体位改变等活动关系密切，其中咳嗽和身体移动时影响最大。

护理人员应做好以下几点：①演示具体的咳嗽方法；②解释咳嗽后疼痛的发生机制，使患者对疼痛有思想准备；③患者进行咳嗽、深呼吸训练时陪伴左右，使患者增强信心。咳嗽时可用毛巾、枕头或用手按压切口，在一定程度上缓解咳嗽引起的疼痛。

3. 健康教育　疼痛的主观性和多因素性决定在疼痛管理中必须有患者自身的参与，因此应加强疼痛健康教育，使患者主动参与并配合治疗和护理。

(1)向患者讲述疼痛对机体可能产生的不利影响。

(2)术前评估患者及家属对疼痛相关知识的了解程度，了解既往疼痛史和预期疼痛处理应达到的目标。

(3)告知患者大部分术后疼痛可以缓解,并且有多种方法可供选择,患者有权享受术后无痛经历。

(4)向患者或家属告知镇痛药物的作用、效果和不良反应等,解除用药疑虑。

(5)向患者说明何时表达及如何表达疼痛,并说明这些主诉将成为疼痛治疗的依据。

(6)向患者介绍自我解痛方法,在镇痛药治疗的同时辅助使用其他方法缓解疼痛,如使用放松、想象、冷敷和热疗等方法。

(7)向接受 PCA 治疗的患者讲述给药的方式和时机,患者应在感觉疼痛开始时自行给药,注入下一剂量药,以达到良好的镇痛效果。

(8)劝告患者及时向护理人员叙述心中的疑虑和担忧,避免因过分担心疾病的康复导致高度焦虑,从而降低耐受性,加重疼痛。

第七节　慢性疼痛管理

慢性疼痛是指持续 3 个月以上的疼痛,也有人把慢性疼痛比喻为一种不死的癌症。

癌症患者最常见和最难忍受的症状之一是疼痛。据统计,全世界有癌症患者约 1400 万,每年新发生的癌症患者约 700 万,其中 30%～60%的癌症患者伴有不同程度的疼痛,这种疼痛为慢性疼痛。下面以癌痛为例介绍慢性疼痛管理。

一、癌痛的原因

1. 肿瘤直接侵犯引起疼痛,占 70%～80%。
2. 与肿瘤相关的疼痛,约占 10%,如肿瘤副综合征等。
3. 手术治疗、化学疗法和放射疗法等治疗和检查引起的疼痛,占 10%～20%。
4. 与肿瘤及治疗无关的疼痛,约占 10%,如关节炎、风湿性关节炎、痛风等。

二、癌痛的特点

癌痛在癌症早期往往缺乏特异性,大多出现在癌症的中、晚期。如胃癌早期只有轻度的非特异性消化不良症状,随着病情发展,可出现上腹钝痛。当病变穿透浆膜,侵犯胰腺,向腹膜后淋巴结转移时,则疼痛持续加重,并可向腰背部放射。当癌症转移至不同的部位可引起不同的疼痛。如消化道肿瘤大多有肝转移,除了原发肿瘤疼痛,还可出现肝痛;癌症骨转移时,则具有多发性,如前列腺癌常转移到骨盆、腰椎,肺癌则常转移到多处肋骨，这些转移部位都可有不同程度的疼痛。

三、治疗必要性

对于癌症不能根治的患者，姑息治疗（palliative care）是一种积极而全面的治疗。它既不促使也不延迟患者死亡，使患者坚定生活信念并把死亡看作一个正常过程；它设法解除疼痛及其他令人难以忍受的症状，从心理、精神两个方面关心患者，帮助其在临终前尽可能积极生活。其最终目的并不是一味延长生命，而是注重生活质量的提高。

四、癌痛常用镇痛方法

（一）药物镇痛治疗

药物治疗是控制癌痛的主要手段。

1.“三阶梯”癌痛治疗方法　WHO“三阶梯”癌痛治疗方案是一个在国际上被广泛认同的药物治疗方案。所谓“三阶梯”疗法，是指根据轻、中、重度不同程度的疼痛，单独和（或）联合应用一阶梯（以阿司匹林为代表的非甾体类药物）、二阶梯（以可待因代表的弱阿片类药物）、三阶梯（以吗啡为代表的强阿片类药物），配合其他必要的辅助药来处理癌性疼痛。这套方法的基础是使用镇痛的阶梯概念，具有方法简单、用药量合理、价格不高、药效良好等特点。

2. 镇痛药物的常见给药途径

（1）口服给药：口服是阿片类药物给药的首选途径。口服具有给药方便、疗效肯定、价格便宜、安全性好等优点。对于吞咽片剂有困难时，可经舌下给药。

（2）直肠给药：适用于禁食、不能吞咽、恶心和呕吐严重的患者，直肠肛门有损伤的患者不能经直肠给药。

（3）经皮肤给药：芬太尼透皮贴剂是目前唯一通过透皮吸收的强阿片类药物，有普通型和骨架型 2 种剂型，适用于慢性中度或重度疼痛，不适于急性疼痛和爆发痛的患者。当使用第一剂时，由于皮肤吸收较慢，在 6～12h 或以后血清中可测到芬太尼的有效浓度，12～24h 达到相对稳态。一旦达到峰值，则可维持 72h。去除贴剂后，血清药物浓度逐渐下降，持续 72h 释放药物。

芬太尼透皮贴剂的不良反应、禁忌证及注意事项同芬太尼注射用药，其他注意事项：①贴后出现局部瘙痒、麻木感或皮疹，去除贴剂后很快消失；②出现严重不良反应需要停药时，应及时去除贴剂，拮抗药可用纳洛酮，并进行较长时间的病情观察。

（4）舌下含服给药：目前舌下含服片的品种不多，一般多用于爆发痛的临时处理。

(5)肌内注射法:肌内注射后药物吸收十分迅速,但长期进行肌内注射治疗疼痛,存在血药浓度波动大,加快阿片类药物耐药性,镇痛效果、维持时间等不稳定。目前多用于急性疼痛时的临时给药和癌症患者的爆发痛时给药,不推荐用于长期癌痛治疗。

(6)静脉给药法:静脉注射是最迅速、有效和精确的给药方式,血浆药物浓度迅速达到峰值,用药后即刻产生镇痛作用,但过高的血浆药物浓度可能会引起不良反应。目前国内外多采用中心静脉插管或预埋硅胶注药泵,便于连续小剂量给药,减少不良反应的发生。

(7)皮下注射给药法:可不经过肠道,无药物的首关效应,摄入时间较口服用药方式明显缩短,镇痛作用产生快。主要用于胃肠道功能障碍、顽固性恶心呕吐患者,严重衰竭需要迅速控制疼痛的临终患者。

3. 辅助用药　可用于癌痛“三阶梯”治疗的任何一个阶段。它还可针对特殊疼痛产生独特的效果,但该类药物除皮质类固醇外起效均晚,一般2周后生效。

(1)皮质类固醇:代表药物是地塞米松。改善心情,抗炎活性,镇痛,增加食欲,减轻脑、脊髓的水肿,对臂丛、腰骶丛疼痛与阿片类合用效果良好。对肝转移及内脏转移的牵拉痛,头颈部、腹部、盆腔肿瘤的浸润性酸痛及脉管阻塞的胀痛亦有效。与非甾体类抗炎药合用要注意不良反应的叠加问题。

(2)抗惊厥药:代表药物是卡马西平。对神经损伤致撕裂痛及烧灼痛有效,如臂丛疼痛、骶丛疼痛、带状疱疹引起的疼痛,化疗药外溢所致疼痛。

(3)抗抑郁药:代表药物为多塞平、氟西汀(百忧解)。增加阿片类药物的镇痛效果或直接镇痛作用,对神经痛特别是持续的灼痛更有效。改善心情对神经源性疼痛效果佳。

(4)谷氨酸离子型受体拮抗药(NMDA受体拮抗药):代表药物为右美沙芬。NMDA受体同疼痛的传递与调节有密切关系。长时间的持续刺激使脊髓中的NMDA受体被激活,活化的NMDA受体致使脊髓背角细胞敏化,对所有传入的刺激有较大的应答,并产生持续的疼痛,降低对吗啡镇痛药的敏感性。NMDA受体拮抗药阻断其过程,抑制中枢细胞敏化,从而提高吗啡的疗效,对难治性神经性疼痛也有效。

4. 阿片类药物剂量滴定原则和减量原则

(1)TIME原则:阿片类药物剂量滴定采用TIME原则,具体步骤如下。①确定初始剂量(titrate,T)。绝大多数癌痛患者初次使用吗啡剂量为30～60mg,根据具体情况调节。速效吗啡给药方法为每4小时1次,每次5～10mg,建议用药时间为每日6:00、10:00、14:00、18:00、22:00。为了避免夜间用药不便,以及能够达到持续控制疼痛的效果,建议将末次用药增量50%～100%。吗啡控释制剂常规为每12小时给药1

次,每次 10～30mg。②增加每日剂量(increase,I)。临床试验显示,相当一部分癌痛患者需通过调整初始剂量方能达到满意的镇痛效果。若不能达到理想疗效,应根据需要每 24 小时调整 1 次。部分患者甚至需数天的调整才能达到稳定剂量。初始增加幅度可为前次剂量的 50%～100%,之后应该为 25%～33%。③处理爆发痛(manage,M)。爆发痛出现时应使用速效吗啡来处理,剂量为前次用量的 25%～33%。④提高单次用药剂量(elevate,E)。当患者疼痛控制不理想时,次日应提高每日用药剂量,将前 24h 基础用药量加上处理爆发痛所用的剂量,分布到后 24h 的每次给药中去。通常,通过增加每次给药剂量而非给药频率来实现,尤其是控缓释制剂。

阿片类镇痛药物剂量的调整没有极限,遵从循序渐进的原则下,只要镇痛效果大于不良反应,就可以加量。在疼痛评分的指导下,以 10 为最高分,若接受治疗后疼痛程度仍＞7 分,则可增加原剂量的 50%～100%;治疗后评分 5～6 分,则增量 25%～50%;治疗后评分＜4 分但仍有疼痛,则增量 25%。

(2)减量原则:对于长期、大剂量应用阿片类镇痛药的患者,应实施逐渐减量,最终停药,警惕突然停药所致的戒断症状。初始前 2d 内减量 25%～50%,此后每 2 天减量 25%,当日用量减至 30～60mg/d 时即可停药。减量时注意观察患者疼痛症状,若评分＞3～4 分,出现戒断症状或有腹泻等激惹征时,应放缓减量。

5. 药物镇痛的护理

(1)掌握疼痛评估原则:①耐心倾听并相信患者主诉;②仔细评估疼痛。通过病史、体检、相关检查来了解肿瘤的诊治及发展过程,疼痛的性质、程度、疼痛对患者生活质量的影响等;③注意患者的精神状态,分析有关心理社会因素,这有助于做出相应的支持治疗和护理。

(2)掌握 WHO“三阶梯”癌痛药物治疗的知识,包括药物的种类、剂量、给药途径和给药时间、药物的不良反应等,并把相关知识传授给患者及其家属。

(3)正确用药:吗啡控释片(美施康定)等糖衣片服用时勿切开或咬碎;经皮给药如芬太尼贴剂普通型不可将其剪开使用。粘贴时注意选择前胸部、背部。这些部位平坦、无毛、干净、无关节活动。粘贴前先用清水清洁皮肤,待皮肤干燥后,立即启封贴膜将其平整、牢固粘贴于皮肤上,轻压 30s,贴膜无皱褶、无气泡,更换下一贴时应另换部位。准备使用其他镇痛药时,应逐渐增加替代药物剂量。发热时皮肤温度升高,会使药物的吸收增加,应注意药物过量的发生。

(4)纠正患者惧怕阿片类药物产生依赖的错误观念:多年来临床经验表明,应用阿片类药物治疗癌痛产生药物依赖性的发生率＜1%。

(5)阿片类药物常见不良反应的护理:常见不良反应如便秘、恶心、呕吐、呼吸抑制和尿潴留等，应对症护理。

(二)化疗镇痛

化疗镇痛是控制癌痛的主要手段之一，它从病因上消除癌症所致的疼痛。如果肿瘤对化疗敏感，则疼痛常会随着化疗的进行而减轻或消失。

1. 适应证　①对化疗敏感的恶性肿瘤，如恶性淋巴瘤、小细胞肺癌、卵巢癌等患者；②手术治疗或放疗后复发或未控制者；③全身广泛转移者。

2. 给药方法　静脉途径，动脉灌注，腹腔、胸腔给药等。

3. 护理

(1)化疗前宣教：向患者说明可能出现的毒性作用及防治措施，消除恐惧心理。

(2)饮食护理：化疗患者常有恶心、呕吐、食欲减退、腹泻等胃肠道反应，化疗期间应给予清淡、易消化饮食，既往化疗有严重呕吐史的患者化疗当日少进食。

(3)合理选择静脉：防治静脉炎、药物外漏。发疱剂渗漏后局部组织可引起严重坏死，滴注发疱剂时应选择前臂静脉，避开手背和关节部位，以防药物外渗后引起肌腱挛缩和神经功能障碍。一旦外渗，应立即用普鲁卡因、地塞米松等局部封闭、冷敷，并外敷金黄散、硫酸镁或氢化可的松等。

(4)密切观察血常规变化：化疗可引起骨髓抑制，通常最先出现白细胞计数减少，遵医嘱应用升白细胞药，如粒细胞-单核细胞集落刺激因子或粒细胞集落刺激因子。若白细胞$<1.0\times10^9/L$，应让患者住隔离病房或加强病房消毒，减少探视，密切观察体温变化。

(5)观察一些化疗药物的特殊毒性作用：蒽环类药物具有心脏毒性，博来霉素具有肺毒性，大剂量环磷酰胺可引起出血性膀胱炎，长春碱类、草酸铂等有外周神经系统毒性。

(三)放射治疗镇痛

对于大多数恶性肿瘤患者，放射治疗可以阻止肿瘤的局部生长，使肿瘤缩小，减轻对周围组织的压力，以达到镇痛目的。

1. 适应证　对放射治疗敏感的肿瘤患者。如姑息性放射治疗骨转移癌引起的疼痛效果最好，对癌浸润或压迫神经引起的头颈痛、腰背痛也有一定疗效。

2. 禁忌证　广泛转移、全身疼痛者不宜应用。

3. 放射治疗方法　局部体外照射、短距离后装照射和全身放射性核素内照射。

4. 护理

(1)心理护理：护理人员在治疗前耐心向患者及其家属介绍放射治疗相关知识，使患者积极配合治疗。放射治疗出现反应后，也要鼓励患者坚持做完治疗。

(2)饮食护理：宜选用高热量、高蛋白质、高维生素、低脂肪、易消化清淡食物，忌辛辣刺激性食物，戒烟酒，鼓励多饮水，每日3000ml，以增加尿量，促进放射治疗破裂死亡的肿瘤细胞所释放出的毒素排出体外，减轻全身的放射治疗反应。

(3)密切观察血常规变化：放射治疗期间一般每2周检查血常规1次，照射扁骨或腹腔时每周至少检查1次，射野面积大的患者每周检查血常规2次。若白细胞下降至$3\times10^9/L$，暂停放射治疗并给予升白细胞药物支持，如口服利血生、鲨肝醇、维生素B_6等，皮下注射升白细胞药物等；若白细胞$<1.0\times10^9/L$应采取保护性隔离措施。

(4)照射野皮肤护理：保持照射野皮肤清洁、干燥，尽可能暴露，保持照射野标记清晰、完整，避免照射野皮肤受机械物质刺激，禁贴胶布或涂刺激性药物，勿用肥皂擦洗，避免阳光照射，禁用热水袋，忌搔抓或剥皮。如出现湿性脱皮，局部涂甲紫、贝复剂。

(5)一般准备：进放射治疗室不能带入金属物品如手表、钢笔等，头颈部放射治疗前应去除金属义齿，并鼓励患者每日多饮水，做张口练习。

(四)神经破坏疗法

神经破坏疗法适用于固定区域的疼痛，经多种镇痛治疗效果不佳者。操作应由有经验的麻醉医师进行。方法是将纯乙醇或碳酸注射到支配疼痛区域感觉的脊神经后根处，使神经失去传导感觉的功能，镇痛效果确实。但是，被封闭神经支配区域的所有感觉均消失，而且可以引起该区域的肌肉瘫痪。

(五)椎管内或脑室内置管镇痛法

椎管内或脑室内置管镇痛法适用于各种非手术治疗无效的顽固性疼痛。目前常用的方法有硬膜外、鞘内或脑室内放置导管，可注入吗啡、激素、维生素B_{12}和氟哌利多合剂控制癌痛，可取得快速镇痛和长期控制癌痛的效果。

护理要点：①将硬膜外导管用透明贴膜妥善固定在体侧，防止脱落、折曲；②准确使用吗啡剂量，观察有无不良反应；③皮下埋药泵者，局部皮肤减少摩擦；④定时更换敷料，在导管与皮肤接触部敷以抗生素软膏，预防腔内感染。

(六)其他镇痛治疗方法

1. 心理治疗　癌症患者患病后会有不同程度的心理障碍，这些可影响癌痛的感觉，应积极采取措施，让患者调整到良好的心理状态去克服癌痛。通过关爱患者，使他们建立治疗信心；通过转移注意力、放松活动和意念训练，调整他们的情绪和行为；通过对患者进行疼痛及其治疗知识的宣教，纠正患者对癌痛治疗的错误认识。

2. 气功疗法　气功的特点是使意(神志)、身(姿势)与气(呼吸)相结合，达到疏通经络、调和气血、安定心神的目的，从而起到缓解疼痛的作用。

3. 物理疗法

(1)热敷：热疗可促进血供，使肌肉松弛，减轻疼痛、紧张和焦虑。热敷时注意避免烫伤,放疗区域禁忌热敷,肿瘤病变区域不宜用透热治疗或超声波理疗。

(2)冷敷:可减轻炎症,延缓神经传导速度,使冷的感觉居于支配地位而减轻疼痛。与热敷相比较,冷敷镇痛作用持续的时间较长。冷敷不宜用于外周血管性病变区域或放射治疗损伤区域。

4. 手术镇痛法　脊髓前侧柱切断术,以解除药物治疗无效的单侧下肢痛。选择性神经切断或刺激术,此方法虽有效但很难维持数月,并有一定的危险性。

第八节　危重患者的镇痛镇静管理

一、ICU 患者的镇静镇痛管理

(一)ICU 患者镇痛镇静治疗的意义

ICU 患者病情危重,处于生理和心理的双重应激状态。调查表明,离开 ICU 的患者中,约有 50%的患者对其在 ICU 中的经历保留有痛苦的记忆,而 70%以上的患者在 ICU 期间存在着焦虑与激惹。

美国《危重医学学会镇静镇痛指南》和中国重症医学会 2006 年最新指南中指出,ICU 镇静、镇痛治疗的指征主要包括以下 5 项:①疼痛;②焦虑;③躁动;④谵妄;⑤睡眠障碍。

ICU 患者镇静、镇痛的目的和意义在于:①消除或减轻患者的疼痛及躯体不适感,减少不良刺激及交感神经系统的过度兴奋;②帮助和改善患者睡眠,诱导遗忘,减少或消除患者在 ICU 治疗期间的痛苦记忆;③减轻或消除患者焦虑、激惹甚至谵妄,防止患者的无意识行为干扰治疗,保护患者的生命安全;④降低患者的代谢速率,减少其氧耗;⑤对非常危重的患者,诱导并维持一种低代谢的“休眠”状态,尽可能地减少各种炎性介质的产生和释放,减轻细胞与器官损伤。

镇痛和镇静治疗中,镇痛是基础,镇静是在镇痛基础上帮助患者克服焦虑,增加睡眠和遗忘的进一步治疗。治疗之前应尽量明确患者产生疼痛及焦虑、激惹等症状的原因,尽可能采用各种非药物手段,祛除或减轻一切可能的影响因素。

(二)常用的镇静镇痛药物

1. 镇痛治疗

(1)阿片类镇痛药:根据患者特点、药理学特性及不良反应选择药物。芬太尼具有强效镇痛效应,静脉注射后起效快,作用时间短,对循环的抑制较吗啡轻,但重复用药后可导致明显的蓄积和延时效应。瑞芬太尼在 ICU 可用于短时间镇痛,多采用持续输注。舒芬太尼的镇痛作用为芬太尼的 5～10 倍，作用持续时间为芬太尼的 2 倍。

(2)非阿片类镇痛药：主要是非甾体抗炎药，用于治疗轻度至中度疼痛，缓解长期卧床引起的轻度疼痛和不适，和阿片类联合使用时有协同作用，可减少阿片类药物的用量。

(3)局部麻醉药物：常用药物为丁哌卡因和罗哌卡因，主要用于术后硬膜外镇痛，其优点是药物剂量小、镇痛时间长及镇痛效果好。

2. 镇静治疗　理想的镇静药应具备以下特点：①起效快，剂量-效应可预测；②半衰期短，无蓄积；③对呼吸、循环抑制最小；④代谢方式不依赖肝功能和肾功能；⑤抗焦虑与遗忘作用同样可预测；⑥停药后能迅速恢复；⑦价格低廉等。但目前尚无药物能符合以上所有要求。目前 ICU 常用镇静药为苯二氮䓬类药物和丙泊酚。

(1)苯二氮䓬类药物：苯二氮䓬类药物是较理想的镇静、催眠药物。本身无镇痛作用，但与阿片类镇痛药有协同作用，可明显减少阿片类药物的用量。ICU 常用苯二氮䓬类药物为咪达唑仑、劳拉西泮和地西泮。

咪达唑仑作用强度是地西泮的 2～3 倍，起效快，持续时间短，清醒相对较快，适用于治疗急性躁动患者。但注射过快或剂量过大时可引起呼吸抑制、血压下降，持续缓慢静脉注射可有效减少其不良反应。

劳拉西泮是 ICU 患者长期镇静（＞3d）治疗的首选药物。由于其起效较慢，半衰期长，故不适于治疗急性躁动患者。

地西泮具有抗焦虑和抗惊厥作用，作用与剂量相关，依给药途径而异。地西泮单次给药有起效快、苏醒快的特点，可用于急性躁动患者的治疗，但反复用药可致蓄积而使镇静作用延长。

(2)丙泊酚：丙泊酚是一种广泛使用的静脉镇静药物，特点是起效快、作用时间短，撤药后迅速清醒，且镇静深度呈剂量依赖性，容易控制，亦可产生遗忘作用和抗惊厥作用，适合于短期镇静（≤3d）。临床多采用持续缓慢静脉滴注方式。因乳化脂肪易被污染，故配制和静脉滴注时应注意无菌操作，单次药物输注时间不宜超过 12h。

(3)α_2 受体激动药：α_2 受体激动药有很强的镇静、抗焦虑作用，且同时具有镇痛作用，可减少阿片类药物的用量。右美托咪定由于其 α_2 受体的高选择性，是目前唯一兼具良好镇静与镇痛作用的药物。半衰期较短，可单独应用，也可与阿片类或苯二氮䓬类药物合用。

(三)效果评估

相对于全身麻醉患者的镇静与镇痛，对 ICU 患者的镇静、镇痛治疗更加强调“适度”，“过度”与“不足”都可能给患者带来损害。

1. 镇静效果评估

(1)Ramsay 评分:评分标准分为 6 级。Ⅰ级,患者焦虑、烦躁不安;Ⅱ级,安静合作,定向准确;Ⅲ级,嗜睡,仅对指令有反应;Ⅳ级,入睡,轻叩眉间反应敏捷;Ⅴ级,入睡,轻叩眉间反应迟钝;Ⅵ级,深睡,对刺激无反应。此方法临床应用最为广泛,但缺乏特征性的指标来判断。

(2)SAS 评分:根据患者 7 项不同的行为对其意识和躁动程度进行评分,在成年危重患者被证明是可靠、有效的评分系统。

(3)MAAS 评分法:自 SAS 演化而来,分为 7 级,即①危险躁动;②躁动;③烦躁但能配合;④安静配合;⑤触摸、叫姓名有反应;⑥仅对恶性刺激有反应;⑦无反应。

(4)脑电双频指数(BIS):BIS 评分为 0～100,代表大脑的活动程度。一般情况下,BIS 评分在 80～100 分代表清醒状态,60～79 分为镇静状态,40～59 分为轻度催眠状态,<40 分表现为深度催眠和各种意识不清的麻醉状态。

2. 镇痛效果评估　疼痛评估的方法有多种,如视觉模拟法(VAS)、数字评分法(NRS)、长海痛尺、面部表情评分法、Prince-Henry 评分法、五指法等。当患者不能主观表达疼痛强度时,患者的疼痛相关行为与生理指标的变化也可反映疼痛的程度,需定时、仔细观察来判断。但是,这些非特异性的指标容易被曲解或受观察者的主观影响。

(四)治疗原则

根据美国《危重患者持续镇静镇痛临床实践指南》建议,ICU 镇静、镇痛按以下原则进行。

根据镇静目的将 ICU 镇静分为两类。①治疗性镇静:如控制癫痫或惊厥状态,解除破伤风肌强直,降低颅内压;②舒适性镇静:如缓解患者焦虑不安、激惹烦躁、疼痛不适情绪,提高机械通气患者的顺应性。

从解除患者疼痛角度,将 ICU 镇痛分为 3 类:①控制通气的患者,采用吗啡静脉或硬膜外给药镇痛;②辅助通气或脱机患者,采用曲马朵、氯胺酮镇痛;③术后自主呼吸患者,采用曲马朵、非甾体类镇痛药。

ICU 镇静、镇痛治疗的主要目的是使患者处于睡眠状态而易于唤醒,提高医护依从性,减少不良反应。因此,镇静治疗的药物选择和给药方式也应以此为目标。镇静药的给药应以持续静脉滴注为主,首先应给予负荷剂量,以尽快达到镇静目标。经肠道、肌内注射则多用于辅助改善患者睡眠。间断静脉注射一般用于负荷剂量的给予,以及短时间镇静且无须频繁用药的患者。

1. 注重个体反应的差异性　危重患者对镇静镇痛药物的反应有很大的个体差

异，要达到希望镇痛、镇静目标，治疗策略的程序化和个体化很重要，应根据药物的起效时间、不良反应、半衰期、患者情况及以往临床使用的证据来选择药物。

2. 镇静、镇痛的安全性问题　ICU患者病情危重，实施镇静、镇痛治疗时，应密切观察药物不良反应，防止并发症发生，如心动过缓、低血压、呼吸抑制和过敏反应等。

(五)护理

1. 正确评估镇静、镇痛效果，严密监测病情变化　在应用镇静、镇痛药物的最初1h内要每10分钟观察1次患者的用药效果，给药期间应每30分钟评估1次患者的镇静、镇痛程度。

2. 执行每日唤醒计划　对于需连续数日进行镇静处理的患者，临床通过执行每日唤醒计划，每24小时降低镇静水平1次。每日唤醒计划是指每日暂时停止镇静药物输注，直至患者清醒，并能正确回答至少3～4个简单问题，或患者逐渐表现不适或躁动。清醒评估后重新开始以原剂量半量泵入，逐渐调整剂量，至满意镇静状态。每日唤醒计划有助于观察患者神志、执行胸部体疗，但在执行每日唤醒计划时应注意患者安全，防止脱管事件等发生。

3. 保持环境安静，减少应激因素　镇静状态下保持清醒的患者，仍然对光亮和噪声较为敏感，引起患者烦躁或睡眠障碍，增加镇静药物需要量。因此，应保持环境安静，光线柔和，集中进行各项护理操作，合理设置呼吸机、监护仪报警范围，正确放置身体留置管道，排除不良刺激因素，如输液外渗、膀胱充盈、疼痛等。

4. 做好基础护理　镇静、镇痛治疗后，患者睡眠多、活动少，因此应加强基础护理。保持床单位的清洁、平整、干燥，每2小时翻身1次，防止皮肤压力性损伤；协助患者床上运动，增加肌力，促进血液循环，改善肺通气，降低肺部并发症和深静脉血栓发生；保持口腔清洁，防止窒息和吸入性肺炎。

5. 心理护理　执行镇静、镇痛治疗前，向患者做好解释工作，取得配合。对于部分因气管插管或切开等原因不能进行语言交流的患者，护理人员可通过患者的表情、手势、口形来判断患者要表达的意图，满足患者需求。

二、临终患者的疼痛管理

(一)相关概念

1. 临终关怀(hospice care)　是指对临终患者及其家属提供姑息性和支持性医护措施，不以治愈为目的，重点是关注患者的生活质量。又名“安宁照顾”“舒缓疗护”“终末期护理”。临终关怀临床上通常将预计生存期＜6个月的阶段称为临终阶段。

2. 姑息护理(palliative care)　WHO将“姑息照护”定义为对那些患有无法治愈

疾病的患者提供的积极的整体护理，从疾病诊断开始，将疾病治疗与姑息照护相结合，通过预防、评估和有效控制疼痛及其他躯体症状，处理患者心理、社会、精神和宗教方面的系列问题，给予患者和家属支持，最大可能地提高患者及其家属的生活质量。

3. 善终(good death)　是指患者和家属没有痛苦，基本符合患者和家属的意愿，尽量与临床、文化、伦理标准一致。善终是一个高个体化的、随时间改变的、与个人认知和经历相关的概念，但是对于善终的内涵构成可以基本达成一致。确定善终的概念，有利于制定临终关怀的目标，开展死亡教育，并对建立临终关怀机构的质量评价标准具有重要的作用。

(二)服务对象和形式

1. 服务对象　临终关怀的服务对象主要是癌症患者，其次是无生物学前景的恶性重大疾病的患者。目前主要关注的慢性非癌性疾病包括心力衰竭、慢性阻塞性肺气肿、肝衰竭、慢性肾衰竭，卒中、多发性硬化、帕金森病、痴呆等神经系统疾病，晚期艾滋病、晚期糖尿病等。

2. 服务形式　有独立的临终关怀医院、医院内专设的临终关怀病房、居家服务、日间病房、门诊服务、医院内的支持服务等。

(三)临终关怀工作人员和医疗政策

1. 工作人员　临终关怀工作需要多学科协作完成，主要涉及人员有：①医师、护士；②物理治疗师、职业治疗师、辅助治疗师和按摩师等；③社会工作者、牧师等；④志愿者，而家属也作为工作团队的重要一员，影响着患者的照顾水平。

2. 医疗政策　WHO分别向发达国家和发展中国家推荐了癌症患者医疗资源分配方案，与发达国家相比，作为发展中国家，癌症患者的医疗卫生资源的2/3应用于疼痛缓解与临终关怀。

(四)临终关怀的服务宗旨

临终关怀主要从生理学、心理学和生命伦理学的角度对患者及家属进行照护。

1. 生理学角度的临终关怀　包括了解和满足患者基本生理需求，及时解除病痛、控制疾病症状等，尽最大可能使患者处于舒适状态。

2. 心理学角度的临终关怀　包括了解和理解患者及其家属心理需要并予以心理支持，用各种确实有效的办法使患者正视现实，摆脱恐惧。

3. 生命伦理学角度的临终关怀　侧重于指导医护人员及临终患者认识生命价值及其弥留之际生存的社会意义，使患者在临终阶段活得有意义、有价值、有尊严、安详、舒适、无牵挂。另外，通过开展哀伤辅导服务，对亲友予以慰藉、关怀和帮助，使亲友从悲痛中及时解脱出来。

(五)临终护理

由于临终阶段的治疗原则已由治愈为主的治疗转变为对症治疗为主,临终阶段的医疗重点也就从治疗转变到关怀,护理重点从关注患者的疾病转变到关注患者的痛苦。

1. 护理要求　主要有:①理解临终患者心理;②尊重临终患者生活;③保护临终患者权利。例如,允许患者保留自己的生活方式,保护隐私,参与医疗、护理方案的制定,选择死亡方式等权利。

2. 护理内容

(1)症状管理:临终阶段常见症状表现有疲乏、疼痛、食欲缺乏、便秘、呼吸困难、水肿、失眠、恶心、呕吐等。通常患者会存在2种以上的症状,而且症状之间相互影响,相互作用。护理人员应及时询问、观察患者症状,协助医师做好症状管理,缓解患者痛苦。

(2)基础护理:护理人员要具有娴熟的技术和热情的态度,做好基础护理,解除患者躯体上的疼痛,满足其生活需求。

(3)心理护理:库伯勒·罗斯博士临终心理理论认为,当一个人得知自己患了不治之症或疾病发展到晚期面临死亡时,其心理发展过程大致可分为否认、愤怒、协议、抑郁、接受五期,五期界限不很明显,不能孤立看待,要因势利导,综合分析,制定恰当的心理护理措施。

(4)社会支持:主要进行以下内容的社会支持。

1)居住环境:对于临终患者而言,安静、舒适的环境是非常重要的。

2)与家人或朋友的关系:家属的精神痛苦会影响患者的情绪变化,使患者症状加重,因此要协调好患者与家人或朋友的关系,促进家属的心理适应。

3)社会关系:让朋友与照顾者常陪在患者身边;尊重患者需要的个人空间;鼓励患者保持正常的社交活动;帮助患者处理经济问题、子女教育问题,扩大其支持系统。

4)满足患者心愿:评估患者未完成的事情,将患者的愿望降低到能达到的水平,帮助患者完成最后的心愿;患者、家属、护理团队共同讨论治疗照护计划和临终阶段的相关事宜,包括是否放弃抢救、个人意愿、预先安排、书面遗嘱、指定决定权代理人、去世地点的愿望等,尽量协调相互关系,满足患者需要。

(5)死亡教育:通过教育,使更多的人掌握死亡相关知识,为处理自我之死、亲人之死做好心理准备,勇敢地正视生老病死的问题,并将这种认识转化为珍惜生命、珍爱健康的强大动力。认识到人生包括优生、优活、优死三大阶段,以便使人们能客观地面对死亡,有意识地提高人生之旅最后阶段的生命质量。

死亡教育的主要内容包括:①针对临终者的个性特点,逐步帮助临终者接受死亡的事实,理解生与死是人类自然生命历程的必然组成,是不可抗拒的自然规律,从而树立科学、合理、健康的死亡观。②死亡确实有肉体上的痛苦和精神上的焦虑、恐惧,这给自然的生命过程镀上了可怕的阴影。护理人员应经常与患者交谈,让其相信医护人员能使其摆脱临终的痛苦,保证临终阶段的舒适和尊严。③帮助临终者认识弥留之际生存的价值和意义,消除对死亡的恐惧、焦虑等心理现象,坦然面对,并为之做好必要的思想准备,让美好的希望和回忆充满最后阶段的生活。

(6)临终患者家属的关怀:临终关怀服务的对象除了患者以外,还包括患者的家属。护理人员应关注家属的身心变化,进行减轻哀伤辅导,帮助家属建立信心、适应生活,顺利度过丧亲的痛苦阶段。

(六)临终关怀中的疼痛管理

晚期癌症患者的症状中疼痛占85.5%,80%的晚期癌症患者有2种以上的痛苦症状同时出现,且相互影响。

桑得斯在20世纪60年代早期第一次使用“total pain”的概念,全方位疼痛,又名“整体性疼痛”,强调晚期癌症疼痛是多方面因素的结果,包括躯体的、心理的、社会的和精神的因素,并且4个因素间相互作用,因而可以说是复杂性疼痛。

护士在临终疼痛管理中发挥着至关重要的作用,护理内容如下。

1. 详细及全面的疼痛评估　使用痛尺,评估患者的疼痛程度。同时留意患者形容疼痛的情况,从患者的睡眠、表情、行为,甚至于患者的梦境中了解患者的疼痛。护士应耐心倾听患者的主诉,尊重患者的表达并相信患者。

2. 患者和家属的教育　护士要了解患者及其家属对疼痛管理的认识和误区,进行疼痛管理相关知识的宣教。

3. 躯体疼痛的处理　有学者指出,对临终患者来说,所有不必要的药物都可停用,只有镇静、镇痛、解痉药是必要的。美国护理学会指出,只要能控制患者感觉到的痛苦,无论采取什么样的药物,多大的剂量,采取何种给药途径都是可以的。护士应帮助患者选择合适的疼痛控制方式,协调医师、患者及其家属,做到提前预防处理镇痛药物不良反应,要考虑使用疼痛控制的其他方法,特别是一些非药物疗法。

4. 心理性疼痛的缓解　美国一位临终关怀专家认为:“人在临死前精神上的痛苦大于肉体上的痛苦”。临终疼痛患者的心理学症状中,涉及焦虑和抑郁的最多。因此,一定要在控制和减轻患者机体上痛苦的同时,做好临终患者的心理关怀。首先,在处理心理性疼痛时,关键是与患者建立信任关系,如此,才能让临终患者把他真正想说的话说出来,可以让临终患者顺利转化心境,接受生命或好好地面对死亡。其次,要积极倾听患者主诉,这是缓解心理性疼痛的有效措施。最后,在处理心理性疼痛时,要尊重患者的个人意愿,允许患者按照自己的方式做事,很多护理操作也可以依照患者的要求进行。

5. 社会支持　社会性疼痛是与预期或实际的分离或丢失有关的痛苦。临终患者常痛苦地意识到他们将要因死亡而和家属离别,护理人员应采取一些措施避免临终患者与亲友分离。

6. 寻找生命的意义　患者的痛苦往往受整体的感受所影响,心灵上的问题,很多时候都会加重患者对疼痛的感受。因此,作为护士,应陪伴在心灵困苦的患者身边,聆听他们讲述人生经历,帮助他们寻找人生意义,给予安慰和鼓励。

第6章

计划生育妇女的护理

第一节 人工终止妊娠的护理

一、避孕方法与护理

1. 工具避孕 工具避孕是利用工具防止精子和卵子结合或通过改变宫腔内环境达到避孕的目的。目前常用的避孕工具有①阴茎套；②宫内节育器(IUD)：为中国妇女的主要避孕方式，大致可分为两大类，即惰性宫内节育器和活性宫内节育器(带铜宫内节育器和药物缓释宫内节育器)。

(1)宫内节育器放置术

1)适应证：凡育龄妇女无禁忌证且自愿要求放置者。

2)禁忌证：生殖道急、慢性炎症；月经过多、过频，或不规则阴道出血；生殖器官肿瘤、子宫畸形；子宫颈口过松、重度陈旧性子宫颈裂伤或子宫脱垂；严重全身性疾病。

3)放置时间：月经干净后3～7d，产后满3个月、剖宫产术后半年、人工流产术后、哺乳期排除早期妊娠者。

(2)宫内节育器取出术

1)适应证：因不良反应治疗无效或出现并发症者；改用其他避孕措施或绝育者、带器妊娠者、计划再生育者、放置期限已满需更换者、绝经1年者、确诊节育器嵌顿或移位者。

2)取出时间：一般于月经干净后3～7d；出血多者随时取出；带器妊娠者于人工流产时取出。

(3)宫内节育器并发症：感染、节育器嵌顿、节育器异位。

(4)健康指导：放置术后休息3d，取出术后休息1d；1周内避免重体力劳动，2周内禁止性生活及盆浴；放置术后分别于1个月、3个月、6个月及1年到医院复查，以后每年复查1次；不同类型的宫内节育器按规定时间，到期即应取出或更换。

2. 药物避孕

(1)种类:短效口服避孕药、长效口服避孕药、长效避孕针、速效避孕药、缓释系统避孕药、外用避孕药。

(2)原理:抑制排卵,阻碍受精,阻碍着床。

(3)禁忌证:严重心血管疾病;重要器官病变,如急、慢性肝炎或肾炎;血液病或血栓性疾病、内分泌疾病、恶性肿瘤、癌前病变、子宫或乳房肿块患者;哺乳期、产后未满半年或月经未来潮者;精神病生活不能自理者、月经稀少或年龄＞45岁者;年龄＞35岁的吸烟妇女不宜长期服用。

(4)短效口服避孕药的用法与注意事项:自月经第5天开始每晚服1片,连服22d,不能中断;如果漏服,应于12h内补服1片,药物应放在阴凉干燥处。

(5)不良反应与应对措施

1)类早孕反应:恶心、呕吐,甚至乏力、头晕等。

2)服药期出血:服药期间发生不规则阴道少量出血,称突破性出血。若在服药的前半周期出血,可每晚增服炔雌醇0.005～0.015mg。如在服药后半周期出血,可每晚加服避孕药1/2～1片。如出血量多如月经,即应停药,待出血第5天再开始下一周期用药。

3)月经影响:一般服药后月经变规则,经期缩短,经血量减少,痛经减轻或消失。若出现闭经,应停药。

4)其他影响:色素沉着、体重增加。

3. 其他避孕方法　紧急避孕(可采用宫内节育器和避孕药物)、安全期避孕法(排卵前后4～5d为易孕期,其余时间视为安全期)、黄体生成急速释放激素类似物避孕、免疫避孕法。

二、终止妊娠方法及护理

1. 终止妊娠方法　妊娠10周内可行吸宫术,妊娠11～14周可行钳刮术。

(1)吸宫术:利用负压通过吸管,将妊娠组织吸出而终止妊娠的手术。

(2)钳刮术:子宫颈充分扩张后,用卵圆钳夹取妊娠组织,再行刮宫、吸宫的手术。

(3)药物流产:适用于妊娠7周以内者。

(4)依沙吖啶引产:常用于妊娠15～24周者,是目前常用的引产方法。

(5)水囊引产:常用于妊娠15～24周者。

2. 护理　人工流产术后在观察室休息1～2h,注意观察腹痛及阴道出血情况,嘱术者保持外阴清洁,1个月内禁止盆浴、性生活;吸宫术后休息2周,为避免感染,1个月以后再恢复性生活；钳刮术后休息 2～4 周，有腹痛或出血多者随时就诊；指导夫妇双方采取安全有效的避孕措施。引产术后 1 个月到医院随访。

3. 并发症

(1)吸宫术与钳取术并发症：子宫穿孔、人工流产综合征、吸宫不全、漏吸、术中出血、术后感染、栓塞。

(2)药物流产和引产术后并发症：主要是子宫出血和感染。

三、女性绝育方法与护理

1. 经腹输卵管结扎术

(1)适应证：①自愿接受绝育术且无禁忌证；②患有严重的全身性疾病不宜生育者，可行治疗性绝育术。

(2)禁忌证：①各种疾病的急性期；②全身健康情况不良，不能胜任手术者；③腹部皮肤感染或内、外生殖器炎症者；④患严重的神经官能症或缺少决心者；⑤24h 内 2 次体温达 37.5℃或以上者。

(3)护理：①做好术前及术时护理；②术后观察体温、脉搏及有无腹痛等；③保持切口敷料清洁、干燥，以免感染；④术后休息 3～4 周，禁止性生活 1 个月。

(4)术后并发症：出血、血肿、感染、脏器损伤、绝育失败。

2. 经腹腔镜输卵管绝育手术

(1)禁忌证：主要为腹腔粘连、心肺功能不全、膈疝等，其余同输卵管结扎术。

(2)术前晚用肥皂水灌肠，术时取头低仰卧位。

第二节　不孕症妇女的护理

一、不孕症

不孕症是指婚后未避孕、有正常性生活、同居 2 年不曾受孕者。分为原发性不孕和继发性不孕。前者指婚后未避孕而从未妊娠者。后者指曾有过妊娠而后未避孕连续 2 年未孕者。

(一)病因

1. 女性不孕因素

(1)输卵管因素：是导致女方不孕最常见的因素。输卵管粘连、堵塞，子宫内膜异位症等影响运送精子、摄取卵子、把受精卵送进子宫腔。

(2)卵巢因素:无排卵是最严重的一种因素。主要有卵巢病变、下丘脑-垂体-卵巢轴功能紊乱、营养不良、甲状腺功能亢进症、肥胖等。

(3)子宫因素:先天畸形、黏膜下肌瘤、内膜分泌反应不良。

(4)宫颈因素:炎症时不利于精子的穿过。

(5)阴道因素。

2. 男方不孕因素　生殖器畸形、内分泌疾病、性功能障碍等。

3. 男、女双方因素　缺乏性生活的知识、精神因素、免疫因素。

(二)辅助检查

1. 男方检查　①生殖器有无畸形和病变。②精液检查:正常精液量为 2～6ml,pH 为 7.0～7.8,室温 5～30min 液化,精子总数＞8000 万/ml,活动数＞50%。异常精液量为＜1.5ml,精子总数＜2000 万/ml,活动数＜50%,异常精子数＞50%。

2. 女方检查　卵巢功能检查、输卵管功能检查、宫腔镜检查、腹腔镜检查、性交后精子穿透力试验、免疫检查。

(三)治疗要点

针对病因治疗,正确选择的辅助生殖技术。

(四)护理问题

主要有知识缺乏、长期自尊低下、社交孤独等。

(五)护理要点

1. 解释诊断性检查可能引起的不适。

2. 给予心理支持,鼓励夫妻进行交流。与不孕夫妻探讨人工辅助生殖技术并帮助其分析比较。

3. 指导服药:月经周期的正确时间服药;告知药物的作用及不良反应;发生药物的不良反应及时报告;妊娠后立即停药。

4. 教会提高妊娠的技巧:①治疗合并症,保持健康状态;②性交前、性交中、性交后不用阴道润滑剂和阴道灌洗;③性交后抬高臀部并保持 20～30min;④选择排卵期性交,并注意增加性交的次数。

5. 适当提示治疗的结局。

二、辅助生殖技术及护理

1. 人工授精　人工授精指用器械将精液注入宫颈管或宫腔内取代性交使女性妊娠的方法。

(1)适应证

1)丈夫精液人工授精:适用男方患性功能障碍及女方先天或后天生殖道畸形者。

2)供精者精液人工授精:适于丈夫精子质量问题,即①严重的精液减少(<1ml);②低精子计数;③精子活动力低。

3)混合精液人工授精:适于丈夫少精症及精子质量差者。

(2)禁忌证:有全身疾病及传染病者、严重生殖器官发育不全及畸形者、严重宫颈糜烂、输卵管梗阻、无排卵者。

(3)取精前禁欲 5～7d,24h 内禁饮含乙醇饮料。受孕的最佳时间是排卵前后的 3～4d,最好在排卵前和排卵后各注射 1 次精液。

2. 体外受精与胚胎移植　即试管婴儿。体外受精指将卵子放入试管内培养一个阶段与精子受精后,发育成早期胚泡。将胚泡移植到宫腔并着床发育成胎儿的全过程称为胚胎移植,移植后限制活动 3～4d。输卵管堵塞性不孕症是最主要的适应证。主要步骤是:促进与监测卵泡发育→取卵→体外受精→胚胎移植→移植后处理。

3. 配子输卵管内移植　是直接将卵母细胞和洗涤后的精子移植到输卵管壶腹部,受精发生在输卵管内的一种助孕技术。

4. 配子宫腔内移植　是指将卵细胞和洗涤后精子直接移植子宫腔内,从而使妇女受孕的一种助孕技术。

5. 并发症

(1)卵巢过度刺激综合征(OHSS):是一种由于诱发超排卵所引起的医源性并发症。症状发生于注射 hCG 后 7～10d。①轻度,腹胀,卵巢增大直径;②中度,明显下腹胀痛、腹水,少量胸腔积液,双侧卵巢明显增大;③重度,腹胀痛加剧,明显腹水,因腹水而使膈肌上升或胸腔积液致呼吸困难,卵巢直径>12cm。

(2)卵巢反应不足:卵泡发育不良。

(3)多胎妊娠:主要由诱发超排卵引起。多胎妊娠增加母体孕产期并发症,增加围生儿的病死率。

(4)流产和宫外孕:流产率较高。

6. 护理措施

(1)遵医嘱采取治疗措施,多胎妊娠者早期进行选择性胚胎减灭术。用药过程中观察病情变化,中、重度 OHSS 住院患者每 4 小时测量生命体征 1 次,记录出入量,每天测体重和腹围。识别继发于 OHSS 的卵巢破裂或蒂扭转、肝功能损害、肾功能损害甚至衰竭、血栓形成、成人呼吸窘迫综合征等严重并发症。

(2)加强多胎妊娠产前检查的监护,提前住院观察,足月后尽早终止妊娠。

(3)积极采取各项预防措施,预防自然流产;合理用药;避免多胎妊娠;充分补充黄体功能;移植前进行胚胎染色体分析。

第三节　妇女保健

1. 妇女保健工作目的及意义　妇女保健工作的目的在于通过积极的普查、预防保健及监护和治疗措施,降低孕产妇及围生儿死亡率,减少患病率和伤残率,控制某些疾病发生及性疾病的传播,从而促进妇女身心健康。妇女保健的意义在于它是我国卫生保健事业重要组成部分,与临床医学、疾病预防控制构成我国医学卫生防病的基本体系,其宗旨是维护和促进妇女身心健康。

2. 妇女保健工作方法　①多部门协作,强调全社会参与和政府职责;②加强三级妇幼保健网的建设,提高专业队伍的业务技能水平;③深入调查研究,制订切实可行的工作计划和防治措施;④广泛开展社会宣传,普及卫生宣教。

3. 妇女病普查普治、劳动保护

(1)妇女病普查普治及劳动保护,健全妇女保健网络,定期对育龄妇女进行妇女常见病及良、恶性肿瘤的普查普治工作,每1～2年普查1次,中、老年妇女以防癌为重点,做到早期发现、早期诊断及早期治疗,提高妇女生命质量。针对普查结果,制定预防措施,降低发病率,提高治愈率,维护妇女健康。

(2)我国根据妇女的生理特点,制定一系列法规,如《女职工劳动保护规定》《女职工生育待遇若干问题的通知》《中华人民共和国妇女权益保障法》《母婴保健法》等确保女职工在劳动中的安全和健康。

第四节　妇产科常用护理技术

1. 会阴擦洗或会阴冲洗

(1)目的:清除会阴部分泌物,保持会阴及肛门部清洁,促进舒适和会阴伤口愈合;防止生殖系统、泌尿系统逆行感染。

(2)适应证:会阴擦洗适用于长期卧床、妇科腹部手术留置导尿管的患者;急性外阴炎;长期阴道出血的患者;会阴、阴道手术后患者;产后会阴有伤口者。

(3)擦洗顺序:第一遍是自上而下、自外向内,初步擦洗会阴部的污垢、分泌物、血迹等。第二遍是自内向外或以伤口为中心向外擦洗,其目的是防止伤口、尿道口、阴道口被污染,擦洗时应注意最后擦洗肛周及肛门。

(4)护理要点:①擦洗动作轻稳柔,擦洗顺序清楚;②在擦洗时应注意观察会阴情况,有异常及时向医师汇报,配合处理;③对留置导尿管的患者,应注意保持导尿管通畅,避免脱落、扭曲和受压;④每擦洗一个患者后护理人员应清洁双手,并注意将伤口感染者安排在最后擦洗,防止交叉感染;⑤擦洗溶液温度应适中,冬天注意保暖;⑥会阴擦洗每日 2 次,大便后应及时擦洗。

2. 阴道灌洗

(1)目的:阴道灌洗有收敛、热疗和消炎作用,促进阴道血液循环,减少阴道分泌物,缓解局部充血,常用以控制和治疗阴道炎症、子宫颈炎。

(2)常用的阴道灌洗液:1∶5000 高锰酸钾溶液、2∶1000 或 5∶1000 碘伏溶液、生理盐水、4%硼酸溶液、2.5%乳酸溶液、2%～4%碳酸氢钠溶液。

(3)操作方法:①行会阴冲洗,嘱患者排空膀胱后取膀胱截石位;②灌洗筒距床沿 60～70cm,排去管内气体,试水温适当备用;③按需配制灌洗液 500～1000ml,先冲洗外阴部,然后分开小阴唇,将灌洗头沿阴道纵侧壁方向插入至阴道穹后部处,边冲洗边在阴道内左右上下移动;④灌洗液即将洗完时(约剩 100ml)拔出灌洗头,再冲洗一下外阴部,然后扶患者坐于便器上,使阴道内残留的液体流出;⑤撤便器,擦干外阴并整理床单位。

(4)护理要点:①灌洗液温度以 41～43℃为宜;②灌洗筒与床沿的距离不超过 70cm;灌洗头插入不可过深,且动作要轻柔;③子宫颈癌患者有活动性出血者禁止灌洗,月经期、产后或人工流产术后宫口未闭、阴道出血者,一般不做阴道灌洗;④必要时可用窥阴器张开阴道,并轻轻旋转。

3. 会阴热敷

(1)目的:热敷可促进血液循环,增强局部白细胞的吞噬作用和组织活力,有助于局限肿胀,刺激局部组织的生长和恢复。

(2)适应证:会阴部水肿、会阴血肿的吸收期,会阴伤口硬结及早期感染。

(3)操作方法:①行会阴冲洗,清洁局部皮肤;②热敷部位涂薄层凡士林,盖上纱布,再敷上热敷溶液的温纱布,外面盖上棉垫;③每 3～5 分钟更换热敷 1 次;④热敷完毕后更换会阴垫。

(4)护理要点:①热敷面积是病损面积的 2 倍;②热敷温度一般为 41～48℃,对休克、虚脱、昏迷及术后感觉不灵敏者尤应警惕;③在热敷过程中,随时评价效果,为患者提供生活护理。

4. 阴道或子宫颈上药

(1)目的:用于阴道炎、子宫颈炎及术后阴道残端炎的治疗。

(2)操作方法:先行阴道冲洗灌洗或坐浴后再上药。上药的方法有局部用药、喷雾器上药、阴道穹后部塞药、子宫颈棉球上药。

(3)护理要点:①应用腐蚀性药物,要注意保护阴道壁及正常的组织;②上非腐蚀性药物时,转动窥阴器,使阴道四壁均能涂布药物;③在经期或有子宫出血者不宜从阴道给药;④用药后禁止性生活;⑤给未婚妇女上药时,可用长棉棍涂抹,棉棍上的棉花需捻紧,顺同一方向转动。

第五节　妇产科诊疗及常见手术患者的护理

一、阴道及子宫颈细胞学检查

生殖器细胞学检查用于筛查早期子宫颈癌,检查胎盘和卵巢功能,有助于对闭经、功能失调性子宫出血、流产及生殖道感染性疾病的诊断。月经期和生殖器急性炎症时禁止进行此项操作。采集标本前2d内禁止性生活、阴道检查、阴道灌洗及用药。取标本的用具必须无菌、干燥。取标本时动作应稳、准、轻,阴道分泌物多时,应先用无菌干棉球轻轻擦拭后再取标本。生殖道细胞学检查阴道涂片的取材部位在阴道上1/3段侧壁。涂片必须均匀,做好标记,用95%乙醇固定并及时送检。

二、子宫颈活体组织检查

子宫颈活体组织检查是确诊子宫颈病变性质的一种临床上常用的方法。子宫颈活组织检查适用于阴道镜检查反复可疑阳性或阳性者;怀疑子宫颈癌或慢性特异性炎症,需进一步明确诊断者;子宫颈脱落细胞涂片巴氏Ⅲ级及Ⅲ级以上者;TBS分类鳞状上皮细胞异常者。妊娠期或月经期及有阴道炎症者不宜做活检。取活检时应在子宫颈外口鳞-柱状上皮交界处或肉眼糜烂较深或特殊病变处取材。对子宫颈局部填塞止血的带尾棉球或纱布,可于术后12h自行取出。嘱患者保持外阴清洁,1个月内禁止性生活及盆浴。

三、诊断性刮宫

诊断性刮宫简称诊刮,其目的是刮取子宫腔内容物做病理检查以协助诊断。适应证:①月经失调;②子宫异常出血或阴道排液,需证实或排除其他疾病;③不孕症;④因宫腔内有组织残留或功能失调性子宫出血长期出血者,刮宫不仅有助于诊断还可以止血。如患有急性阴道炎、子宫颈炎,急性或亚急性盆腔炎时禁止刮宫。区分子宫颈癌和子宫内膜癌时应做分段刮宫。术前要做好输液、输血准备。不孕症患者应在月经前期或月经来潮 12h 内刮宫。出血、子宫穿孔、感染是刮宫的主要并发症。术后保持外阴清洁，2 周内禁止性生活及盆浴。

四、输卵管畅通术

输卵管通畅检查的目的是检查输卵管是否通畅，了解宫腔和输卵管的形态及输卵管阻塞的部位。适用于女性不孕症怀疑输卵管阻塞者；检查和评价输卵管绝育术、输卵管再通术或输卵管成形术的效果；对输卵管黏膜轻度粘连有疏通作用。月经期或阴道不规则出血，内、外生殖器急性炎症，发热，怀疑妊娠或患有严重的全身性疾病时禁止操作。操作时间应在月经干净后 3～7d，术前 3d 禁止性生活。操作前患者排空膀胱。操作中所用的液体温度应接近体温，注意观察患者反应，如有异常应立即处理。术后 2 周禁止性生活及盆浴。

五、阴道穹后部穿刺术

阴道穹后部穿刺术是指在无菌条件下，用穿刺针经阴道穹后部刺入盆腔抽吸直肠子宫陷凹处的积存物进行化验、肉眼观察和病理检查的操作。适用于怀疑腹腔内出血，盆腔积液、积脓及 B 超引导下经后穹窿取卵。术中严密观察患者生命体征变化，穿刺时注意进针的方向和深度，抽出的液体应注明标记并及时送检。术后观察阴道出血情况，嘱患者保持外阴清洁。

六、内镜检查术

妇产科常用的内镜检查有阴道镜检查、宫腔镜检查和腹腔镜检查。①阴道镜检查前 24h 内避免性生活及子宫颈、阴道操作和治疗。②宫腔镜检查应在月经干净后 1 周为宜，主要并发症包括盆腔感染、损伤、出血、大量灌洗导致的过度水化综合征和心脑综合征及术后复发宫腔粘连等。术后保持外阴清洁，2 周内禁止性生活及盆浴。③腹腔镜检查：术前准备同一般的妇科腹部手术，尤其应注意脐部的清洁。常见并发症有腹膜后大血管损伤、腹壁血管损伤、出血、脏器损伤、皮下气肿、气胸、气栓等。

七、会阴切开缝合术

会阴切开有会阴后-侧切开和会阴正中切开。适应证：①子宫收缩乏力，第二产程延长者；②初产妇需要进行胎头吸引、产钳或臀位助产时；③产妇、胎儿异常需要缩短第二产程者；④早产，预防早产儿颅内出血。缝合时应注意对合整齐，松紧适宜，不留无效腔。缝合完毕要常规肛查。术后指导患者健侧卧位，保持外阴清洁，会阴护理，每天2次，注意观察切口有无红肿、渗血及脓性分泌物。如有异常应及时通知医师处理。切口肿胀、疼痛时可用局部理疗，50％硫酸镁湿热敷或95％乙醇湿敷。会阴后-侧切伤口于术后第5天拆线，正中切开术于术后第3天拆线。

八、胎头吸引术和产钳术

胎头吸引术是将胎头吸引器置于胎头上，形成负压吸住胎头，通过牵引协助胎儿娩出的手术。产钳术是利用产钳牵引胎头，协助胎儿娩出的手术。胎头吸引的时间不应超过20min。胎头即将娩出时应解除负压。胎头吸引术助产不应超过2次。术后仔细检查软产道，有裂伤者应立即缝合。新生儿应静卧24h，避免搬动，产后3d内禁止洗头。

九、人工剥离胎盘术

人工剥离胎盘术指胎儿娩出后，术者用手剥离并取出宫腔内胎盘的手术。适用于胎儿娩出后，胎盘未剥离排出或部分剥离引起子宫大量出血者。操作时应做好输液、输血准备，严格执行无菌操作规程，密切观察产妇生命体征变化，操作必须轻柔，认真检查胎盘、胎膜是否完整，尽量一次进入子宫腔，不可多次进出。如有胎盘缺少可用大刮匙轻刮。术后注意观察有无发热、阴道异常分泌物等体征。应用抗生素预防感染。

十、剖宫产术

剖宫产术是经腹壁切开子宫取出胎儿及其附属物的手术。主要术式有子宫下段剖宫产、子宫体剖宫产和腹膜外剖宫产3种。适用于头盆不称、相对头盆不称及产力异常、妊娠合并症及并发症等。死胎及胎儿畸形不应行剖宫产术终止妊娠。术前按腹部手术常规准备并密切注意观察、记录胎心变化，备好新生儿用品和抢救药品及物品。术前禁用呼吸抑制药，防止发生新生儿窒息。术后按腹部手术后常规及产褥期妇女的护理，还应注意产妇子宫收缩和阴道出血情况，鼓励产妇早下床活动。出院后指导产妇保持外阴清洁，做产后保健操，避孕2年，产后42d复查。

第7章 妇产科护理伦理

第一节 基础护理

基础护理是各科护理的共同基础，是护理工作的重要组成部分，也是临床护理质量的重要评估内容。基础护理是临床护理工作中最常用、最具普遍性的基本理论和技术操作，是护理人员必须掌握的基础知识，也是专科护理的发展基础和提高护理质量的重要保证，是在不同科室各种患者的诊治过程中，护理上需要解决的共同问题。要提高基础护理的质量，不仅需要护士娴熟的护理技术，而且需要相应的护理道德来保障。因此，在任何岗位上工作的护理人员，都需要重视自己在基础护理方面的道德修养。

一、基础护理概述

(一)基础护理的含义

凡2个或2个以上专科所需要的护理理论与护理技术，都属于基础护理的内容。主要包括：①提供安全和适合于治疗及康复的环境；②提供基本的个人卫生护理；③保证足够的睡眠，维护合理的营养和正常的排泄；④观察病情的动态变化，监测生命体征及做好各种护理记录；⑤辅助检查和采取标本，执行药物及其他治疗；⑥解除痛苦、避免伤害，给患者以心理护理。

(二)基础护理的特点

基础护理的特点是由它的护理内容和地位所决定的，主要包括以下方面。

1. 经常性与周期性　基础护理的各项工作大多带有经常性和周期性的特点，并用常规或制度的形式固定下来，如患者房间的整理，晨、晚间护理，体温、脉搏、呼吸的测试，药物的领取及药剂的注射，静脉输液及其他治疗的执行，物品的领取、消毒及灭菌，血标本、尿标本、便标本的采留送检，空气的定期细菌培养等，无不按时、按日、按周完成，周而复始地循序运转，表现出经常性和周期性的特点。

2. 连续性与值勤性　基础护理工作昼夜24h连续进行，凭借口头交班、床边交班及交班记录而换班不停岗，时刻不离开患者。基础护理的这种连续性和值勤性旨在对患者进行连续的观察和了解，把握患者病情和心理的动态变化，从而及时、有效性地采取各种护理措施和向医师提供调整诊治计划的信息。

3. 整体性与协调性　基础护理不仅为患者提供便于医疗、休养的环境，而且还要为医师提供诊治所必需的物质条件和技术协助，如医师需用的器械、敷料、仪器设备等一般由护士请领、保管和消毒，医疗计划和医嘱落实也需要护士协助或护士单独进行等。因此，医护是一个整体，并且医护之间、护护之间，甚至护士与其他科室医护人员之间只有互相配合、协调一致才能顺利地完成对患者的诊治、护理任务。所以，基础护理具有整体性和协调性的特点。

4. 科学性与普及性　基础护理的实施是以科学的理论为依据的，如给患者实施生活护理是根据疾病导致的生理变化的特定需求而进行的。它与照顾正常人的生活是根本不同的。患者的睡眠、饮食、排泄、活动以及对病室的温度、光线、安全防护等方面都可能因病种、病情的不同而有相应的需求，护士只有用自己的理论知识，采取针对性的护理措施才能满足患者生理和心理的需要，促进患者的尽快康复，这体现了基础护理的科学性。另外，护士可利用与患者及家属接触较多的机会，宣传普及卫生保健知识，辅导自我护理技能，使患者提高自我护理能力和巩固疗效，这又体现了基础护理的普及性。

5. 艺术性与服务性　南丁格尔曾说过："人是各种各样的，由于社会地位、民族、信仰、生活习惯和文化程度的不同，所得疾病的病情轻重也不同，要使千差万别的人都能达到治疗和康复所需要的最佳身心状态，本身就是一项最精细的艺术"。护理工作的本质是掌握和研究患者的心理，了解患者的需要，给患者无微不至的关怀、体贴、安慰，并以恰当的方式展示自己的人际交往技能、传递自己的爱心和同情心、实施有效的护理技能操作，使患者以最佳的心态接受治疗，达到最佳的治疗效果，这展现出护理工作者精细的护理艺术；基础护理工作的内容平凡琐碎，常常需要直接跟患者接触，在护理患者的过程中，需要护士一切从患者的需要出发，提供全面、周到的优质服务，从人道主义出发，视患者如亲人，热心周到地为患者提供满意的护理服务。

二、基础护理伦理规范

1. 理解专业，乐于奉献　基础护理不但琐碎、繁重，而且具有经常性、连续性和周期性的特点，使护士容易产生厌倦的情绪，从而影响基础护理的质量。因此，护士必须提高对基础护理意义的认识，认识到它是提高医护质量的基础性和广泛性的工作，它虽然平凡,但却是关系到患者生命安危的、有价值的科学性劳动。在提高认识的基础上,护士应忠心耿耿、兢兢业业、全身心投入到基础护理工作之中,在细微之处为患者的康复默默奉献。

2. 刻苦学习,精通业务　科学技术的发展使医疗护理日趋现代化,新的技术方法不断引入医疗护理领域。因此,护理人员必须适应新形势发展的要求,努力学习,刻苦钻研,不断创新,掌握最新的护理理论和先进的护理技术。

3. 坚守岗位,一丝不苟　基础护理有连续性和值勤性特点,要求护士日夜守护患者。因此,护士不仅要服从护士长的安排、不挑拣班次,而且还要严守纪律、坚守岗位。如按时交接班投入工作,上班时间全神贯注、勤恳踏实地护理患者,本班工作不留尾巴,为下一班创造便利条件,不到下班时间或接班人未到均不离开岗位,加强巡视病房或适机开展卫生宣教等。

4. 态度严谨,杜绝事故　患者的最高利益,一是保持生命,二是促进健康。基础护理应把患者的生命安全放在第一位,不使患者的身心受到伤害。因此,在基础护理中,护士必须遵照科学性的特点,勤于观察、善于思考,行为谨慎、操作严谨,时刻把患者的安全放在心上,防止差错事故的发生。

5. 团结协作,彼此监督　基础护理有整体性和协调性的特点,护士与其他医护人员必须团结协作、互相配合。首先,护士要与医师默契配合,既要主动、诚恳、友好地互相配合,协同一致地为患者诊治,又不要过分依赖医师而把自己置于被动从属的地位。其次,与其他医护人员要平等、和善地交往,不要以患者为借口而盛气凌人。平时在患者面前不要议论工作中的分歧或其他医护人员的私事,更不要有打击别人、抬高自己的言行等。对卫生员、配膳员也要负责督促和帮助。最后,要加强与患者家属的联系,取得家属的配合和支持,以促进患者的早日康复。

第二节　心理护理伦理

心理护理是基础护理和专科护理的主要内容。它通过采用一系列良好的心理护理措施去影响患者的认知和情绪,以改变患者的心理状态和行为,配合医疗手段,促进患者早日康复。随着现代护理学的发展,人们越来越深刻地认识到心理因素同疾病的关系,心理因素既可以致病,也可以治病。因此,研究患者的心理反应和心理需要,探讨心理护理的道德要求,具有重要意义。

一、心理护理概述

(一)心理护理含义

心理护理是指在护理全过程中,护士通过各种方式和途径,积极地影响患者的心理活动,帮助患者在自身条件下获得最适宜的身心状态。

(二)心理护理的特点

人患病以后,都会产生这样或那样的心理问题以及与之相应的心理需求。心理护理旨在帮助患者解决存在的心理问题和满足患者的心理需求,使之有利于疾病的康复。心理护理具有以下特点。

1. 心理护理的程序性　为了科学地解决患者在疾病发生、发展与转归过程中的心理问题,心理护理要按照一定的程序进行。一般来说,心理护理程序包括:①评估患者心理状况;②分析患者的心理状况,确定心理护理诊断;③制订心理护理计划;④实施心理护理计划;⑤效果评价。上述几个环节是连续的动态过程,直至心理问题的解决和需要的满足,使患者以最佳的心理状态接受诊治。

2. 心理护理的艰巨性　一个健康人转入患者角色后,其认知、情感、意志、人格等方面都会产生某种变化,如主观感受异常、焦虑、抑郁、恐惧、愤怒、猜疑、孤独等。由此又产生新的心理需求,包括安全感、被认识与尊重、被接纳、社会支持和适应、美感等。但具体到每一个患者,则由于性别、年龄、病种、病情不同,以及文化背景、社会经历、职业、经济地位等因素的差异,出现的心理问题和心理需求也是不同的。这就使得心理护理具有艰巨性的特点。

3. 心理护理的严格性　心理护理是一项集科学性、艺术性于一体的工作,需要在实践中不断探索和总结,才能实现高质量的护理服务。这给从事该项工作的护士提出了严格的要求。首先,护士自身要具有较高的心理健康水平,才能以愉快和稳定的情绪、正确的态度和观点,帮助患者解决心理问题。其次,心理护理要求护士不仅具有较扎实的护理学基本理论和心理学知识,还需要伦理学、教育学、社会学、行为科学等人文科学和社会科学知识。掌握多学科的综合知识,才能提高心理护理的艺术性,收到良好效果。最后,心理护理是通过密切护患关系来实现的,而护患关系是建立在良好情感基础之上的,这就对护士的道德情感提出了较高的要求。

二、心理护理伦理规范

根据上述心理护理的特点,护士在心理护理过程中应遵循以下伦理规范。

(一)以高度的同情心了解和帮助患者解决心理问题

患者因这样或那样的心理困扰,加剧疾病带来的痛苦。面对痛苦的患者,护士应以高度的同情心了解和帮助患者解决心理问题，以减轻或消除患者的痛苦，建立起有利于治疗和康复的最佳心理状态。

1. 努力促进患者的角色转化　护士要采取各种措施，促进患者的角色转化：①病初要促使患者适应患者角色，对角色行为缺如或减退者应给予特别关注；②病情发展过程中，要注意角色行为异常的发生，适时进行心理护理干预；③病情稳定趋于恢复时，帮助患者向健康角色转化，对患者要多鼓励，使之增强重返工作岗位的信心。

2. 针对不同患者的具体心理问题开展多样的心理护理活动　护士应根据不同患者的心理特点，开展多样的心理护理活动。如有的患者孤独感较重，护士尽量不要安排单人病室，并多与患者接触、交谈，必要时请家属探视；患者有猜疑心理，护士在巡诊、查房时尽量不要当患者的面与他人低语，同时针对猜疑要耐心解释，并以谨慎的态度进行各种护理处置；患者有恐惧心理，护士要多给予安慰和鼓励，增强其信心和勇气；患者产生愤怒，护士要保持冷静和宽容，耐心劝导患者，并以高尚的情操和精心护理来感化患者。

（二）以高度的责任心了解和满足患者的心理需要

高度的责任心是做好心理护理的关键，而患者的心理需求是否得到满足对于患者的诊治和康复至关重要。因而，护士要准确、全面地了解患者的心理特点，不同程度地满足患者对护理的心理需求，帮助患者解除痛苦，恢复健康。

1. 了解和满足患者的共性心理需要　住院患者有共性的心理需要，护士首先要了解和满足这些共性心理需要。患者一般都有安全感的需要，护士应防止差错事故和意外事故的发生，预防交叉感染，观察药物的不良反应；有被认识与尊重的需要，护士应认识和熟悉每一个患者，一视同仁地对待和尊重他们；有被接纳与友好的需要，护士应将新入院的患者介绍给同病室的病友，并鼓励大家相互关照、建立友谊；有社会支持的需要，护士应经常给患者提供信息，加强与患者家属、亲友、单位的联系，取得他们对患者的支持。

2. 了解和满足患者的个性心理需要　患者因性别、年龄、病种、病情及社会背景等的不同，其心理需要也各有不同，护士应深入了解，有的放矢地满足他们的个性心理需要。

（三）以高度的事业心创造一个有利于患者康复的环境

病房是患者治疗、休养的场所，病房环境的好坏可影响患者的生理和心理。因此，护士应以高度的事业心创造一个良好的病房环境，以利于患者的康复。

1. 保持病房清洁、安静、有序　有序的病房使患者心理稳定，杂乱的病房使患者心烦意乱而产生不安全感；清洁的病房使患者感到舒适，脏乱的病房使患者产生不快且易发生交叉感染；安静的病房可以保证患者的休息和睡眠，有噪声的病房环境可引起患者神经、循环、消化系统的紊乱而使上述系统疾病加重，从而影响患者的康复。因此，护士要协同其他医护人员、患者及其家属维持好病房的秩序，搞好病房的清洁卫生，保持病房的安静，尽量做到走路轻、说话轻、关门轻。

2. 保持病房的空气新鲜，并且温度、湿度适中　空气影响患者的生理和心理，因此护士应制止患者、家属在病房内抽烟，经常敞开门窗通风，驱散异味。同时，病房内的温度、湿度也要达到标准要求。

3. 注意美化病房　美化病房包括病房内设施整齐划一，且方便患者使用；色调宜人并符合生理、心理要求；有条件的医院，可以在病房设置盆花、盆景，增加美感，调节患者的心情。

(四)以高度的信任感保护患者的隐私

相互信任是进行心理护理的基础和前提。患者信任护士，把困扰自己的心理问题，包括自己的隐私倾诉出来。因此，护士应以高度的信任感积极、主动地给患者进行心理护理，并为患者保守秘密，这也是患者的心理需要。否则，到处张扬或传播患者的隐私，将会失去患者对护士的信任，不但心理护理难以继续进行，而且还有可能发生意外。但是，如果护士发现患者有伤害自己或他人的意图时，在患者事先知道的情况下可以转告家人或他人，以对患者或他人负责。

第三节　妇产科患者护理伦理

妇产科护理的服务对象主要包括生命各阶段不同健康状况的女性。妇女有养育后代的繁重任务，躯体状况变化大，患病后耐受性差，加之受传统观念的影响，患病后常产生焦虑、抑郁和恐惧的心理。另外，产科护理任务重、技术性强、责任大。因此，对妇产科护理人员提出了较高的道德要求。

一、妇产科护理特点

1. 护理对象的特殊性　妇产科护理的服务对象包括生命各阶段不同健康状况的女性，以及相关的家庭成员和社会成员，不但包括患病的妇女，还包括健康的妇女、胎儿、新生儿等。同时，妇产科护理工作还涉及服务对象的婚姻、家庭等问题，还要涉及保护妇女权益、优生优育等社会问题，甚至还涉及婚姻法等法律与政策问题等。由于妇女的生理、心理等有一定的特殊性，而且妇产科多是涉及女性生殖系统健康问题，因此，在妇产科护理工作中要注意患者可能出现害羞、压抑和恐惧等心理变化，应及时做好沟通协调工作。

2. 护理责任的重要性　妇产科护理不仅关系到妇女的身心健康，还关系到子孙后代的繁衍与健康。如果孕期健康护理不到位，轻则可能导致孕妇患病、胎儿发育不良，重则可能导致胎儿智力低下甚至发生畸形，这样会给家庭和社会带来负担。妇产科护理工作涉及两代人的生命、健康，关系到千家万户的幸福，影响到国家民族的兴旺发达，所以，对妇产科护理工作的要求更高，护理人员的责任更加重要。

3. 护理工作内容复杂性和多面性　现代妇产科护理工作中涉及内容越来越多，孕产妇、围生儿保健是国家在优生、优育、提高人口素质方面对护理工作提出的新要求。现代化科学技术广泛应用于妇产科，腹腔镜、宫腔镜、羊膜镜等已作为诊断与治疗中不可缺少的工具。胎儿监护仪、超声多普勒听诊仪在产科中已成为必需的仪器。为了适应新的形势，要求护理人员必须认真学习新知识、新技术，做好检查的术前准备、术中配合和术后护理。

二、妇产科护理伦理规范

1. 从母子健康出发做好孕产期保健　孕产期保健工作的质量，直接关系到母婴健康与安全。孕期保健应从早孕开始，妇产科护理人员应重视对孕妇进行优生、产前检查、孕期营养、烟酒和用药对胎儿的影响等卫生知识宣教工作，指导孕妇进行自我监护，积极防治各种并发症。分娩时，应严格消毒隔离及无菌操作，以预防感染。产褥期要做好保健指导，防止病理变化的发生。总之，护理人员应以高度的责任心努力做好孕产期保健，降低孕产期并发症、合并症及难产的发病率，降低孕产妇死亡率、围生儿死亡率和病残率。

2. 从妇产科患者特殊心理变化出发，加强语言修养　妇科患者，患病部位均为生殖系统，因而对自己的疾病会产生种种不正常的心理状态，常因害羞不去检查而延误诊断和治疗，加重病情。另外，妇女在分娩过程中，由于对分娩有较大的顾虑，精神过度紧张，常导致病理情况发生。因此，护理人员要做好妇产科患者的心理护理。针对不同的心理反应，恰当地运用语言工具，以解除患者的思想顾虑和心理压力。护理人员应加强语言的修养，讲究语言的科学性、艺术性、针对性。如对功能失调性子宫出血、更年期综合征等患者，应讲解一些科普知识，突出语言的疏导性和安慰性；对待产妇阵痛时的呻吟，不能训斥或不予理睬，应安慰、鼓励产妇，消除恐惧、紧张心理；对未婚先孕或反复流产的患者，不要嘲笑挖苦，应耐心劝导，以情动人。

3. 从妇产科工作的特点出发，要有冷静和果断的作风　妇产科病情变化比较快，特别是产科疾病存在着紧急性及危险性。妊娠合并心脏病患者会突然发生心力衰竭，先兆子痫患者可能会突然发生抽搐，分娩时会突然发生羊水栓塞，正常胎心音突然改变，可能发生胎儿窘迫。因此，要求妇产科护理人员应具有冷静、果断的作风，一旦发生紧急情况应冷静、果断地配合抢救。

4. 要有对患者、对社会高度负责的责任感　妇产科工作涉及两代人的生命安危。因此，在治疗和护理中必须十分谨慎，任何疏忽、拖延和处理不当都会给母婴、家庭及社会带来不良的影响。妇科患者的手术治疗中，对未婚和未孕妇女，除危及生命不得不废除生育功能时，应尽力保存生育能力和性功能。因各种原因必须废除生育能力时，要做好患者的思想工作，解除思想顾虑，使患者心情舒畅地接受手术。护理人员必须自觉地、经常地意识到自己对患者、对社会的责任。

第四节　妇产科手术患者护理伦理

手术护理是将基础护理、心理护理与临床护理的相关技术，综合、灵活地运用于手术接受者，使患者顺利地通过手术治疗，获得康复的综合性护理工作。由于手术患者处在特殊的治疗之中，因此，对护士有着特殊的伦理要求。

一、手术护理特点

手术是临床外科系统治疗的主要手段，其具有疗效迅速、不易复发以及损伤性、危险性、较强的协作性、失误的不可逆性等特点。因此，手术患者的护理有其特殊性。

1. 严格性　手术治疗具有损伤性、危险性和失误的不可逆性。因此，手术护理具有严格性的特点。如手术前有严格的术前护理准备，手术室有严格的无菌制度，手术中有严格的分工和操作要求，手术后有严密的观察制度等，以上这些要求认真执行、互相监督，以确保手术的成功和患者的安全。

2. 衔接性　手术护理包括手术前、手术中、手术后几个阶段，每个阶段的护理工作都由不同的护士担任。在不同阶段的辗转和变更中，护士都要主动地介绍患者的情况，以便做好衔接工作。如果手术的各阶段衔接不好，就会影响整个手术过程，甚至造成手术的失误。所以，衔接性也是手术护理的一个特点。

3. 协作性　手术治疗较强的协作性也体现在手术护理之中，尤其在手术中护士要与麻醉师、医师及其他科室医护人员密切协作。不仅如此，护士还发挥着承上启下和协调手术现场的重要作用。因此，手术中各类人员必须齐心协力，配合默契，才能确保手术顺利完成，因而协作性也是手术护理的重要特点。

二、手术护理伦理规范

根据手术护理的特点和手术护理在不同阶段的要求,提出以下护理伦理要求。

1. 术前护理伦理要求

(1)充分告之保证手术的知情同意:“知情”是指知道事实真相,手术前患者的知情应包括手术的目的、原因、过程、成功率、可能发生的危险与并发症等,并在患者充分了解后才签署手术同意书。《医疗机构管理条例》第三十三条规定:“医疗机构施行手术、特殊检查或者特殊治疗时,必须征得患者同意,并应当取得其家属或者关系人同意并签字;无法取得患者意见时,应当取得家属或者关系人同意并签字;无法取得患者意见又无家属或者关系人在场,或者遇到其他特殊情况时,经治医师应当提出医疗处置方案,在取得医疗机构负责人或者被授权负责人员的批准后实施。”这明确表示了医疗机构在为患者施行手术时有向患者及其家属说明的义务,时刻明白患者及其家属有权知道自己的病情及手术的风险性,并有权决定同意或不同意施行手术。传统上,向患者解释有关检查和治疗的信息并取得其同意是医师的职责,但是护士的责任不应只停留在盲目地服从医师的安排对患者进行处置上。在手术前的知情同意工作中,护士的职责是确定患者是否了解真实的信息及同意接受手术的目的是什么。护士应主动询问患者以得知其了解的程度,倘若发现患者未能了解或充分得知有关信息,应通知医师,请医师亲自向患者说明,以澄清疑点并取得患者的同意。

(2)创造良好的待术环境:手术对一般人来说都是陌生的,手术确定后的患者情绪往往很不平静,既盼手术时间的尽早到来以解脱疾病的痛苦,又惧怕因手术带来疼痛、伤害而焦虑和紧张,从而表现出坐卧不安,食不知其味,夜不能安眠。因此,护士应设身处地地为患者着想,主动地关心、体谅患者,耐心细致地做好心理护理,耐心解答患者疑问,指导患者做适应手术的放松训练等,解除患者的种种疑虑,使患者以良好的心境接受手术。同时,护士还要为患者创造一个清洁、安静、舒适的环境,协调好医、护、患之间的关系,避免恶性刺激,使患者以愉快、稳定的情绪和乐观的态度迎接手术。

(3)术前准备要周密细致、认真负责:手术前准备是手术前护理的主要内容,包括让患者洗澡、更衣;皮肤准备;根据麻醉方式和手术部位安排禁食时间及清洁灌肠;保证术前患者有充足的睡眠;遵医嘱给患者术前用药等。对上述护理内容,护士都要周密细致、认真负责,不要疏漏或返工,这是保证手术顺利进行的基础,也是手术成功的必要条件。当手术室护士来接患者时,病房护士还应主动配合查对、重点交代病情及术前用药的时间等。

2. 术中的护理伦理要求　手术中的护理是指手术开始至手术结束的护理全过

程。在这个过程中,患者处于一个特殊环境和接受不同的麻醉方式,因此,给护士提出了较高的伦理要求。

(1)环境安全,认真核查:安全的手术环境是手术中护理的重要内容,也是手术顺利进行的前提条件。为此,护士要严格遵守无菌操作技术规程,并严格监督其他医护人员;抢救药品要准备齐全,而且位置固定、标签清晰;各种手术器械、电器都要认真检查,确保功能完善和安全运转;氧气准备要充足且不漏气;保持手术室内清洁,温度、湿度适中等。巡回护士认真核对患者手术名称与部位、是否按手术要求禁食等,确保手术安全。同时,在手术过程中,护士应尽量使用手语与其他医护人员协调工作,说话要轻声,不谈论与手术无关的话题,以保持手术室内的严肃和安静。

(2)关心患者,保护自尊:患者进入手术室后,往往比较紧张和恐惧,对医护人员有"生死相托"的心情。因此,护士要理解、关心患者,做到体贴入微。例如,热情照顾患者上手术台;按手术要求暴露患者躯体,并注意保暖;束缚四肢时向患者解释清楚;手术中随时擦去患者额头上的汗,并尽量满足患者的要求。使患者以良好的情绪配合手术,并在温暖的关怀中度过手术。在手术中,医护人员要避免谈论与手术无关的话题,对患者的病情不随意议论或窃窃私语,尤其对矫形、烧伤、妇科及乳房整形手术等患者,更要注意言辞,勿损伤患者的自尊心。

(3)操作熟练,敬业慎独:在手术过程中,护士要全神贯注、熟练地进行各种操作,并且做到认真负责。例如,静脉穿刺、导尿等争取一次成功;传递器械眼明手快、准确无误;手术结束时,物品、器械要清点核对,核对无误后再让手术者关闭切口。手术标本按照规定及时送检,手术切除的组织或器官等征求患者同意后再进行处理。护送患者到病房后,要认真给病房护士交班等。手术室护理工作与患者生命息息相关,而且很多护理工作需要护士单独处理和完成。例如,洗手护士手的消毒是否合格,手术台上物品是否始终保持无菌;巡回护士是否认真观察患者,器械、物品是否按规定保养等。所以,敬业慎独在手术室护理工作中十分重要,手术室护士应培养慎独意念,慎独意念所产生的慎独行为是做好手术室护理工作的关键,这样护士才能自觉维护患者利益、严格执行各项规章制度、一丝不苟地工作,才能保质保量地完成手术,提高手术室的工作质量。

(4)团结协作,耐心解疑:手术是手术医师、麻醉师、器械护士、巡回护士等人员互相配合的一项综合性技术活动,同时还要随时与手术室外的医护人员、患者家属取得联系、获得支持。因此,手术中需要团结协作,形成一个有机整体。为此,护士一方面要与其他医护人员互相尊重、互相支持和密切配合;另一方面,要理解手术室外患者家属的焦急心情,及时向患者家属通报手术的进展情况和需要商讨的问题,耐心回答他们提出的疑问,以解除其忧虑和不安。

3. 术后护理伦理要求　手术结束不意味着手术治疗的终结,尤其是护理任务仍然非常繁重。在术后护理中,护士应遵守以下伦理要求。

(1)严密观察、勤于护理:患者从手术室回到病房,护士除预先换好被褥单、准备好必要的药品和器械外,还应迅速了解患者的手术经过,密切观察患者的生命体征、伤口有无渗血、各种导管是否畅通等。同时,要管好患者的口腔卫生及伤口、皮肤、生活的护理等,使患者顺利地度过术后阶段。相反,忽视术后观察和护理,而造成感染不能及时控制,术后出血、伤口裂开,甚至呼吸梗阻未能及时发现等,都是医护人员道德责任感不强的失职行为。

(2)减轻痛苦、促进康复:手术后,患者由于伤口疼痛和活动、饮食受限以及身上的各种插管等比较痛苦,有的患者还会因手术失去某些生理功能而产生焦虑、忧郁等心理问题。因此,护士应及时镇痛,帮助患者翻身,协助患者早日下床活动,并做好心理护理,以促进患者早日康复。

(3)重视健康宣教和出院指导:手术后护士应教会患者有关的治疗、护理配合的知识和技能,在病情允许的情况下鼓励患者自我护理,但这并不等于护士不管不问,护士要积极帮助患者逐渐恢复自理能力。例如,手术后第一次下床,护士讲解早期下床活动对术后恢复的重要性,鼓励并协助患者下床活动,并随时观察患者的情况,一旦出现病情变化要及时处理。出院前护士要告诉患者有关康复的知识、复诊的时间、日常的注意事项,包括药物服用中的注意事项、身体锻炼中的注意事项等,这是护士认真负责的体现,也是良好护患关系的体现。

第五节　护理科研伦理

护理科研包括探求合理的护理程序,改进护理操作方法,并尝试引入现代化的护理理念、技术、手段等内容,其目的是让患者得到科学而满意的护理,早日恢复健康。随着人们健康意识、法律意识的提高,在护理科研过程中,经常需要面对比较复杂的道德问题,表现为护理科研工作者与其他医务工作者、医学、社会等方面的利益冲突。因此,了解护理科研的伦理意义,掌握护理科研伦理规范对护理科研工作者就显得尤为重要。

一、护理科研及其伦理意义

(一)护理科研含义及其特点

1. 护理科研含义　护理科研是人们为了揭示人类健康、疾病及其防治中的本质规律，探索保障人类健康、战胜疾病、有效护理的医学实践活动。护理科研工作对提高人类健康水平有十分重要的意义，其水平的高低是衡量医疗护理质量的一个重要标志。

护理学作为一个实践性很强的学科，需要在发展过程中，不断改进护理技术和方法，建立护理管理模式，将实践过程中遇到的问题与护理理论结合起来，通过护理科研来探索规律、总结经验，推进护理学持续发展。

2. 护理科研特点　护理科研是整个医学科研体系中的一个组成部分，但护理工作的特点决定着护理科研又与一般的基础医学科研、临床医学科研有些不同，具有它的特殊性，主要体现在以下几个方面。

(1)护理科研内容的广泛性：现代护理源于西方，随着社会的发展，环境的改变，人类生产生活方式的变化，生物—心理—社会医学模式的提出，护理科研的内涵和范围都发生了巨大的变化。护理科研由过去单纯的医院内的护理研究向医院外的社区和家庭护理研究方面发展；由单纯临床上对患者的治疗、护理研究向预防、保健、康复方向发展；由单纯立足于护理学科本身向护理与多学科交叉渗透形成的多元化护理方向发展。随着护理科研内容的不断扩展，护理科研的理论基础也不断增多，除原有的护理伦理学、护理心理学等学科外，又增加了护理教育学、护理管理学等内容。护理理念从以疾病为中心到以患者为中心，一直发展到以人的健康为中心。近年来，在我国部分三甲医院开展的优质护理示范工程，提供"零陪护"护理，全部基础护理都由护士完成。这种护理内容的变化，直接影响了护理工作者的服务理念及行为，如何将这项工作真正落到实处，很值得护理工作者深入研究。

(2)护理科研任务的艰巨性："三分治疗，七分护理"，护理工作者在救治生命、减少痛苦、促进健康和康复等各方面承担着大量的工作。由于多数医院都没有专门的护理科研队伍，护理人员都是在承担繁重的治疗和护理工作的同时进行护理科学研究，这给护理科研带来很大困难，某种程度上也阻碍了护理科研的发展。同时，护理科研大多围绕基础护理和临床护理中一些琐事进行，这就决定了护理科研成果不会像医疗科研成果那样产生巨大效应。此外，目前从事在护理一线岗位上的护理工作者的学历普遍相对偏低，这些护士在校期间主要学习的是护理技能方面的知识，而缺少护理科研所应具备的统计学、流行病学等科研知识及相关深层次的理论知识，这就导致护士很难将临床实践上升到理论水平。同时，随着现代护理学科的发展，现代化的护理理念及先进的科学护理技术都将逐渐渗透和应用到护理工作中去，将会使得护理科研工作变得更加艰巨。

(3)护理科研活动的复杂性：科学研究就像一把"双刃剑"，既能造福人类，也可能危害人类,甚至带来整个人类危害和灾难,护理科研同样如此。护理科学研究的对象是人,人的生命活动规律及疾病发生、发展和变化是十分复杂的过程。一方面,患者个体差异很大,所处环境不同,经济条件和工作性质各异,这使得护理科研不能单一使用一种方法和一种理论进行研究,而是要以多种相关学科的理论为基础,采取多种方法进行研究,还要争取得到患者、家属、社会的支持;另一方面,如何去平衡被试验者个体与整个社会的利益、短期利益与长期利益等,以及在科研过程中的风险的不确定性,也使得护理科研变得更加复杂。这就要求护理科研工作者必须具备对生命高度负责的态度,怀有高尚的道德情操来从事护理科研活动。

(二)护理科研伦理意义

1. 推动护理科学健康发展　护理学的发展需要护理科研的支持和推动,护理科研的发展则需要护理科研道德护航。一方面,科研道德确保科研目的的正当性。科研的目的是认识自然,从而改造自然,一切科研活动都应该保证其价值取向是有益于增进人类利益,护理科研的最终指向是促进人类健康。高尚的护理科研道德,可以使护理工作者端正护理科研动机,把握正确的科研方向。另一方面,科研道德确保科研手段的正当性。纵观医学发展历史,任何重大的科学研究成果的取得,都是科研工作者聪明才智和高尚道德情操相结合的产物。随着生物医学技术的发展,新的诊疗手段和药品不断涌现。如果一个护理科研人员道德高尚,他就会放弃个人名利追求,时刻把患者的康复放在第一位,针对患者的实际情况,权衡利弊,选择治疗、护理手段,以满足患者的需要;反之,可能把个人和小团体的利益放在第一位,甚至不顾患者的生命而使用正在研究中的成果,给患者的生命财产造成损失。

护理学的创始人南丁格尔,通过自己对护理患者的经验总结,撰写了大量报告和论著,包括《护理札记》《医院札记》《健康护理与疾病护理》《工人护理》《农村护理保健》等多部著作。其中最著名的便是《护理札记》,被称为护理工作的经典著作。在书中她系统阐述了护理工作应遵循的指导思想和原理,详细论述了对患者的观察及精神、卫生、饮食对患者的影响。正是由于南丁格尔的不懈努力,护士这一职业和护理这门学科才开始被更多的人所认同,才为医学的事业发展做出巨大的贡献。

2. 正确处理护理科研中的各种关系　马克思指出:人的本质是一切社会关系的总和。任何一项科研活动都不可能孤立进行,需要处理个人与个人、个人与集体、集体与集体等多层次的复杂关系。只有提高护理科研工作者的道德素质,才能在科研活动中做到实事求是、谦虚慎行、团结合作,尊重他人劳动,密切与他人、社会的联系,从而顺利开展科研工作。随着科学的发展,医学与其他学科间互相交叉、互相影响的情况日益增多,科研工作面越来越广,需要大家协同配合,共同完成。因此,科研中的伦理要求就显得尤为重要,如果缺少了道德调节,就可能出现科研人员弄虚作假、不顾大局、各自为政、相互提防等各种不道德的行为,而不利于护理科研的良性发展。

3. 规范护理科研工作者思想和行为 护理人员都是在承担繁重护理工作的同时来进行护理科研的。爱一行,干一行,高尚的道德情操能激励护理科研人员为了人类的健康、幸福和医学事业的发展积极探索、勇于献身,使护理人员最大限度地发挥聪明才智,积极从事造福人类的护理科研工作。护理科研工作关系到人类的健康,它不是科研工作者个人随心所欲的行为,而更多地表现为社会的行为,这就需要科研伦理加以引导、规范。任何科学研究都不可能是一帆风顺的,只有具备了高尚的护理科研道德,才能够不怕挫折,克服困难,乐于奉献,勇攀高峰。

二、护理科研伦理规范

(一)动机纯正,目的明确

护理科研的根本目的是推动医学的发展,认识生命的本质,寻求预防疾病、恢复健康、减轻痛苦的途径和方法,造福人类。任何违背护理科研根本目的的研究都是不道德的。因此,护理工作者从事护理科研工作必须以卫生事业和护理事业的发展为出发点,着眼于广大人民群众的健康需求,在课题的选择上要服从国家、社会和人民健康利益的需要,而不是从个人的名利、兴趣出发,在具体科学研究过程中要坚持护理伦理学的基本原则,严格遵守护理科研的具体道德要求,不计个人得失,不图名利。

(二)严谨求实,尊重科学

护理科研要对人的生命、健康负责,就必须实事求是、尊重科学,来不得半点虚假。

1. 科研设计合理 坚持以科学的方法为指导,使科研设计在科学上和伦理上具有合理性和可行性。一个糟糕的设计会使研究结果变得毫无意义。同时,研究人员应实事求是地估计自己的主、客观条件,如科研人员的能力、知识结构、设备、经费、时间等,做到以客观现实的科学理论为依据。

2. 严格按照试验设计方案完成全部试验 护理科研是一个严密的过程,要求护理科研人员要严格按照设计要求、试验步骤和操作程序脚踏实地地进行试验,认真观察试验中的各种反应,准确记录试验数据,确保试验的准确性、可靠性。不能以任何借口取消或停止其中的项目或步骤。

3. 客观分析试验所得各种数据 对试验获取的资料、数据,科研人员要善于进行科学的分析,既不能主观臆造,也不可任意修改,在原始数据基础上,经过分析、综合,撰写出合乎实际情况的试验总结和研究论文。在这一过程中,科研人员既不能主观臆造,也不可任意去除试验中严重的任何阳性反应,否则,伪造或擅自改动科研数据、资料甚至假报成果、剽窃抄袭他人成果等行为将受到道德舆论的谴责，甚至受到法律的制裁。

（三）谦虚谨慎、团结协作

任何科研成果的取得，都离不开个人的努力，同时也离不开和集体其他成员的团结协作。谦虚谨慎、团结协作是护理科研人员必须具备的道德素质，也是正确处理护理科研中人际关系的重要的道德准则。随着现代医学科学技术的发展，护理科研项目、课题也在发生变化。科研项目需要多学科、多方面力量甚至包括国际的通力合作，才能取得研究成果。因此，护理科研人员应不断提高自己的知识和能力，虚心向同行请教，积极参加各种学术交流活动，并发表自己的意见。在科技攻关中善于协调好各种人际关系，在合作中与同事相互支持、团结协作，充分发挥个人专长和集体智慧，取得最佳科研成果。

（四）坚韧不拔，献身科学

科学的发展是无止境的，护理科研任务有时需要几年、几十年甚至几代人的不懈努力才能完成。科研探索是一个漫长而曲折的过程，会遭到各种难以想象的困难，受到各种因素的干扰，有时可能自身被感染，甚至会危及生命。因此，护理科研工作者必须有坚韧不拔的毅力，有为医学献身的精神。只有这样才能克服各种困难和阻力，完成一项项科研任务。

附录 A　中华人民共和国护士管理办法

1994 年 1 月 1 日施行

第一章　总　则

第一条　为加强护士管理，提高护理质量，保障医疗和护理安全，保护护士的合法权益，制订本办法。

第二条　本办法所称护士系指按本办法规定取得《中华人民共和国护士执业证书》并经过注册的护理专业技术人员。

第三条　国家发展护理事业，促进护理学科的发展，加强护士队伍建设，重视和发挥护士在医疗、预防、保健和康复工作中的作用。

第四条　护士的执业权利受法律保护。护士的劳动受全社会的尊重。

第五条　各省、自治区、直辖市卫生行政部门负责护士的监督管理。

第二章　考　试

第六条　凡申请护士执业者必须通过卫生部统一执业考试，取得《中华人民共和国护士执业证书》。

第七条　获得高等医学院校护理专业专科以上毕业文凭者，以及获得经省级以上卫生行政部门确认免考资格的普通中等卫生（护士）学校护理专业毕业文凭者，可以免于护士执业考试。获得其他普通中等卫生（护士）学校护理专业毕业文凭者，可以申请护士执业考试。

第八条　护士执业考试每年举行一次。

第九条　护士执业考试的具体办法另行制定。

第十条　符合本办法第七条规定以及护士执业考试合格者，由省、自治区、直辖市卫生行政部门发给《中华人民共和国护士执业证书》。

第十一条　《中华人民共和国护士执业证书》由卫生部监制。

第三章　注　册

第十二条　获得《中华人民共和国护士执业证书》者，方可申请护士执业注册。

第十三条 护士注册机关为执业所在地的县级卫生行政部门。

第十四条 申请首次护士注册必须填写《护士注册申请表》，缴纳注册费，并向注册机关缴验：

(一)《中华人民共和国护士执业证书》；

(二)身份证明；

(三)健康检查证明；

(四)省级卫生行政部门规定提交的其他证明。

第十五条 注册机关在受理注册申请后，应当在三十日内完成审核。审核合格的，予以注册；审核不合格的，应当书面通知申请者。

第十六条 护士注册的有效期为两年。护士连续注册，在前一注册期满前六十日，对《中华人民共和国护士执业证书》进行个人或集体校验注册。

第十七条 中断注册五年以上者，必须按省、自治区、直辖市卫生行政部门的规定参加临床实践三个月，并向注册机关提交有关证明，方可办理再次注册。

第十八条 有下列情形之一的，不予注册；

(一)服刑期间；

(二)因健康原因不能或不宜执行护理业务；

(三)违反本办法被中止或取消注册；

(四)其他不宜从事护士工作的。

第四章 执 业

第十九条 未经护士执业注册者不得从事护士工作。护理专业在校生或毕业生进行专业实习，以及按本办法第十七条规定进行临床实践的，必须按照卫生部的有关规定在护士的指导下进行。

第二十条 护理员只能在护士的指导下从事临床生活护理工作。

第二十一条 护士在执业中应当正确执行医嘱，观察患者的身心状态，对患者进行科学的护理。遇紧急情况应及时通知医生并配合抢救，医生不在场时，护士应当采取力所能及的急救措施。

第二十二条 护士有承担预防保健工作、宣传防病治病知识、进行康复指导、开展健康教育、提供卫生咨询的义务。

第二十三条 护士执业必须遵守职业道德和医疗护理工作的规章制度及技术规范。

第二十四条 护士在执业中得悉就医者的隐私，不得泄露，但法律另有规定的除外。

第二十五条 遇有自然灾害、传染病流行、突发重大伤亡事故及其他严重威胁人群生命健康的紧急情况，护士必须服从卫生行政部门的调遣，参加医疗救护和预防保健工作。

第二十六条 护士依法履行职责的权利受法律保护，任何单位和个人不得侵犯。

第五章 罚 则

第二十七条 违反本办法第十九条规定，未经护士执业注册从事护士工作的，由卫生行政部门予以取缔。

第二十八条 非法取得《中华人民共和国护士执业证书》的，由卫生行政部门予以缴销。

第二十九条 护士执业违反医疗护理规章制度及技术规范的，由卫生行政部门视情节予以警告、责令改正、中止注册直至取消其注册。

第三十条 违反本办法第二十六条规定，非法阻挠护士依法执业或侵犯护士人身权利的，由护士所在单位提请公安机关予以治安行政处罚；情节严重、触犯刑律的，提交司法机关依法追究刑事责任。

第三十一条 违反本办法其他规定的，由卫生行政部门视情节予以警告、责令改正、中止注册直至取消其注册。

第三十二条 当事人对行政处理决定不服的，可以依照国家法律、法规的规定申请行政复议或者提起行政诉讼。当事人对行政处理决定不履行又未在法定期限内申请复仪或提起诉讼的，卫生行政部门可以申请人民法院强制执行。

第六章 附 则

第三十三条 本办法实施前已经取得护士以上技术职称者，经省、自治区、直辖市卫生行政部门审核合格，发给《中华人民共和国护士执业证书》，并准许按本办法的规定办理护士执业注册。

本办法实施前从事护士工作但未取得护士职称者的执业证书颁发办法，由省、自治区、直辖市卫生行政部门根据本地区的实行情况和当事人实际水平做出具体规定。

第三十四条 境外人员申请在中华人民共和国境内从事护士工作的，必须依本办法的规定通过执业考试，取得《中华人民共和国护士执业证书》并办理注册。

第三十五条 护士申请开业及成立护理服务机构，由县级以上卫生行政部门比照医疗机构管理的有关规定审批。

第三十六条 本办法的解释权在卫生部。

第三十七条 本办法的实施细则由省、自治区、直辖市制定。

第三十八条 本办法自 1994 年 1 月 1 日起施行。

附录B 中华人民共和国护士条例

2008年1月23日国务院第206次常务会议通过，

2008年5月12日起施行

第一章 总 则

第一条 为了维护护士的合法权益，规范护理行为，促进护理事业发展，保障医疗安全和人体健康，制定本条例。

第二条 本条例所称护士，是指经执业注册取得护士执业证书，依照本条例规定从事护理活动，履行保护生命、减轻痛苦、增进健康职责的卫生技术人员。

第三条 护士人格尊严、人身安全不受侵犯。护士依法履行职责，受法律保护。

全社会应当尊重护士。

第四条 国务院有关部门、县级以上地方人民政府及其有关部门以及乡（镇）人民政府应当采取措施，改善护士的工作条件，保障护士待遇，加强护士队伍建设，促进护理事业健康发展。

国务院有关部门和县级以上地方人民政府应当采取措施，鼓励护士到农村、基层医疗卫生机构工作。

第五条 国务院卫生主管部门负责全国的护士监督管理工作。

县级以上地方人民政府卫生主管部门负责本行政区域的护士监督管理工作。

第六条 国务院有关部门对在护理工作中做出杰出贡献的护士，应当授予全国卫生系统先进工作者荣誉称号或者颁发白求恩奖章，受到表彰、奖励的护士享受省部级劳动模范、先进工作者待遇；对长期从事护理工作的护士应当颁发荣誉证书。具体办法由国务院有关部门制定。

县级以上地方人民政府及其有关部门对本行政区域内做出突出贡献的护士，按照省、自治区、直辖市人民政府的有关规定给予表彰、奖励。

第二章 执业注册

第七条 护士执业，应当经执业注册取得护士执业证书。

申请护士执业注册，应当具备下列条件：

(一)具有完全民事行为能力;

(二)在中等职业学校、高等学校完成国务院教育主管部门和国务院卫生主管部门规定的普通全日制3年以上的护理、助产专业课程学习,包括在教学、综合医院完成8个月以上护理临床实习,并取得相应学历证书;

(三)通过国务院卫生主管部门组织的护士执业资格考试;

(四)符合国务院卫生主管部门规定的健康标准。

护士执业注册申请,应当自通过护士执业资格考试之日起3年内提出;逾期提出申请的,除应当具备前款第(一)项、第(二)项和第(四)项规定条件外,还应当在符合国务院卫生主管部门规定条件的医疗卫生机构接受3个月临床护理培训并考核合格。

护士执业资格考试办法由国务院卫生主管部门会同国务院人事部门制定。

第八条 申请护士执业注册的,应当向拟执业地省、自治区、直辖市人民政府卫生主管部门提出申请。收到申请的卫生主管部门应当自收到申请之日起20个工作日内做出决定,对具备本条例规定条件的,准予注册,并发给护士执业证书;对不具备本条例规定条件的,不予注册,并书面说明理由。

护士执业注册有效期为5年。

第九条 护士在其执业注册有效期内变更执业地点的,应当向拟执业地省、自治区、直辖市人民政府卫生主管部门报告。收到报告的卫生主管部门应当自收到报告之日起7个工作日内为其办理变更手续。护士跨省、自治区、直辖市变更执业地点的,收到报告的卫生主管部门还应当向其原执业地省、自治区、直辖市人民政府卫生主管部门通报。

第十条 护士执业注册有效期届满需要继续执业的,应当在护士执业注册有效期届满前30日向执业地省、自治区、直辖市人民政府卫生主管部门申请延续注册。收到申请的卫生主管部门对具备本条例规定条件的,准予延续,延续执业注册有效期为5年;对不具备本条例规定条件的,不予延续,并书面说明理由。

护士有行政许可法规定的应当予以注销执业注册情形的,原注册部门应当依照行政许可法的规定注销其执业注册。

第十一条 县级以上地方人民政府卫生主管部门应当建立本行政区域的护士执业良好记录和不良记录,并将该记录记入护士执业信息系统。

护士执业良好记录包括护士受到的表彰、奖励以及完成政府指令性任务的情况等内容。护士执业不良记录包括护士因违反本条例以及其他卫生管理法律、法规、规章或者诊疗技术规范的规定受到行政处罚、处分的情况等内容。

第三章　权利和义务

第十二条　护士执业，有按照国家有关规定获取工资报酬、享受福利待遇、参加社会保险的权利。任何单位或者个人不得克扣护士工资，降低或者取消护士福利等待遇。

第十三条　护士执业，有获得与其所从事的护理工作相适应的卫生防护、医疗保健服务的权利。从事直接接触有毒有害物质、有感染传染病危险工作的护士，有依照有关法律、行政法规的规定接受职业健康监护的权利；患职业病的，有依照有关法律、行政法规的规定获得赔偿的权利。

第十四条　护士有按照国家有关规定获得与本人业务能力和学术水平相应的专业技术职务、职称的权利；有参加专业培训、从事学术研究和交流、参加行业协会和专业学术团体的权利。

第十五条　护士有获得疾病诊疗、护理相关信息的权利和其他与履行护理职责相关的权利，可以对医疗卫生机构和卫生主管部门的工作提出意见和建议。

第十六条　护士执业，应当遵守法律、法规、规章和诊疗技术规范的规定。

第十七条　护士在执业活动中，发现患者病情危急，应当立即通知医师；在紧急情况下为抢救垂危患者生命，应当先行实施必要的紧急救护。

护士发现医嘱违反法律、法规、规章或者诊疗技术规范规定的，应当及时向开具医嘱的医师提出；必要时，应当向该医师所在科室的负责人或者医疗卫生机构负责医疗服务管理的人员报告。

第十八条　护士应当尊重、关心、爱护患者，保护患者的隐私。

第十九条　护士有义务参与公共卫生和疾病预防控制工作。发生自然灾害、公共卫生事件等严重威胁公众生命健康的突发事件，护士应当服从县级以上人民政府卫生主管部门或者所在医疗卫生机构的安排，参加医疗救护。

第四章　医疗卫生机构的职责

第二十条　医疗卫生机构配备护士的数量不得低于国务院卫生主管部门规定的护士配备标准。

第二十一条　医疗卫生机构不得允许下列人员在本机构从事诊疗技术规范规定的护理活动：

(一)未取得护士执业证书的人员；

(二)未依照本条例第九条的规定办理执业地点变更手续的护士；

(三)护士执业注册有效期届满未延续执业注册的护士。

在教学、综合医院进行护理临床实习的人员应当在护士指导下开展有关工作。

第二十二条 医疗卫生机构应当为护士提供卫生防护用品,并采取有效的卫生防护措施和医疗保健措施。

第二十三条 医疗卫生机构应当执行国家有关工资、福利待遇等规定,按照国家有关规定为在本机构从事护理工作的护士足额缴纳社会保险费用,保障护士的合法权益。

对在艰苦边远地区工作,或者从事直接接触有毒有害物质、有感染传染病危险工作的护士,所在医疗卫生机构应当按照国家有关规定给予津贴。

第二十四条 医疗卫生机构应当制定、实施本机构护士在职培训计划,并保证护士接受培训。

护士培训应当注重新知识、新技术的应用;根据临床专科护理发展和专科护理岗位的需要,开展对护士的专科护理培训。

第二十五条 医疗卫生机构应当按照国务院卫生主管部门的规定,设置专门机构或者配备专(兼)职人员负责护理管理工作。

第二十六条 医疗卫生机构应当建立护士岗位责任制并进行监督检查。

护士因不履行职责或者违反职业道德受到投诉的,其所在医疗卫生机构应当进行调查。经查证属实的,医疗卫生机构应当对护士做出处理,并将调查处理情况告知投诉人。

第五章 法律责任

第二十七条 卫生主管部门的工作人员未依照本条例规定履行职责,在护士监督管理工作中滥用职权、徇私舞弊,或者有其他失职、渎职行为的,依法给予处分;构成犯罪的,依法追究刑事责任。

第二十八条 医疗卫生机构有下列情形之一的,由县级以上地方人民政府卫生主管部门依据职责分工责令限期改正,给予警告;逾期不改正的,根据国务院卫生主管部门规定的护士配备标准和在医疗卫生机构合法执业的护士数量核减其诊疗科目,或者暂停其6个月以上1年以下执业活动;国家举办的医疗卫生机构有下列情形之一、情节严重的,还应当对负有责任的主管人员和其他直接责任人员依法给予处分:

(一)违反本条例规定,护士的配备数量低于国务院卫生主管部门规定的护士配备标准的;

(二)允许未取得护士执业证书的人员或者允许未依照本条例规定办理执业地点

变更手续、延续执业注册有效期的护士在本机构从事诊疗技术规范规定的护理活动的。

第二十九条　医疗卫生机构有下列情形之一的，依照有关法律、行政法规的规定给予处罚；国家举办的医疗卫生机构有下列情形之一、情节严重的，还应当对负有责任的主管人员和其他直接责任人员依法给予处分：

（一）未执行国家有关工资、福利待遇等规定的；

（二）对在本机构从事护理工作的护士，未按照国家有关规定足额缴纳社会保险费用的；

（三）未为护士提供卫生防护用品，或者未采取有效的卫生防护措施、医疗保健措施的；

（四）对在艰苦边远地区工作，或者从事直接接触有毒有害物质、有感染传染病危险工作的护士，未按照国家有关规定给予津贴的。

第三十条　医疗卫生机构有下列情形之一的，由县级以上地方人民政府卫生主管部门依据职责分工责令限期改正，给予警告：

（一）未制定、实施本机构护士在职培训计划或者未保证护士接受培训的；

（二）未依照本条例规定履行护士管理职责的。

第三十一条　护士在执业活动中有下列情形之一的，由县级以上地方人民政府卫生主管部门依据职责分工责令改正，给予警告；情节严重的，暂停其6个月以上1年以下执业活动，直至由原发证部门吊销其护士执业证书：

（一）发现患者病情危急未立即通知医师的；

（二）发现医嘱违反法律、法规、规章或者诊疗技术规范的规定，未依照本条例第十七条的规定提出或者报告的；

（三）泄露患者隐私的；

（四）发生自然灾害、公共卫生事件等严重威胁公众生命健康的突发事件，不服从安排参加医疗救护的。

护士在执业活动中造成医疗事故的，依照医疗事故处理的有关规定承担法律责任。

第三十二条　护士被吊销执业证书的，自执业证书被吊销之日起2年内不得申请执业注册。

第三十三条　扰乱医疗秩序，阻碍护士依法开展执业活动，侮辱、威胁、殴打护士，或者有其他侵犯护士合法权益行为的，由公安机关依照治安管理处罚法的规定给予处罚；构成犯罪的，依法追究刑事责任。

第六章　附　则

第三十四条　本条例施行前按照国家有关规定已经取得护士执业证书或者护理专业技术职称、从事护理活动的人员，经执业地省、自治区、直辖市人民政府卫生主管部门审核合格，换领护士执业证书。

本条例施行前，尚未达到护士配备标准的医疗卫生机构，应当按照国务院卫生主管部门规定的实施步骤，自本条例施行之日起3年内达到护士配备标准。

第三十五条　本条例自2008年5月12日起施行。

参考文献

[1] 杨秉辉.全科医学概论.2版.北京:人民卫生出版社,2006.

[2] 谢幸,苟文丽.妇产科学.北京:人民卫生出版社,2013.

[3] 冯正仪.社区护理.上海:复旦大学出版社,2003.

[4] 郑修霞.妇产科护理学.北京:人民卫生出版社,2006.

[5] 赵继军.疼痛护理学.2版.北京:人民军医出版社,2009.

[6] 刘文娜.妇产科护理.北京:人民卫生出版社,2008.

[7] 赵继军,崔静.护士在疼痛管理中的作用.中华护理杂志,2009,44(4):383-384.

[8] 焦静,刘华平.患者相关癌痛控制障碍及影响因素的研究进展.中国护理管理,2008,8(11):23-25.

[9] 张伟英,肖海霞,顾君君,等.疼痛规范管理对肺叶切除术患者术后早期疼痛控制效果的影响.解放军护理杂志,2009,26(22):12-13,18.

[10] 杜世正,徐燕,袁长蓉.非恶性疾病姑息护理研究和实践的进展.解放军护理杂志,2009,26(2B):43-44.

[11] 黄敬亨.健康教育学.上海:复旦大学出版社,1997.

[12] 黄津芳,刘玉莹.护理健康教育学.北京:科学技术文献出版社,2000.

[13] 全国卫生专业技术资格考试专家委员会.2010年卫生专业资格考试教材:护理学(中级).北京:人民卫生出版社,2009.

[14] 叶文琴,朱建英.现代医院护理管理学.上海:复旦大学出版社,2004.

[15] 李继平.护理管理学.北京:人民卫生出版社,2006.

[16] 郭子恒.医院管理学.5版.北京:人民卫生出版社,2000.

[17] 杜萍,叶文琴.翁素贞.上海市护理人员工作满意度现状研究.护士进修杂志,2007,22(17):1556-1558.

[18] 潘孟昭.护理学导论.北京:人民卫生出版社,1999.

[19] 北京师范大学出版社组.教育学专业基础.北京:北京师范大学出版社,2006.

[20] 姜安丽.护理教育学.北京:人民卫生出版社,2002.

[21] 王守恒,查啸虎,周兴国.教育学新论.合肥:中国科学技术大学出版社,2004.

[22] 孙宏玉,简福爱.护理教育.北京:中国中医药出版社,2005.

[23] 刘义兰,王桂兰,赵光红.现代护理教育.北京:中国协和医科大学出版社,2002.

[24] 张俐.护理心理学.北京:中国协和医科大学出版社,2004.

[25] 梁光霞.护理心理学.上海:复旦大学出版社,1999.

[26] 吴玉斌.护理心理学.北京:高等教育出版社,2003.

[27] 全国卫生专业技术资格考试专家委员会.全国卫生专业技术资格考试指导.护理学(师).北京:人民卫生出版社,2009.

[28] 刘喜文,尼春平.护理学导论.西安:第四军医大学出版社,2005.

[29] 汪向东,王希林,马弘.心理卫生评定量表手册.北京:中国心理卫生杂志社,1999:31,192,236.

[30] 卫生部教材办公室策划.国家临床职业助理医师资格考试大纲阐释.北京:人民卫生出版社,2002.

[31] 邓红,胡岗.护理心理学.西安:第四军医大学出版社,2010.

[32] 陈素坤,周英.临床护理心理学教程.北京:人民军医出版社,2007.

[33] 顾瑜琦,刘克俭.健康心理学.北京:北京科学技术出版社,2004.

学习培训及学分申请办法

一、《国家级继续医学教育项目教材》经国家卫生和计划生育委员会（现更名为国家卫生健康委员会）科教司、全国继续医学教育委员会批准，由全国继续医学教育委员会、中华医学会联合主办，中华医学电子音像出版社编辑出版，面向全国医学领域不同学科、不同专业的临床医生，专门用于继续医学教育培训。

二、学员学习教材后，在规定时间（自出版日期起1年）内可向本教材编委会申请继续医学教育Ⅱ类学分证书，具体办法如下：

方法一：PC激活

1. 访问“中华医学教育在线”网站 cmeonline. cma-cmc. com. cn，注册、登录。
2. 点击首页右侧“图书答题”按钮，或个人中心“线下图书”按钮。
3. 刮开本书封底防伪标涂层，输入序号激活图书。
4. 在个人中心“我的课程”栏目下，找到本书，按步骤进行考核，成绩必须合格才能申请证书。
5. 在“我的课程”—“已经完成”，或“我的学分”栏目下，申请证书。

方法二：手机激活

1. 微信扫描二维码 关注“中华医学教育在线”官方微信并注册。
2. 点开首页“图书答题”，刮开本书封底防伪标涂层，输入序号激活图书。
3. 在个人中心“我的课程”栏目下，找到本书，按步骤进行考核，成绩必须合格才能申请证书。
4. 登录PC端网站，在“我的课程”—“已经完成”，或“我的学分”栏目下，申请证书。

三、证书查询

在PC端帮助中心“证书查询”中输入证书编号进行查询。

《国家级继续医学教育项目教材》编委会